葛建立外科临证辑要

主　编　葛建立　宋易华　李　波　刘满君　张　欣

副主编　张　静　张敏妹　陈广辉　王广建　李荣娟

　　　　韩培英　何　芳　景　璇

编　委　（按姓氏笔画排序）

　　　　马云龙　王思明　王燕燕　王璐鹏　邓晋超

　　　　申玉行　刘　照　江立军　孙云朝　苏　坤

　　　　杜志杰　李玲玲　李晓东　杨德华　张　坤

　　　　张　莹　张　雅　张天翼　张晋铖　陈　畅

　　　　赵天赫　赵家宁　高雪亮　曹　勇　常殊宝

　　　　梁　晶　楚信强

全国百佳图书出版单位
中国中医药出版社
·北京·

图书在版编目（CIP）数据

葛建立外科临证辑要 / 葛建立等主编 . —北京：
中国中医药出版社，2021.10
ISBN 978-7-5132-7151-6

Ⅰ . ①葛⋯　Ⅱ . ①葛⋯　Ⅲ . ①中医外科学—临床医学—
经验—中国—现代　Ⅳ . ① R26

中国版本图书馆 CIP 数据核字（2021）第 173646 号

中国中医药出版社出版

北京经济技术开发区科创十三街 31 号院二区 8 号楼
邮政编码　100176
传真　010-64405721
廊坊市祥丰印刷有限公司印刷
各地新华书店经销

开本 710×1000　1/16　印张 23.25　彩插 0.5　字数 375 千字
2021 年 10 月第 1 版　2021 年 10 月第 1 次印刷
书号　ISBN 978-7-5132-7151-6

定价　88.00 元
网址　www.cptcm.com

服 务 热 线　010-64405720
购 书 热 线　010-89535836
维 权 打 假　010-64405753

微信服务号　zgzyycbs
微商城网址　https://kdt.im/LIdUGr
官 方 微 博　http://e.weibo.com/cptcm
天猫旗舰店网址　https://zgzyycbs.tmall.com

如有印装质量问题请与本社出版部联系（010-64405510）

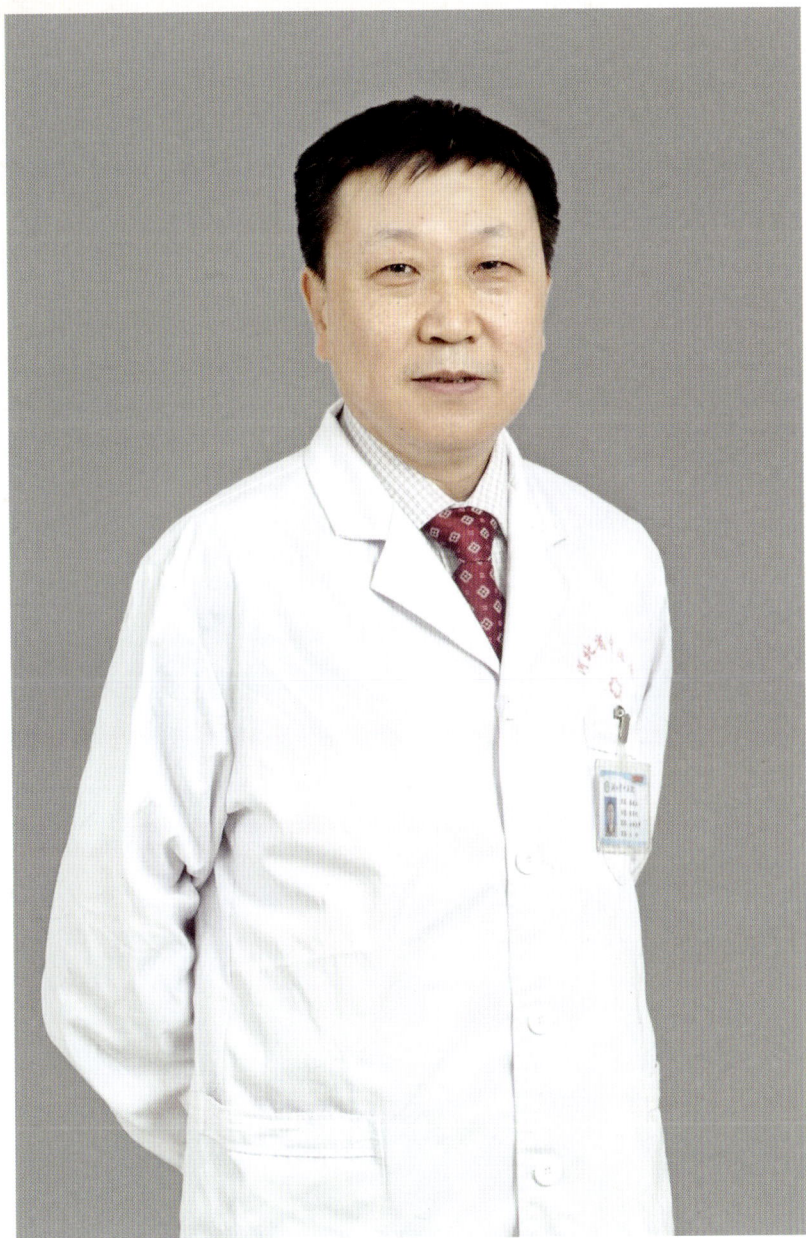

图 1　葛建立教授、主任医师

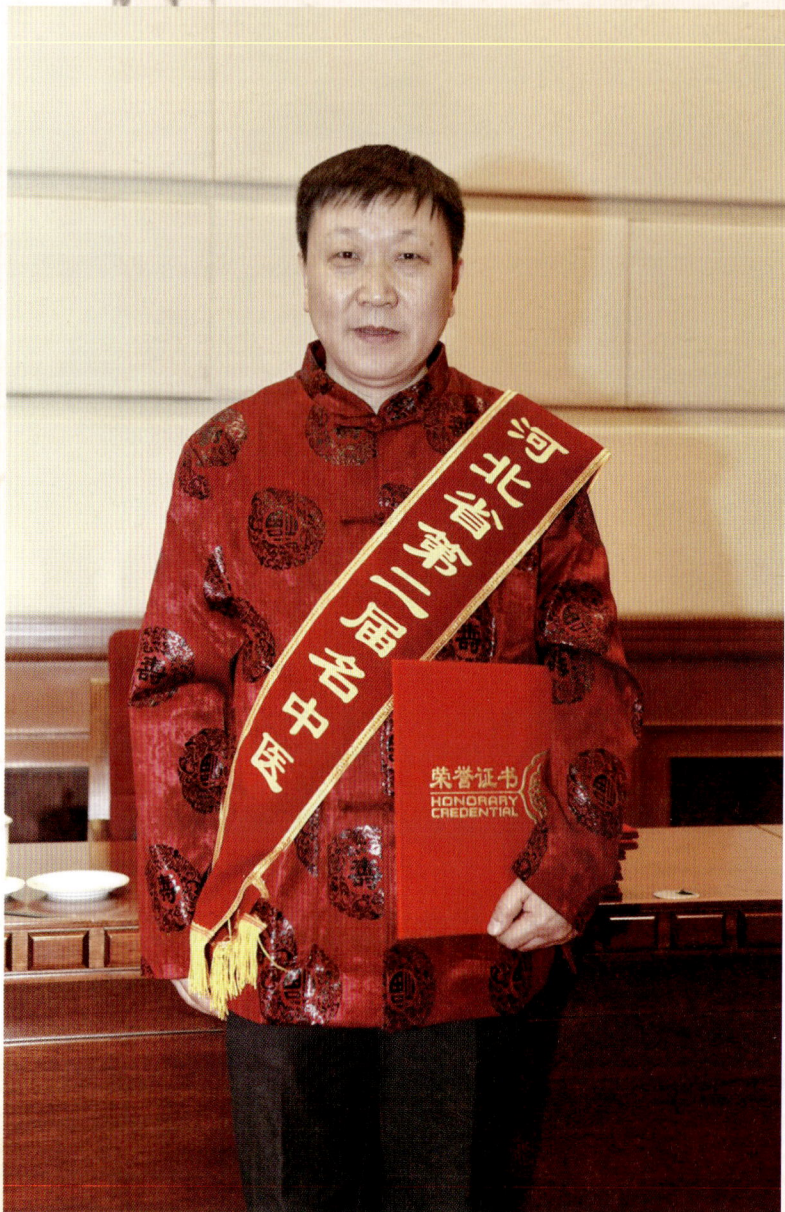

图 2　葛建立教授被授予"河北省名中医"荣誉称号

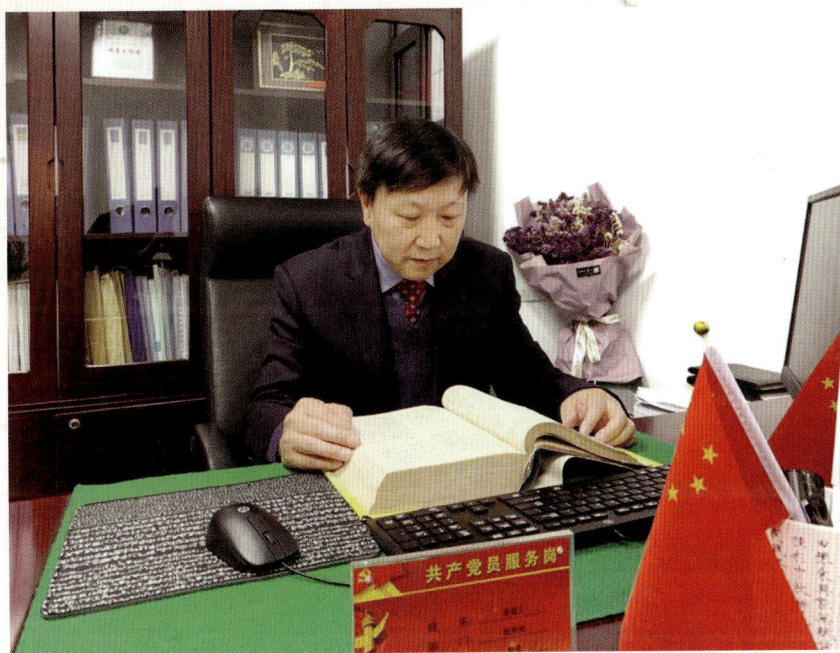

图 3　葛建立教授在办公室工作

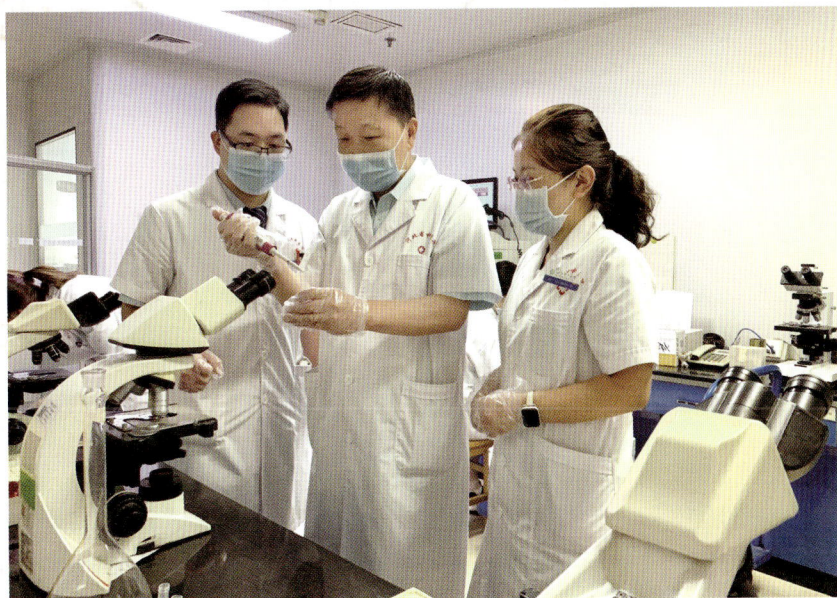

图 4　葛建立教授在实验中

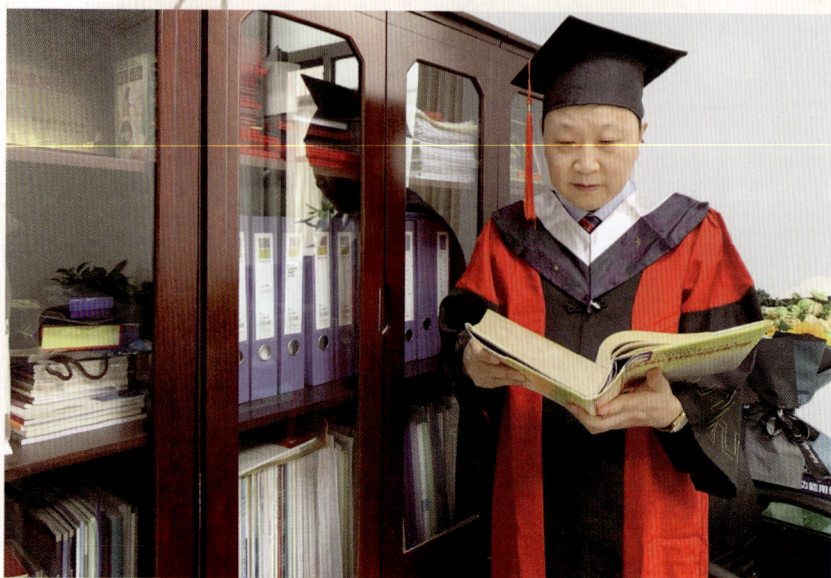

图 5　研究生导师葛建立教授

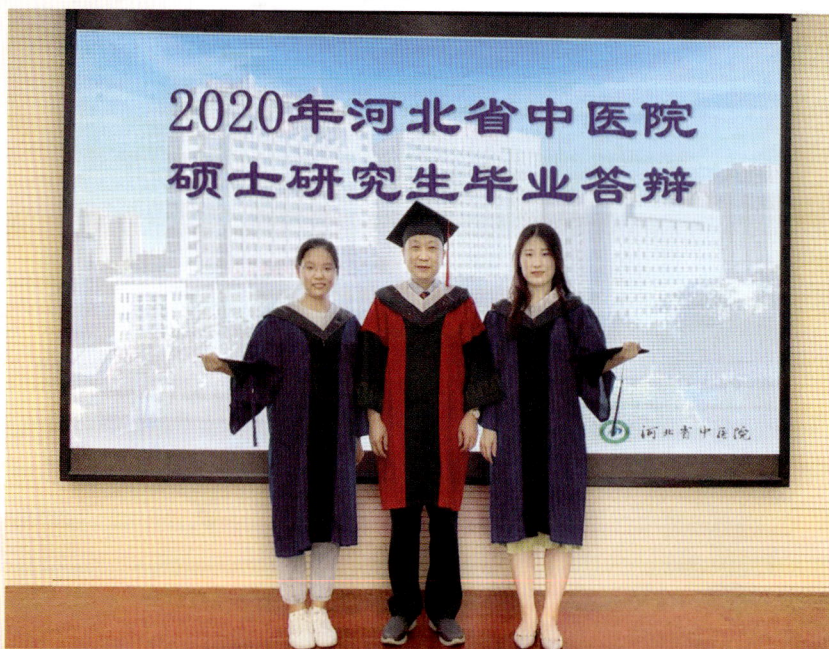

图 6　葛建立教授与研究生

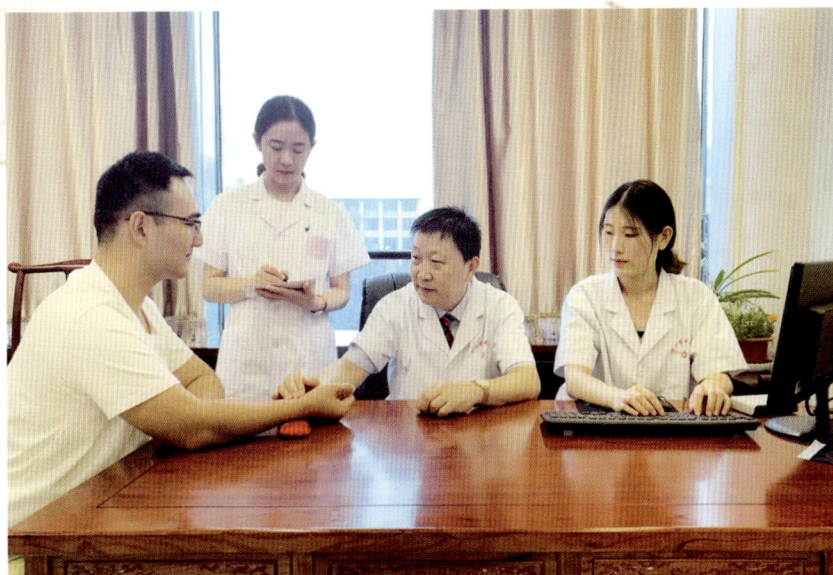

图 7　葛建立教授在诊治患者

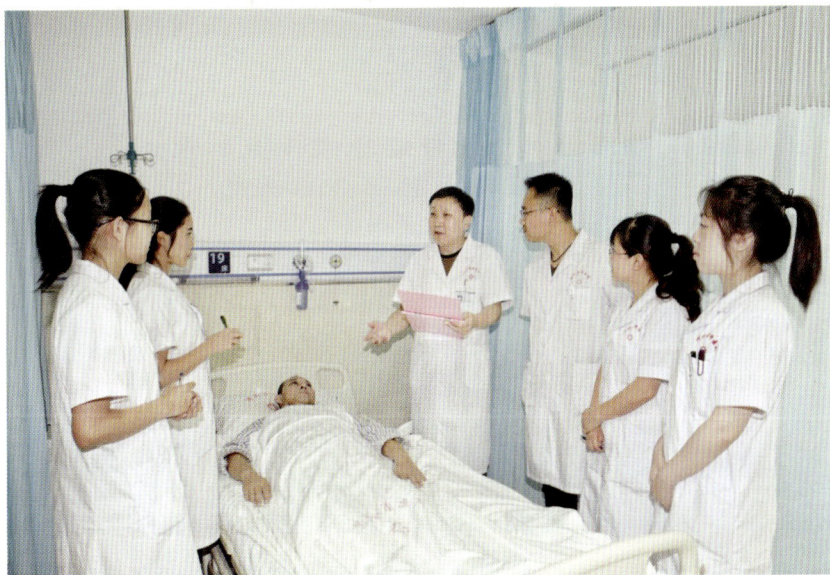

图 8　葛建立教授在查房

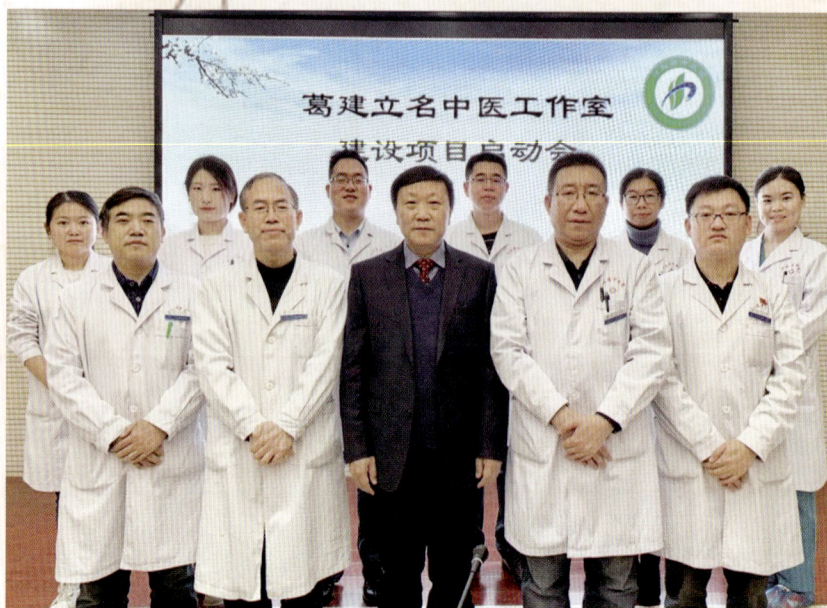

图 9　葛建立名中医工作室成立

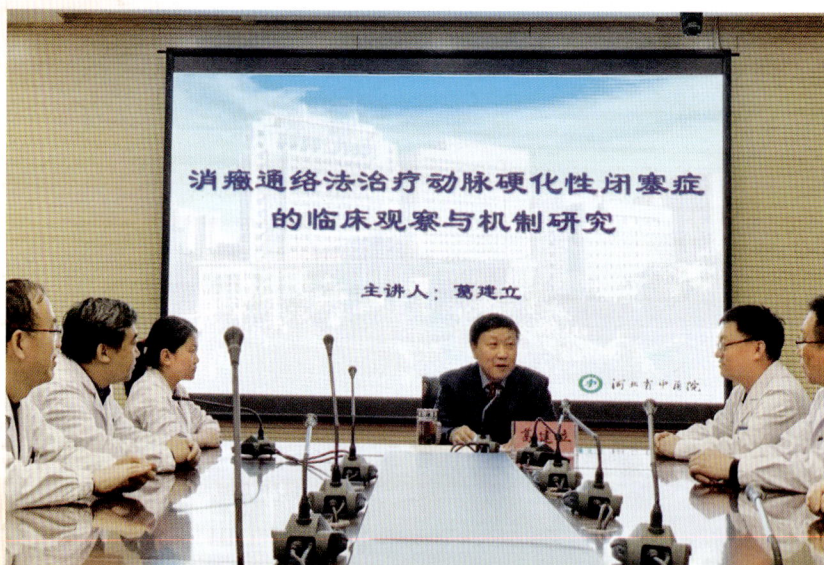

图 10　葛建立教授进行学术讲座

序 言

人类已进入 21 世纪，现代医学的外科手术技术已经相当发达，有些人或许会有疑问，中医外科技术还有存在的必要吗？

非但必要，还很重要！

那种认为外科技术就是手术的思想是非常狭隘的。对于很多疾病而言，外科手术不一定是最合适的，而且很多外科疾病都有深层次的内部原因，不除掉内部病根，仅靠手术解决外部症状，很快就会复发。

当然，完全舍弃手术的思路也很极端。技术只是一种工具，完全可以与时俱进，重要的是思维格局要足够高远，始终把握核心病机，内外一体地审视疾病，则可执简驭繁，手术、西药、中药、针灸皆能为我所用。

中医的厉害之处正在于这种思维格局，《黄帝内经》传承千年，历久弥新，也正是因为其揭示的是疾病的基本规律，只要洞察其中奥妙，临证之际犹如两军交战，知己知彼，自然百战不殆。

而在这种高屋建瓴的思维指导下，无数中医先辈创造了海量中医外科诊疗技术，再融合现代医学新技术，中医外科这座大楼非但不过时，反而越显巍峨。其实，究其源，医学哪有中西之分？不过切入点和适用范畴不同而已。

葛建立教授正是这样一位"衷中参西"的当代"张锡纯"。

葛建立教授长期潜心中医外科临床，造诣非凡。其理论基础来自《黄帝内经》，而又博极百家，对王清任之《医林改错》、唐容川之《血证论》，尤为精研，深得其中奥旨。

对于大多数外科疾病，其实皆源于内部脏腑阴阳气血之逆乱，而外部症状只是内乱之外象，"拨乱反正，正本清源，恢复气血流通"才是外科内治之关键，故而清除"瘀血、痰湿、邪火、败精"等病理产物对于外科疾病的诊疗意义重大。正如《医宗金鉴·外科心法要诀》所言："痈疽原是火毒生，经络阻隔气血凝。"例如，对于周围血管病，其核心病机是"血瘀痰湿阻于经络"，在治疗过程中，一方面要清除旧的瘀血痰湿，另一方面要阻止新的瘀血痰湿生成，此消彼长，假以时日，就能重新恢复正常的气血津液循环，则疾病可愈。一切治疗方式，都要围绕这一中心思想展开，如此，则井然有序，临阵不乱。

对于男科疾病，则以"治精"为主，清心中杂念，调肾中阴阳，疏肝中郁气，逐茎中败精，则浊阴祛，相火平，精力复，诸般外症，自然渐愈。

在四诊合参和遣方用药方面，葛教授讲究"能合色脉，可以万全，望闻问切，不可缺一""一病必有一主方，一方必有一主药"，如此，则"心中有数，药精而效宏"。

除此之外，对于一些特色疗法，葛教授也绝不轻视，如洗敷、熏蒸、药线、放血等，正所谓"法无定法，适者为优"。

正因为紧抓病机，详于四诊，明于方药，圆机活法，葛教授在中医外科这片领域如鱼得水，对于很多单纯依靠手术治疗效果不佳的外科疾病，采用中医为主、中西结合的治疗方式，取得了很好效果。

本书是葛教授行医数十年之心血，在此行将付梓之际，诚祝其广为刊印，提携后学，故欣为之序。

国医大师：李佃贵

辛丑年夏月

前　言

中医药文化凝聚着中国传统文化的精髓，是我国文化自信的浑厚根基，是中华民族对人类做出的重大贡献。作为中国传统文化中璀璨的明珠，它不仅仅起到为众生解除病痛的作用，更重要的是其本身的实用性及奉行的原则与我们当今社会所尊崇的思想道德观念不谋而合，当之无愧地被列为中国优秀文化的瑰宝。

近年来，党和政府高度重视中医药事业，习近平总书记强调，要遵循中医药发展规律，传承精华，守正创新，在《中共中央国务院关于促进中医药传承创新发展的意见》中，更是把名老中医学术经验整理传承工作摆在更加突出的位置。名老中医学术思想代表了当今中医药学术与临床的最高水平，其临床经验、诊疗思路是中医后备人才培养的重要参考资料，因此相关书籍的编纂与传阅备受重视。

本书分为"名医小传""学术思想及从医心得""临证精华"三部分，以名老中医葛建立教授学术思想为基础，结合团队经验，通过临床诊治验案的形式，全面系统地总结了中医外科重点疾病的病因病机、诊治原则及辨证用药体会，以期能够完整透彻地为广大读者从诊疗医案的角度阐释葛建立教授对中医外科疾病的诊治特色、临床经验以及学术思想等独到见解，旨在开拓大家对中医外科疾病的诊疗思路，克服自身知识的局限性与片面性，以此来提高中医外科医师的临证水平，最终也希望通过各位医界同仁的共同努力，达到丰富中医外科临床诊治经验，推动中医药事业传承与发展之目的。全书虽多以医案等形式编纂，但究其核心而言，仍是以临床实例对葛建立教授之学术观点进行论证，并为习医、业医者于临证时提供诊疗思路。

　　中医药传统文化源远流长、博大精深，名医大家各有所长。由于水平有限，本书存在不足之处也在所难免，恳请各位同道及广大读者批评指正。

编　者

2021 年 7 月

目　录

第一部分　名医小传

第二部分　学术思想及从医心得

第三部分　临证精华

第一部分

名医小传

葛建立，男，汉族，中共党员，河北省保定市满城县人，1959 年 11 月出生，教授、主任医师、硕士生导师。河北省第二届名中医、河北省老中医药专家学术经验继承工作指导老师、河北省首届白求恩式好医生、河北省首届河北好中医。历任河北省中医院外科主任、改革办公室主任、医务处处长，医疗质量和安全管理委员会办公室主任等职。2011 年获"全国中医医院医疗业务管理优秀工作者"荣誉称号。

现任世界中医药学会联合会（简称世中联）中医标准化建设委员会理事、中华中医药学会男科专业委员会常务委员、中华中医药学会流派传承专业委员会常务委员、中华中医药学会外科分会委员、中国医师协会中医药分会理事、河北省中医药学会常务理事、河北省中西医结合学会常务理事、河北省中医药学会外科专业委员会副主任委员、河北省中医药学会内病外治专业委员会副主任委员、河北省中医药学会男科专业委员会副主任委员、河北省中西医结合学会男科专业委员会名誉主任委员、河北省中医药学会周围血管病专业委员会顾问、河北省老年学学会理事、河北省医师协会理事。

第一章　葛建立教授成才之路

1959 年 11 月，葛建立教授出生于河北省保定市满城县一干部家庭。其人少时即素有大志，敏而好学，博闻强记，从小养成了优秀的文化素养。求学之时恰逢"文化大革命"，但少年葛建立在非常时期也没有放弃学习，尽管环境动荡但依然坚持读书学习，积累了丰厚的文化基础，成绩始终名列前茅，并顺利完成小学、初中及高中学业。

1976 年初，高中毕业后的他作为知识青年的代表，毅然前往满城县东马公社北庄大队下乡，接受了三年多的"贫下中农再教育"。下乡期间他与百姓同甘共苦，村子里缺医少药，许多人疾病缠身，痛苦异常，但由于卫生条件所限，百姓的医疗需求无法得到满足，得不到有效的治疗，这让他的内心深受触动，行医救人的种子也在内心深处悄悄埋下。困难的生活同时也磨炼了他坚强的意志，对知识的渴求从没有半途而废，在那个年代，执着的他在下乡期间既坚持繁重的农耕劳动，又坚持偷偷地自学文化知识。在大队部帮忙期间，他学习到了诸多古代文学经典，至今仍深深印在脑海里。他在阅读《三国演义》的过程中，受到神医华佗故事的触动，赞叹"刮骨疗毒"医术的高明精湛，又因其受到的不公正待遇而深感痛惜，自此萌生了悬壶济世的理想，立志解除百姓疾苦。理想激励着他主动寻觅并学习了一些医学书籍，决定要在橘井杏林中成就一番事业。

1978 年秋天，青年葛建立与社员一起收割玉米，一李姓村民不慎被玉米秆划伤小腿，血流不止，大家都非常着急，但又束手无措。葛建立毫不犹豫地将自己的衣服撕下一布条，非常利索地把伤口包扎好，受到大家的交口称赞，事虽小，但能将自学的医学知识服务于他人，心里也得到了很大的满足和欣慰，从此也更加坚定了他学习医学的远大志向。

1977 年恢复高考，1978 年葛建立即立志要读大学，而且要上医科大学学习中医，自此开始了刻苦的学习，并利用业余时间参加了补习班。功夫不负有心人，1979 年他终于实现了自己的夙愿，以优异的成绩考入河北新医大学（现河北医科大学）中医系（即河北中医学院前身），成为全县几百名知青中唯一考上大学的人。

1979 年 9 月，进入大学后，正值改革开放初期，科学的春天已经到来，女排的拼搏精神，陈景润的科学态度，激励着他在浩瀚的医学知识海洋里遨游。在此期间，葛建立系统学习了中医理论，特别是"四大经典"，成绩一直名列前茅，为临床打下了良好的基础。不仅如此，他还崇尚"大医精诚"，铭记学医"以德为先"，牢固树立了全心全意为患者服务的思想。他品学兼优，在校光荣加入了中国共产党，成为当时全年级仅有的三名党员之一。

1984 年大学毕业，葛建立以优异成绩分配到河北省中医院（现河北中医学院附属医院）工作，自此开始了长达近四十年的临床和教学工作。1993 年，葛建立同志晋升为主治医师，并在不久即担任河北省中医院外科主任，成为当时最年轻的科主任。1998 年晋升副主任医师，次年套评副教授。2003 年被评为主任医师、次年获教授职称。2006 年取得硕士学位，同年获硕士生导师资格。

在临床工作中，葛建立教授精研岐黄，博采众方，致力于中医外科常见病、多发病及疑难重症的研究，特别是对周围血管病、男性疾病、乳腺疾病及急腹症等有独到建树。他崇尚经典，涉猎百家，独尊唐容川，效法王清任，创造性地提出"外科之疾，瘀血乃百病之源，治病当先活血"的学术思想。

作为周围血管病重点发展专科学科带头人，他采用中医为主，中西医结合的方法，以中药口服配合外洗、外敷等中医特色疗法，制定了系列协定处方及外用制剂，治疗动脉硬化性闭塞症、血栓闭塞性脉管炎、静脉曲张、静脉血栓、静脉炎、静脉溃疡、糖尿病足、淋巴水肿等周围血管病疗效显著。尤其对于肢体动脉闭塞症，葛建立教授认为该病属"因虚致实、实反致虚、虚实夹杂、以实为主"之证，其病位在血脉，病机关键为"癥积阻络"，提出治疗当以"消癥通络、益气养阴"为大法，自拟"芪黄疽愈方"治疗，采用随机对照的临床试验方法，以下肢循环指标评价和终点事件评价相结合，科学论证了芪黄疽愈方近期和远期临床疗效，并采用动物实验的方法探讨了芪黄疽愈方"全程干预血管内皮生长因子（VEGF）及其所介导的 ERK、P_{38} 磷酸化信号通路影响动脉硬化闭塞症（ASO）血管再生"调节脂质代谢"以及"调控炎性因子"等多靶点作用机制。"芪黄疸愈方治疗糖尿病肢体动脉闭塞症的临床研究"课题获河北省中医药学会科技进步一等奖。

在治疗男性前阴病方面，他进行了大胆理论创新，首次系统提出"命门独为一脏论"，并在核心期刊上发表相关论文，全面阐述了命门为人身第一脏、命门的形成、命门的位置、命门的经络循行、命门的病因病机、命门的证治，以及命门与肾脏的区别等新的学术观点，并以此指导临床，取得良好的效果。治疗男科疾病以"久病入络、络脉瘀阻"为切入点，以"瘀血、浊毒"为主要病机，提出"肾虚血瘀、湿热血瘀、痰凝血瘀、精浊血瘀、精凝血瘀、精室血瘀、络脉血瘀、气虚血瘀"的发病观，以"活血化瘀、化浊解毒"为基本大法，辨证加减，治疗慢性前列腺炎、前列腺增生、睾丸炎、附睾炎、精囊炎、男性不育症、男性性功能障碍以及泌尿系结石等，深受患者好评。

针对乳腺疾病，他根据中医四诊八纲、辨证施治的原则，治疗炎症性乳房疾病、增生性乳房疾病和肿瘤性乳房疾病，疗效满意。自拟"调乳达泰方"治疗乳腺增生病，葛建立教授认为女性为阴柔之体，常易阳虚阴盛、寒凝血瘀、痰湿阻络，打破了单纯疏肝理气、化痰散结的固有思维，强调以温补肾阳为主，佐以疏肝化痰散结，提高了临床疗效。通乳三穴拔罐配合耳穴压豆治疗急性乳腺炎，利用中医传统疗法，为急性乳腺炎的患者提供了一种安全有效、无毒副作用、经济简便的治疗方法，解决了哺乳期用药对婴儿的影响。课题"调乳达泰方治疗乳腺增生病的临床观察及对血清雌孕激素水平的影响"获河北省中医药学会科技进步一等奖。"通乳三穴拔罐配合耳穴压豆治疗急性乳腺炎的临床研究"获河北省中医药学会科技进步二等奖。

对于急腹症患者，他应用中医中药治疗能使部分患者免受手术之苦，尤其对于术后病人，采用分期辨证分型施治的方法，能够促进患者早日康复。特别是自制足三里贴膏及系列中药灌肠方，采用足三里穴位敷贴及中药灌肠的方法，能使肠功能恢复加快，减少术后腹胀和肠粘连等并发症的发生。课题"足三里敷贴法促进腹部术后胃肠动力的临床研究"获河北省中医药学会科技进步一等奖。"通腑方灌肠对腹部术后胃肠肽类激素影响及临床疗效研究"获河北省中医药学会科技进步二等奖。

在搞好临床工作的同时，葛建立教授曾担任中医外科教研室主任，非常注重教学工作，强调理论与实践相结合，守正与创新相结合，始终把教学质量与人才培养放在首位；作为副主编，参与编写中国中医药出版社出版的《全国中医专业自学考试应试指南丛书·中医外科学》；作为编委，参与了全国中医药行业高等教育"十二五"规划教材《中医外科学》的编写工作，供全国中医类院校统一使用。在研究生培养方面，作为研究生导师，指导或参与指导中医外科研究生近20名，为中医临床提供了合格的后备人才。作为河北省老中医药专家学术经验继承工作指导老师，为全省中医人才培养做出了自己的努力。

在医疗管理工作中，作为医务处长和外科主任，他参与医院的医疗管理工作，近30年始终把发挥中医药特色、提高中医疗效、传承中医学术经验作为重要抓手，制定制度、措施并狠抓落实，为医院的发展做出了应有的贡献，被中华中医药学会评选为"全国中医医院医疗业务管理优秀工作者"。

作为一名医生，他忠于职守，热爱本职工作，对技术精益求精，始终以全心全意为患者服务为宗旨，一切从患者的利益出发，严格执行医疗卫生行业法律法规，真正做到了服务热情周到，态度和蔼可亲，淡泊名利，关爱患者，甘于奉献，受到广大患者称赞，被评为"河北省首届白求恩式好医生"。

葛建立教授坚持为中医事业不懈奋斗，一生致力于中医外科学的钻研打磨。三年多的下乡生涯赋予了他无比顽强的意志品质，也养成了深耕中医经典、厚植理论基础的良好习惯，他在近四十年的临床诊疗中自始至终坚持着理论与实践的有机结合，对名家著作的阅读与背诵务于精纯，并在临床实践中根据患者情况加以灵活运用，取得了良好的临床疗效，获得了优秀的患者口碑，成为河北省首屈一指的中医外科大家，并于2016年获得"河北省名中医"荣誉称号。

第二章　葛建立教授学术成就

一、主要医学论文

1.《三味洗药在中医外科的临床应用》,《河北中医学院学报》,1994 年第 3 期。

2.《命门独为一脏论》,《河北医学》,1996 年第 4 期。

3.《消疝汤外洗治疗阴囊血疝 58 例》,《河北中医》,1998 年第 4 期。

4.《元神康复汤治疗颅脑损伤后综合征 86 例》,《河北中医药学报》,1998 年第 3 期。

5.《补中益气汤新用》,《新中医》,1998 年第 6 期。

6.《前列转愈饮治疗慢性细菌性前列腺炎 92 例》,《河北中医药学报》,2000 年第 3 期。

7.《慢性前列腺炎诊治及调护体会》,《新中医》,2002 年第 1 期。

8.《足三里敷贴治疗术后腹胀 126 例疗效观察》,《新中医》,2002 年第 12 期。

9.《血府逐瘀汤新用》,《新中医》,2002 年第 4 期。

10.《溶搬排石汤治疗泌尿系结石 127 例》,《河北中医》,2003 年第 1 期。

11.《急腹症术后辨证施治体会》,《中华实用中西医杂志》,2003 年第 6 期。

12.《局麻下腹膜后精索内静脉高位结扎术 58 例报告》,《中华实用中西医杂志》,2003 年第 9 期。

13.《伤寒论 318 条新释》,《河北医学》,2004 年第 9 期。

14.《足三里贴膏对腹部术后胃动素的影响》,《陕西中医》,2008 年第 3 期。

15.《足三里贴膏对腹部术后胃肠肽类激素影响及临床疗效研究》,《四川中医》,2008 年第 6 期。

16.《慢性前列腺炎以浊毒为本初探》,《陕西中医》,2009 年第 8 期。

17.《足三里贴膏促进腹部术后胃肠动力的临床观察》,《河北中医》,2008 年第 10 期。

18.《通腑汤灌肠对腹部术后胃肠功能恢复的临床观察》,《四川中医》,2008 年第 12 期。

19.《乳康方对乳腺增生大鼠雌激素紊乱的作用》,《中国中西医结合外科杂志》,2012 年第 3 期。

20.《调乳达泰方治疗乳腺增生病 60 例临床观察》,《河北中医》,2012 年第 4 期。

21.《调乳达泰方治疗乳腺增生病的临床观察及对血清雌孕激素的影响》,《四川中医》,2012 年第 10 期。

22.《调乳达泰方对乳癖治疗的观察及预后的影响》,《河北中医药学报》,2012 年第 4 期。

23.《调乳达泰方治疗乳癖不同疗程对复发的影响》,《中国保健营养》,2013 年第 9 期。

24.《调乳达泰方对乳腺增生病的临床及影像学观察》,《中国中医基础医学杂志》,2013 年第 12 期。

25.《耳穴压豆配合拔罐治疗早期乳痈临床观察》,《四川中医》,2015 年第 10 期。

26.《耳压拔罐联合治疗早期乳痈临床研究》,《河北中医药学报》,2015 年第 3 期。

27.《"通乳三穴"拔罐配合耳穴压豆治疗急性乳腺炎 50 例》,《中国药业》,2015 年第 22 期。

28.《芪黄疽愈方对大鼠肢体动脉硬化闭塞症的实验研究》,《首都医科大学学报》,2016 年第 3 期。

29.《芪黄疽愈方对大鼠肢体动脉硬化闭塞症血流变的影响》,《陕西中医》,2016 年第 3 期。

30.《芪黄疽愈方对肢体动脉硬化闭塞症大鼠血脂水平的影响》,《河北中医》,2016 年第 5 期。

31.《芪黄疽愈方治疗糖尿病肢体动脉硬化闭塞症疗效观察》，《河北中医》，2016 年第 6 期。

32.《芪黄疽愈方对糖尿病肢体动脉闭塞症踝肱指数及跛行指数的影响》，《山东中医杂志》，2017 年第 5 期。

33.《芪黄疽愈方联合前列地尔注射液治疗下肢动脉硬化闭塞症随机对照研究》，《中国中西医结合杂志》，2019 年第 12 期。

34.《芪黄疽愈方对下肢动脉硬化闭塞症大鼠 VEGF 蛋白表达及相关信号通路的影响》，《中华中医药杂志》，2020 年第 3 期。

35.《葛建立"消癥通络"治疗下肢动脉硬化闭塞症经验》，《河北中医》，2020 年第 3 期。

二、主要医学著作

1.《方剂大成》，长春出版社，1995 年 4 月出版，编委。

2.《实用中医临床学》，长春出版社，1995 年 7 月出版，编委。

3.《中国传统药浴疗法荟萃》，台湾龙门图书股份有限公司出版，1995 年 9 月出版，编委。

4.《巧吃妙治肝胆肾病》，河北科学技术出版社，1997 年 12 月出版，编委。

5.《巧吃妙治心脑血管病》，河北科学技术出版社，1997 年 12 月出版，编委。

6.《巧吃妙治男科妇科病》，河北科学技术出版社，1997 年 12 月出版，编委。

7.《巧吃妙治胃肠肛肠病》，河北科学技术出版社，1997 年 12 月出版，编委。

8.《全国中医专业自学考试应试指南丛书——中医外科学》，中国中医药出版社，2001 年出版，副主编。

9.《最新疼痛自诊自疗丛书——上腹痛》，北京出版社，2003 年 9 月出版，编委。

10.《中医执业助理医师通关宝典——考点精讲与考题解析》，人民军医出版社，2007 年 2 月出版，编委。

11.《中医执业医师通关宝典——考点精讲与考题解析》，人民军医出版社，

2007 年 2 月出版，编委。

12.《中医外科学》（国家十二五规划教材），中国中医药出版社，2012 年出版，编委。

三、主要科研及获奖情况

（一）科研课题

1. 芪黄疽愈方治疗糖尿病肢体动脉闭塞症的临床研究，河北省科技厅课题（编号：14277760D）。

2. 消癥通络法治疗动脉硬化闭塞症的临床研究及对巨噬细胞的调控作用，河北省科技厅课题（编号：19277753D）。

3. 芪黄疽愈方治疗下肢动脉硬化闭塞症的疗效评价及实验研究，政府资助临床医学优秀人才项目（编号：2015054965）。

4. 芪黄疽愈方调节大鼠 ASO 炎症细胞因子的实验研究，河北省中医药管理局课题（编号：2017036）。

5. 芪黄疽愈方调节 ASO 大鼠脂质代谢及对 SR-B I 、LDL-R、PRAR-α 受体的影响，河北省中医药管理局课题（编号：2018046）。

6. 芪黄疽愈方治疗动脉硬化闭塞症的临床观察及其对血小板功能的影响，河北省中医药管理局（编号：2019066）。

7. 消癥通络法治疗动脉硬化闭塞症的临床观察及其促进血管新生的实验研究，河北省中医药管理局课题（编号：2019004）。

8. "消癥通络"方口服联合疽愈膏外用治疗动脉硬化闭塞症Ⅳ期的临床观察，河北省中医药管理局课题（编号：2020060）。

9. "消癥通络法"治疗脑动脉硬化的疗效观察及对巨噬细胞的调控作用，河北省中医药管理局课题（编号：2020038）。

10. 葛建立教授治疗动脉硬化闭塞症临证经验研究，河北省中医药管理局课题（编号：2020107）。

11. 基于"肾藏精"理论研究补肾填精法通过 miRNA-20a 调控小鼠精原干细胞，国家青年基金项目（编号：81804108）。

12. 百合育子方治疗少弱畸形精子症及其机理研究，河北省科技厅课题

（编号：19277705D）。

13. 消癥通络法治疗良性前列腺增生症的临床观察及对血清睾酮的影响，河北省中医药管理局课题（编号：2020081）。

14. 调乳达泰方治疗乳腺增生病的临床观察及对血清雌孕激素的影响，河北省科技厅课题（编号：11276103D-87）。

15. "通乳三穴"拔罐配合耳穴压豆治疗急性乳腺炎的临床研究，河北省中医药管理局课题（编号：2012025）。

16. 促动通气栓促进腹部术后胃肠动力的临床与实验研究，河北省科技厅课题（编号：02276172）。

17. 通腑方灌肠对腹部术后胃肠肽类激素影响及临床疗效研究，河北省科技厅课题（编号：072761290）。

18. 足三里贴膏促进腹部术后胃肠动力的临床研究，河北省中医药管理局课题（编号：0317）。

19. 足三里穴位敷贴治疗慢传输型便秘的临床研究，河北省中医药管理局课题（编号：2020112）。

（二）获奖情况

1. 芪黄疽愈方治疗糖尿病肢体动脉闭塞症的临床研究，河北省中医药学会科学进步一等奖（证书号：20171024）。

2. 调乳达泰方治疗乳腺增生病的临床观察及对血清雌孕激素的影响，河北省中医药学会科学进步一等奖（证书编号：20131008）。

3. "通乳三穴"拔罐配合耳穴压豆治疗急性乳腺炎的临床研究，河北省中医药学会科学进步一等奖（证书号：2009121）。

4. 足三里贴膏促进腹部术后胃肠动力的临床研究，河北省中医药学会科学进步一等奖（证书号：2009120）。

5. 通腑方灌肠对腹部术后胃肠肽类激素影响及临床疗效研究，河北省中医药学会科学进步二等奖（证书号：2008268）。

第二部分

学术思想及从医心得

第三章　葛建立教授主要学术思想及学术渊源

第一节　葛建立教授主要学术思想

　　葛建立教授精研岐黄，博采众方，致力于中医外科常见病、多发病及疑难重症的研究，特别是对周围血管病、乳腺疾病、急腹症、男性前阴病等有独到建树。经过多年的临床探索，葛建立教授发现"瘀血"是外科常见疾病和疑难杂症的主要病因病机，以"活血化瘀"为基本大法治疗中医外科常见病、多发病及疑难重症，经大量临床病例的实践，疗效显著。葛建立教授以此为基础，结合中医经典理论，总结分析外科疾病的特点，创造性地提出了"瘀血乃百病之源，治病当先活血"的学术思想，认为"凡大医治病，必求其因。外科之疾，每多实证，或虚实夹杂，而纯虚证鲜见。究其原因，多因瘀而生，或因病（证）致瘀，瘀乃百病之源，祛瘀治之皆瘥"。

第二节　葛建立教授学术渊源

一、肇始于"内经"

　　《黄帝内经》是最早的医学典籍，对后世中医学理论的形成具有重要指导意义，是中医学发展的理论渊薮。葛建立教授非常重视《黄帝内经》的学习，尤其对《黄帝内经》中气血运行及瘀血理论颇感兴趣，不仅自己精心研读，还要求学生们要精读、背诵重点原文，如《素问·举痛论》云"寒气入经而稽迟，泣而不行，客于脉外则血少，客于脉中则气不通，故卒然而痛……得炅则痛立止"，《素问·调经论》"血气者，喜温而恶寒，寒则泣而不能流，温则消而去之"，"寒独留，则血凝泣，凝则脉不通"，《素问·痹论》"病久入深，荣卫之行涩，经络时疏而不通"，《灵枢·本脏》"人之血气精神者，所以奉生而周于性命者也。经脉者，所以行血气而营阴阳，濡筋骨，利关节者也……是故血和则经脉流行，营复阴阳，筋骨劲强，关节清利矣"。在学习《黄帝内经》原文的同时，葛建立教授还强调要善于总结，深刻领会其中内涵，并将其中论述瘀血的病因及治疗总结如下：①病因：外感寒邪，人体阳气受损，失去温煦推动之力，血行不畅，停而为瘀；情志失调致脏腑功能、阴阳气血失于调达，导致气血逆乱，气滞血瘀；大怒伤肝，肝不藏血，血溢于脉外，停积不去则为瘀；外伤及出血后离经之血即为瘀；病久入络，荣卫之行涩，经络不通而为瘀。②治法：攻下逐瘀用于治疗瘀血邪热在内，且病情较重之证；温经化瘀代表方为四乌贼骨一芦茹丸，用于治疗精血枯竭、月经闭止之证，实开行血活血、祛瘀生新治疗血枯经闭之先河；活血利水代表方为鸡矢醴，"去菀陈莝"有逐水祛瘀之意，用于治疗瘀血水停之证；寒凝所致血瘀诸证，宜温经活血，散寒止痛；另有熨方，适用于寒邪外袭、瘀血内停之证。总之，葛建立教授的学术思想源于《黄帝内经》，对其一生的学术成就具有重要影响。

二、师承于百家

葛建立教授崇尚前贤，汲取百家经验，将历代医家对"瘀血"的认识熟记于心。张仲景归纳整理历代医家的医学理念，并联系自己的临床实践，总结了瘀血的辨证论治规律，描述了瘀血的临床症状和体征，首次提出"瘀血"这一病名，并创制了如大黄䗪虫丸、鳖甲煎丸等疗效显著的处方。至宋代，杨仁斋指出气血互根互用，认为治瘀必兼理气的原则。陈无择认为两胁疼痛盖因大怒伤肝，肝郁气滞，气滞血瘀，脉络痹阻导致；还提出发汗不透彻，余邪未尽，离经之血留内而致瘀。到金元时期，张从正则强调气血宜通不宜滞；李东垣理法处方自成体系，创制了80余首活血化瘀功效的方剂；朱丹溪认为一有怫郁，诸病生焉，故强调疏郁散结。瘀血学说经过不断丰富与补充，在明清走向了成熟。王肯堂首次将痛有定处作为临床诊断的证候，同时描述了致瘀的各种原因。张石顽根据瘀血部位不同分别施药，对于虚人瘀血，坚持补通兼顾。对于产后瘀血的治疗，傅山认为应养血为主，活血为辅。叶天士独具匠心地提出"久病入络""久病瘀血"理论，这一理论推动了瘀血学说的发展，并拓宽了活血化瘀的临床应用。历代医家对于瘀血理论的研究拓展及活血化瘀的用药经验对葛建立教授研究瘀血致病特点及辨证治疗颇有启发。

　　葛建立教授十分推崇《医林改错》，认为王清任对瘀血学说贡献甚大。第一，王清任依据气为血之帅、气能行血的理论，重用黄芪，首创补气化瘀法，并将活血化瘀方剂划分为补气化瘀和逐瘀活血两大类。第二，王清任对于气血理论和瘀血证治有着独特的见解，并通过人体结构意识到气血的重要性，得出了"治病之要诀，在明白气血"这一重要结论。第三，王清任提出用活血化瘀法治疗疑难杂病，为中医辨证拓宽了思路，推动了瘀血学说的发展。王清任在《医林改错》中整体论述了瘀血的病因、病机、诊断、治疗，并记载具有活血化瘀作用的方剂 22 首。这些方剂绝大部分临床疗效确切，仅血府逐瘀汤、通窍活血汤、膈下逐瘀汤三方所治的病证就达 38 种，至今仍在临床普遍使用。王清任对于瘀血病因病机的认识，以及对诊断和治疗的理论阐述对于葛建立教授"瘀血乃百病之源，治病当先活血"的学术思想形成具有很大启示，尤其是对瘀血的治疗，更是提供了经典方药。

　　葛建立教授指出唐容川是继王清任之后对瘀血病证的治疗有着独特见解的大家，所著《血证论》对瘀血的概念及瘀血与新血的联系有着深刻的论述。关于瘀血的概念，唐容川认为"其离经而未吐出者，是为瘀血"（《血证论·吐血》），并明确指出"世谓血块为瘀，清血非瘀，黑色为瘀，鲜血非瘀，此论不确。盖血初离经，清血也，鲜血也。然既是离经之血，虽清血鲜血，亦是瘀血"（《血证论·瘀血》）。关于瘀血与新血的关系，唐容川认为瘀血阻滞必然影响新血之化生，只有祛除瘀血，使经脉通畅，血运旺盛，脏腑得养，才能生化新血；同时，只有新血得生，血气旺盛，才有利于瘀血之消除。如其所言，"旧血不去，则新血断然不生……瘀血之去，乃新血日生"（《血证论·吐血》）。而治疗瘀血时，唐容川强调依瘀血发生的不同部位进行辨证。如："瘀血在经络脏腑之间，则周身作痛……瘀血在上焦……或者膊胸膈顽硬刺痛……在中焦则腹痛、胁痛，腰脐间刺痛……在下焦则季胁、少腹胀满刺痛。"此外，唐容川还提出了治血证的四大原则为"止血、消瘀、宁血、补血"。唐容川的许多观点为葛建立教授所接受和推崇，葛建立教授"瘀血乃百病之源，治病当先活血"的学术思想与唐容川对于瘀血的概念和瘀血与新血的关系论述，以及以瘀血发生不同部位进行辨证的理论思想联系紧密。

三、成熟于临床

《黄帝内经》《伤寒杂病论》《医林改错》《血证论》一脉相承，其中瘀血及其治法的记载，是葛建立教授"瘀血乃百病之源，治病当先活血"学术思想形成的理论基础，临床实践的锤炼和学术思想结合的求变辨证思想是葛建立教授临床经验形成的实践本源。

周围血管病：葛建立教授认为周围血管病以"瘀血阻络"为基本病变，以"活血通络"为基本大法辨证施治。对动脉系统疾病，特别是动脉硬化闭塞症，葛建立教授提出"癥积阻络"的发病观，认为此类疾病患者多年老发病，素体气阴两虚，气虚推动无力，气血津液输布异常，津凝为痰，血滞为瘀，痰瘀互结为癥，日久致癥积阻络，经脉不通而发病。脱疽是气阴两虚为本，经络癥积瘀结为标，且瘀血易消，而癥积日久难化，其病位在血脉，为本虚标实之证，其病机关键为"癥积阻络"，故治疗当以"消癥通络"为大法，自拟"芪黄疽愈方"。通过临床及动物实验证实，本方能够明显改善患者的临床症状及各项循环指标，并初步探讨了其作用机制。对于静脉系统疾病，如静脉功能不全、静脉曲张等，葛建立教授认为"气虚血瘀"为病机关键，当以"益气活血通络"为基本大法，自拟"芪红通络方"加减治疗。对于下肢血管手术或介入术后，主张以"养血活血"中药及早干预，分期分型辨证施治，促进早日康复。对于臁疮，传统医家认为"湿热下注"是其主要病因，葛建立教授认识到"瘀血内着"是其病理基础，"热毒内蕴"或"外伤染毒"是其发病的重要环节，故"瘀毒互结"是贯穿整个疾病的主要病机，据此确立"活血解毒生肌"的治疗原则，并研制了"活血解毒外洗方"和"生肌愈疡方"，具有促进创面愈合的作用。

乳腺疾病：对于增生性及肿瘤性乳腺疾病，如乳腺增生、乳腺纤维瘤、乳管内乳头状瘤、乳腺癌等，葛建立教授认为大多以"肾阳不足"为本，"血瘀痰凝"为标，为本虚标实之证，治疗当以"活血化瘀，化痰散结"为主，辅以"温补肾阳"治疗，自拟"调乳达泰方"，辨证加减，标本兼治，取得满意疗效。

男科疾病：葛建立教授根据不同疾病，提出了"肾虚血瘀""湿热血瘀""肝郁血瘀""痰凝血瘀""精室血瘀""精道血瘀""精虚血瘀""子系血瘀"的病机，制定了相应的治疗法则，用于男性炎症性疾病、增生肿瘤性疾病、性功能障碍及不育症等，得到广大同行的认可。此外，葛建立教授还根据中医理论，提出了"命门独为一脏论"的观点，在临床发挥了一定的指导作用。

疮疡及皮肤疾病：疮疡发病病机是局部气血凝滞，营气不从，经络阻隔。葛建立教授认为，气血凝滞，日久成瘀，瘀久化火成毒，热毒内蕴又可熬血成瘀，热毒与瘀血相互搏结而形成疮疡。葛建立教授据《医宗金鉴·外科心法要诀》"痈疽原是火毒生，经络阻隔气血凝"，主张疮疡的治疗，除清热解毒外，要重视活血和营法的应用。在皮肤病当中，表现为结节、包块、黄斑、肌肤甲错、肿痛等疑难顽症，葛建立教授常以活血化瘀法屡建奇功。对于以风邪为主的皮肤病，虽表现为瘙痒，葛建立教授认为风邪久留入络，每致脉络瘀阻，无形之风依附于有形之瘀血，则难以疏散，治以行血，血行通畅，则风无留着之地，是谓"治风先治血，血行风自灭"。

急腹症及其他：在对肠结（粘连性肠梗阻）的诊治中，各种肠结之病，或虚或实，皆因瘀而生，通腑祛瘀为基本大法，中药或口服，或灌肠，或敷贴均加入桃仁、红花等活血化瘀、行气止痛药物，选用的"足三里贴膏""通肠散"创新了用药途径。发表相关论文8篇，完成河北省中医药管理局科技支撑计划课题2项，均获得河北省中医药学会科学进步一等奖。对于阑尾炎、胆囊炎、胰腺炎等其他急腹症，葛建立教授认为其主要病机为湿热蕴结或热毒炽盛，主张治以清热利湿或清热解毒，辅助活血散瘀或在加减中适当应用活血化瘀药物，"通则不痛"，从而缓解腹痛症状。

第四章　葛建立教授从医心得

一、看病知病懂病，溯源涉猎百家

葛建立教授经常教导弟子："我们看病一定要知病、懂病，要了解来龙去脉，要研究各个医家对疾病的论述。"中医学历史悠久，医家辈出。随着中医学的历史发展，历代医家通过理论研究、临床经验积累与总结，在中医理论的指导下，各自从不同的角度、不同的方面进行研究与探索，或在理论上进行发挥，或在临床上总结经验，形成了各自的学术思想，每位医家在继承前人的理论研究成果和临床经验的同时，往往在某些领域、某些方面有所创新、有所发现，又形成了个人的独到见解、独到观点、独到经验，形成了百家齐鸣的局面；加上历代医家之间学术上的继承性，致使不同的学说不断涌现，丰富的临床经验不断被总结，使中医学这一伟大宝库丰富多彩，中医理论不断深入与发展，临床水平不断提高。葛建立教授说："我们要研究中医学术的发展，就要深入研究每一位医家的理论建树与临床经验。"因此，葛建立教授阅读了大量的医学著作，疾病溯源，涉猎百家。通过研究不同医家对某一种疾病的论述，可以理清该病中医学术发展的思想脉络，总结学术成就取得的历史经验，为我们今后对该病的进一步治疗提供借鉴；再者，通过不同学派的研究，可以更深入研究每一位医家的学术思想与临床经验，分清其中哪些是对前人的继承，哪些是继承中的发展，哪些是个人的创新见解与经验，以便更好地为今日中医学术发展发挥作用。葛建立教授常说："四大经典是中医的根，中医的枝在仲景以后的各家学说，每一个朝代，都有其代表人物与著作，是中医学的宝藏。要提高中医理论水平，就要深入去读名家医案，读名家著作，以便博取诸家之长，丰富自己。"然而，历代医家在漫长的医学研究和临床实践中，创造了丰富多彩的医学理论和治疗方法，留下了浩如烟海的医籍。同时，由于医家学术渊源、学术水平和临床实践的不同，其理论见解和临床辨治往往各有所本、各有发挥、各有所长，但也难免会有偏颇、不当甚至错误之处。因此，我们不可能也没有必要博览所有的内容，只能有目的、有计划、系统地选择其精华部分，分门别类，探求运用。葛建立教授临证 40 余年，善于将各家学说研究的成果运用于临床实践，在对瘀血学说深入研究之后，他在多种疾病的治疗中，均展现出其重视脏腑气血通畅，临证重视活血化瘀的风格。葛建立教授指出："中医各位名家荟萃中医学术精华，辨别诸家之长短异同，正可以引导我们融合百家之长，厚积而薄发，不断攀登中医学术的高峰。"

二、四诊详尽病情，探求基本病机

葛建立教授认为："疾病的诊断过程，实质上是一个对疾病认识的过程。中医学对疾病的认知和判断具有鲜明的自身特色，形成了望诊、闻诊、问诊、切诊为主体的疾病信息采集手段和信息加工模式，亦即四诊。"望、闻、问、切四诊是中医诊断疾病的主要方法。《医宗金鉴》"望以目察，闻以耳占，问以言审，切以指参，明斯诊道，识病根源"，是对四诊的高度概括。《难经·六十一难》，"望而知之谓之神，闻而知之谓之圣，问而知之谓之工，切而知之谓之巧"，则是对医者达到四诊不同境界的概括。从内容上来看，望诊是察看病人的神气、颜色、形体、动态、舌象以及排出物等；闻诊包括听声音、嗅气味；问诊是询问病人的自觉症状、与病情有关资料等；切诊是切脉和触按病人身体有关部位，测知脉象变化及有关异常征象。中医学认为"有诸内，必形诸外"，所以"视其外应，测知其内"的形象思维是中医学四诊方法得以确立的基本原理。四诊合参是中医诊断疾病的一个重要原则。所谓"四诊合参"，是指四诊并重，诸法参用，综合收集病情资料，为最终辨证辨病提供准确全面的证据。《丹溪心法》有云："能合色脉，可以万全。"《医门法律》说："望闻问切，医之不可缺一。"《四诊抉微》中亦有："然诊有四，在昔神圣相传，莫不并重。"这些论述均是强调诊法应当合参而不可偏执。医生对望诊或脉诊等某一诊法有精深地研究和专长是好的，但不能够忽视更不能替代其他诊法。从生命活动的整体来看，四诊中任何一个诊法都是对某一方面生理、病理信息的诊察，四诊信息具有不同内容，从不同方面反映疾病变化，可以相互补充，但任何单一诊法都不能够完全替代其他诊法的信息收集。虽然在某些特殊疾病中某种诊法可能具有明显的诊断特征，但多数疾病都要在全面综合地收集病情资料的基础上，才能及时准确地把握疾病本质，做出诊断。四诊合参也反映了疾病信息的局部与整体的关系。整体观是中医学最大的特征，在诊断过程中，任何局部的四诊信息都将反馈到整体信息当中，为疾病的最终诊断提供依据。此外，四诊应用中还有"真假"的矛盾——即某些现象与疾病总体本质特征不相符合甚至矛盾的情况。对于病情资料所示病理本质的不一致性，前人虽有所谓"舍症从脉""舍脉从症"之类的提法，但临床由于病情复杂、病机多变，不可简单地舍弃某些病情资料。某些症状或体征可能不是疾病当前主要矛盾的反映，但可能反映着一定的病机。病情资料的不一致，反映了病情复杂，病机多端，有主次、因果之别，这就要求应认真询问、检查，全面掌握病情，善于分析思考，从复杂的病情中把握病证的本质。四诊的目的直指病证的本质——病机。葛建立教授指出："探求基本病机是疾病诊治过程中最为关键的一点。"《神农本草经·序录》说："凡欲治病，先察其源，先候病机。""病机"一词最早出现于《素问·至真要大论》，对于"机"的认识，从古至今众说纷纭。《说文解字》曰"机者，主发谓之机"，意指发动的枢机。张景岳曰："机者，要也，变也，病机所由出也。"葛建立教授认为病机是疾病发生、发展、变化最关键的因素，病机是病因"之变之化"后的反应状态，二者是体与用的关系。病机决定证候。证候的产生与变化，就是证的本质变化的反映，这种本质变化的联系即是病机。中医的病机深刻地揭示了病证形成的本质，揭示了病证某一阶段的病理本质，是论治的基础。因此，中医病机研究是目前辨证论治研究的前沿。"治病求本"。"本"是指决定这个疾病发展变化的病机、病证。"治病求本"也就是要在辨证时找出疾病的根本原因，抓住疾病的主要矛盾，审因论治，不然的话，只能是对症治疗，疗效很难提高，甚至酿成坏症。"治病求本"的论点，可以说是中医辨证的精髓、中医的魂、中医的根，对于指导临床，实具重要意义。

三、依法遣方用药，辨证灵活加减

清代医家徐灵胎云："一病必有一主方，一方必有一主药。"对于临证所遇之病，葛建立教授主张先明确诊断、辨明病机，而后确定主方，主方既定则随证加减之。如对于脱疽，葛建立教授提出该病由于素体气阴两虚，气虚推动无力，气血津液输布异常，津凝为痰，血滞为瘀，痰瘀互结则为癥，日久最终导致癥积阻络，经脉不通而发病。其病机关键是"癥积阻络"，基本治法为"消癥通络"，据此组成治疗下肢动脉硬化闭塞症的经验方"芪黄疽愈方"。古之兵法中"夫主将之法，务揽英雄之心"，"夫统军持势者，将也；制胜破敌者，众也"等论述，即言明主帅、主将之重要性。葛建立教授临证所立之主方、方中之主药即如古之主帅、主将，统摄全局而克敌制胜。主方既立，主药既定，而后加减他药，则使处方观之明确周详，用之效佳。葛建立教授临证之时除针对主症定主方外，还详细分析次要症状，以便从侧面补充主症的不足，缩小主症的定位，更全面精确地把握病证的本质。同时，医者可根据患者下次复诊之时病症改善之多寡，而精当巧妙加减某药。再如脱疽，在辨证方面以"芪黄疽愈方"为基础方随症加减。若兼有患肢沉重，喜暖怕冷，局部皮肤苍白，触之冰凉，舌淡苔白腻，脉沉细等寒象较重者，原方加桂枝、干姜、白芥子等；兼有患肢暗红或青紫，下垂则甚，抬高则见苍白，兼见舌红或紫暗，苔白薄，脉沉细而涩等瘀血较重者，原方加三棱、莪术等；若患肢疼痛明显，尤以夜间为甚、疼痛较重无法缓解者，加乳香、没药等；若患肢感觉较差，伴有麻木甚或活动不利等络脉不通之象，加僵蚕、全蝎等；兼有患肢皮肤暗红而肿，患趾如煮熟红枣，渐变紫黑，破溃腐烂，疼痛异常，伴发热，口干，便秘，尿黄赤，舌质红，苔黄腻，脉洪数或细数等热毒炽盛之象，加金银花、玄参等。如此则能执简驭繁，凸显中医辨证论治之精髓。

"药理"一词，最早见于梁代陶弘景《本草经集注》。其云："药理既昧，所以不效。"宋代赵佶《圣济经》中专门设有"药理篇"，为最早的中药药理学专论。然古之药理学与现今所言药理学有别。现中药药理学多是指在中医理论指导下运用现代科学技术方法来研究中药的作用，使其作用微观化、具体化。葛建立教授深悟此理，临证常参照单味中药的现代药理。如现代药理学证明，三棱、莪术具有明确的调节血脂、抗动脉粥样硬化作用，葛建立教授在治疗下肢动脉硬化闭塞症时常重用三棱、莪术；夏枯草对于治疗乳腺增生疗效显著，而葛建立教授亦常于乳腺类疾病中重用该药。药性，即指药物的性质与性能，包括四气五味、升降浮沉、归经配伍、毒性禁忌等诸方面。诚如清代医家徐大椿所言："凡药之用，或取其气，或取其味，或取其色，或取其形，或取其质，或取其性情，或取其所生之时，或取其所成之地，各以其所偏胜而即资之疗疾，故能补偏救弊，调和脏腑。深求其理，可自得之。"葛建立教授临证处方，亦强调明确药性，全面利用药物的性能，合理配伍，或气味相因，或升降相用，调整人体机能平衡，进而使临证用药效果显著。

药物之间的性能，同中有异，异中有同。药物的气味不能孤立来看，应当综合分析，方能认识全面。如此取舍，相互配伍，方能达缪希雍所谓"气味互兼，性质各异，参合多少，制用全殊，所以穷五味之变，明药物之能，厥有旨哉"的要义。小方一般指药味在 2 ～ 5 味，药少方简，配伍精当，属于《黄帝内经》之"七方"说中的一种。葛建立教授临证遣方时，所立主方多以小方相伍而成，其频繁所用的小方有二妙丸、三妙丸、四物汤、四妙勇安汤、增液汤、四君子汤、芍药甘草汤、失笑散、当归补血汤、玉屏风散、四逆散、二陈汤等。葛建立教授认为小方药精味简，易于灵活把握，伍于主方之中，或增主方之效，或除次症之患，真可谓"用之中的，妙不可言"。葛建立教授重点强调辨证论治是中医药理论体系之精髓，理法方药贯其始终，遣方用药是理法方药之明确体现。前贤对于如何遣方用药都有自己独到的认识和见解，历代皆有继承创新，更不乏独树一帜者。古语云："垂法诲人，只能予人规矩不能使人巧。"辨治疾病没有固定的套路和模板，各人对于方药认识不尽一致，因此遣方用药思路差异有别。对于名中医经验的总结和学习，不只是单纯的一方一药的照搬，更要总结领悟其辨治疾病、遣方用药的思路和方法。葛建立教授辨治用药师古而不泥古，继承中有创新，值得进一步学习领会和借鉴应用。

四、中医特色疗法，合理有效应用

中医特色疗法是指除中药口服之外具有鲜明中医特色的治疗方法，绝大部分属于中医外治法及针灸范畴。《丹溪心法》云："有诸内者，必形诸外。"《理瀹骈文》中提出，"外治之理，即内治之理；外治之药亦即内治之药，所异者法尔。凡病多以外入，故医有外治法，经文内取外取并列，未尝教人专用内治也"，阐明了体表与体内脏腑的整体观念，也为中医特色疗法的临床应用奠定了理论基础。葛建立教授指出：中医特色疗法，同样是建立在阴阳五行学说、经络、藏象、气血津液学说，以及六经、八纲、脏腑辨证等传统医学理论的基础上，遵循辨证论治的原则，将药物施用于皮肤、孔窍、经络、俞穴等部位，或外洗，或外敷，或熏蒸，或拔罐，或施灸，也可借助器械，或针刺，或引流，或切开，以达到疏通经络、调节气血、解毒化瘀、扶正祛邪的作用，促使人体恢复阴平阳秘的动态平衡健康状态。葛建立教授在临床中，非常重视中医特色疗法的应用，如足三里敷贴法及中药灌肠应用于急腹症术后促进胃肠功能恢复，耳穴压豆联合穴位拔罐治疗急性乳腺炎，中药湿敷外洗加自制生肌玉红膏应用于下肢慢性溃疡等。

葛建立教授还特别强调以下几点：①作为中医人要充分认识中医特色疗法的重要意义，因为中医特色疗法是中医治疗学的重要组成部分，是中医学的瑰宝，是每一个从医者都应该掌握的中医基本技巧，同时也是广大患者就医的需求。中医特色疗法具有起效快、不良反应少、简便价廉等特点，因此，必须提高应用中医特色疗法的自主意识。②要认真学习各种中医特色疗法的正规操作疗法，严格掌握适应证、禁忌证和注意事项，否则有失治误治之嫌，影响疗效。比如治疗臁疮患者，可用缠缚疗法，缠缚的松紧度直接决定效果。太紧，影响血运，加重水肿；太松，达不到治疗目的。只有松紧适度，才能加速下肢静脉回流，改善局部血运，促进新生肉芽组织的生长，加快创面的愈合。再如治疗急性淋巴管炎，葛建立教授采用砭镰法挑刺放血，以三棱针沿红丝路线走向，自止点到起点，相隔寸远，处处点刺，微出其血，以令毒泄，热退身安。其适应证是早期疮疡初起，红丝较细且没有全身症状时。禁忌证是头、面、颈部以及神经血管丰富处应慎用，凝血功能异常的患者不能使用。③要按照不同病种合理使用中医特色疗法，真正做到安全有效，并且要不断总结经验，评估疗效，优化治疗方案。

第三部分

临证精华

第五章 周围血管病

第一节 下肢动脉硬化闭塞症

下肢动脉硬化闭塞症是指由于动脉硬化造成的下肢供血动脉内中膜增厚、管腔狭窄或闭塞，病变肢体血液供应不足，引起下肢间歇性跛行、皮温降低、疼痛，乃至发生溃疡或坏死等临床表现的慢性进展性疾病，常为全身性动脉硬化血管病变在下肢的表现，多发于老年人，常伴有高脂血症、高血压和动脉硬化病史。

一、诊断依据

（一）临床表现

根据疾病的发展过程，临床一般可分为三期。

一期（局部缺血期）：患肢末端发凉、怕冷、麻木、酸痛，间歇性跛行，每行走 500 ～ 1000m 后觉患肢小腿或足底有坠胀疼痛感而出现跛行，休息片刻后症状缓解或消失，再行走同样或较短距离，患肢坠胀疼痛出现。随着病情的加重，行走的距离越来越短。患足可出现轻度肌肉萎缩，皮肤干燥，皮色变灰，皮温稍低于健侧，足背动脉搏动减弱，部分患者小腿可出现游走性红硬条索（游走性血栓性浅静脉炎）。

二期（营养障碍期）：患肢发凉、怕冷、麻木、坠胀疼痛。间歇性跛行加重，并出现静息痛，夜间痛甚，难以入寐，患者常抱膝而坐。患足肌肉明显萎缩，皮肤干燥，汗毛脱落，趾甲增厚且生长缓慢，皮肤苍白或潮红或紫红，患侧足背动脉消失。

三期（坏死期或坏疽期）：二期表现进一步加重，足趾紫红肿胀、溃烂坏死、或足趾发黑，干瘪，呈干性坏疽。坏疽可先分为一趾或数趾，逐渐向上发展，合并感染时，则红肿明显，患足剧烈疼痛，全身发热。经积极治疗，患足红肿可消退，坏疽局限，溃疡可愈合。若坏疽发展至足背以上，则红肿疼痛难以控制。病程日久，患者可出现疲乏无力、不欲饮食、口干、形体消瘦，甚至壮热神昏。

本病发展缓慢，病程较长，常在寒冷季节加重，治愈后又可复发。

（二）辅助检查

踝肱指数（ABI）测定、肢体超声多普勒、计算机断层动脉造影（CTA）、核磁共振动脉造影（MRA）、数字减影血管造影（DSA）等检查，可以明确诊断，有助于鉴别诊断，了解病情严重程度。

二、谈古论今

（一）疾病溯源

本病属中医学"脱痈""脱疽"范畴，对其认识，最早见于《黄帝内经》，《灵枢·痈疽》谓"发于足趾，名脱痈。其状赤黑，死不治；不赤黑，不死。不衰，急斩之，不则死矣"。南北朝时期我国最早的外科学专著《刘涓子鬼遗方》中有"发于足趾，名曰脱疽"的记载，首次提出了"脱疽"的病名。之后历代医家对其病因、病机及治疗多有记载，隋代巢元方《诸病源候论·疽候》中提到"疽者，五脏不调所生也……若喜怒不测，饮食不节，阴阳不和，则五脏不调，营卫虚寒，腠理则开，寒客经络之间，经络为寒流所折，则营卫稽留于脉……营血得寒则涩而不行，卫气从之与寒相搏，亦壅遏不通……故积聚成疽……发于足趾，名曰脱疽"，强调了脱疽是内外因共同作用的结果，并指出情志失调、饮食不节是五脏失和的重要原因。唐代孙思邈在《千金翼方》提出手术治疗脱疽，有了"在肉则割，在骨则切"的主张。金元四大家之一的朱震亨在《丹溪心法》亦记载"脱疽生于足趾之间，手指生者间或有之，盖手足十指乃脏腑枝干，未发疽之先烦躁发热颇类消渴，日久乃发此患"，此时对消渴引起的脱疽有了初步的认识。明代陈实功《外科正宗·卷二·脱疽论》指出"夫脱疽者，外腐而内坏也。此因平昔厚味膏粱熏蒸脏腑，丹石补药消烁肾水，房劳过度，气竭精伤"，在前人基础上，提出嗜食肥甘厚味、房事不节、过度进食补药等耗伤精气的原因是导致脱疽的重要原因。汪机在《外科理例·卷六》中提到对脱疽赤肿者，常以仙方活命饮加减治疗。王洪绪治疗脱疽创立名方"阳和汤"，在《外科证治全生集》中指出，"阳和汤"麻黄、肉桂、炮姜三味药同用温阳散寒治疗脱疽。清代祁坤的《外科大成·卷二·足部》所载以外治为主，习用灸及神灯照法，并指出"有因修甲受伤，咬伤冻伤，女因扎伤所致者，宜各详其因，分而治之，此为形似而来，非穴真而受异也"。陈士铎的《外科秘录·卷七·手足指疗》则认为，顾步汤能益气养阴，和营清热，脱疽连服此汤可救脚趾俱黑者。鲍相敖《验方新编》收录了"四妙勇安汤"等数个治疗脱疽的验方。

现代中医学者对本病的认识和治疗亦提出了不同见解。陈淑长依据病因、证候表现分脉络寒凝、脉络血瘀、脉络瘀热、脉络热毒四型。奚九一将本病分为急性活动期和慢性稳定期，急性活动期以清化痰湿、软坚通脉为主，稳定期以益气补肾、软坚通脉为主。侯玉芬等将本病下肢重症缺血分为血瘀型、湿热下注型、热毒炽盛型、气血亏虚型四型，分别治以丹参通脉饮、八妙通脉汤、四妙勇安汤及补阳还五汤。

（二）守正创新

历代医家虽提出对于脱疽因病机的不同见解，然从宏观来讲，大多仍以"寒凝血瘀"立论，以"温阳活血"为基本治法，把"阳和汤"作为代表方剂。虽然取得了一定疗效，但多为临床经验的总结，尚缺乏系统的科学论证，且疗效欠稳定，远期效果有待观察。葛建立教授总结前贤经验，结合"痰饮""瘀血"病因学说，基于中医"痰瘀互结""气血津液""标本虚实"及"久病入络"等理论，打破"阳虚寒凝血瘀"的固化思维，提出脱疽"癥积阻络"的发病观。葛建立教授认为"痰饮""瘀血"二者虽来源不同，形成各异，但均为有形之邪，随气机升降，无处不到，且痰可生瘀，瘀可生痰，痰中有瘀，瘀中有痰，常相互影响，互为因果，二者常停留于经络之中，阻碍气机运行，正如朱丹溪所倡"窠囊"之说"痰和瘀均为阴邪，同气相求，既可因痰生瘀，亦可因瘀生痰，形成痰瘀同病"，"自气成积，自积成痰，痰挟瘀血，遂成窠囊"。葛建立教授在"痰瘀互结"基础上，总结多年临床经验，指出"脱疽"大多年老发病，由于素体气阴两虚，气虚推动无力，气血津液输布异常，津凝为痰，血滞为瘀，痰瘀互结则为癥，日久最终导致癥积阻络，经脉不通而发病。可见，脱疽是气阴两虚为本，经络癥积瘀结为标，然瘀血易消，癥积日久难化，为本虚标实之证，其病位在血脉，病机关键为"癥积阻络"。

《黄帝内经》云"谨守病机，各司其属，有者求之，无者求之"，葛建立教授临证特别强调病机的重要性，指出"脱疽"的病机关键既然是"癥积阻络"，那么在治疗上，单纯"化痰散结"或单纯"活血化瘀"均不能使癥积得化，经脉畅通，唯有两法合用即"消癥"的方法，才能使"癥消络通"，达到治疗目的。因此，葛建立教授提出"消癥通络"为治疗"脱疽"的基本大法。在此基础上组成治疗下肢动脉硬化闭塞症的经验方"芪黄疽愈方"（红花 12g，鸡血藤 15g，海藻 12g，浙贝母 12g，鬼箭羽 12g，土鳖虫 9g，延胡索 12g，黄芪 20g，黄精 12g，牛膝 9g）。本方将红花、鸡血藤、浙贝母、海藻四药作为君药，其中红花、鸡血藤活血化瘀通络，浙贝母、海藻化痰散结，四药合用共奏消癥通络之功；鬼箭羽、土鳖虫、延胡索协助主药增强活血化瘀之效为臣药；黄芪、黄精益气养阴固本为佐药；使以牛膝引血下行。诸药合用，标本兼治，使癥积得化，经络畅通，诸症悉除。

葛建立教授治疗脱疽，既注重辨证，又注重辨病，二者相辅相成。在辨证方面以"芪黄疽愈方"为基础方随症加减。若兼有患肢沉重，喜暖怕冷，局部皮肤苍白，触之冰凉，舌淡苔白腻，脉沉细等寒象较重者，原方加桂枝、干姜、白芥子等；兼有患肢暗红或青紫，下垂则甚，抬高则见苍白，兼见舌红或紫暗，苔薄白，脉沉细而涩等瘀血较重者，原方加三棱、莪术等；若患肢疼痛明显，尤以夜间为甚、疼痛较重无法缓解者，加乳香、没药等；若患肢感觉较差，伴有麻木甚或活动不利等络脉不通之象，加僵蚕、全蝎等；兼有患肢皮肤暗红而肿，患趾如煮熟红枣，渐变紫黑，破溃腐烂，疼痛异常，伴发热、口干、便秘、尿黄赤，舌质红，苔黄腻，脉洪数或细数等热毒炽盛之象，加金银花、玄参等。

在辨病方面，葛建立教授强调，临证既要注重辨证，又要注重辨病，二者相辅相成。在辨病方面，葛建立教授推崇中医"异病同治"思想，即不同的疾病，只要具有相同的病机，其治疗方法也相同。下肢动脉硬化闭塞症是动脉硬化在下肢的一种特殊表现，其他如脑动脉硬化、冠状动脉粥样硬化等也属于动脉硬化的范畴，这些疾病虽然病名不同，但西医发病机制及中医辨证基本相同，仅发病部位各异，故"芪黄疽愈方"既可以治疗下肢动脉硬化闭塞症，同样也可以辨证治疗各种部位的动脉硬化。

下肢动脉硬化闭塞症发病原因复杂。高脂血症、血液黏稠度增加、血小板聚集率升高等为其主要致病因素。葛建立教授认为这些血液循环当中的有形成分，即相当于中医学的"痰""瘀"，可导致血管壁脂质沉积、血流动力学改变，当动脉粥样硬化斑块形成、管腔狭窄甚或闭塞，这个阶段则属于中医"癥积阻络"的范畴。在治疗方面，高脂血症、血栓形成初期即相当于"痰饮""瘀血"，采用降脂或抗凝、溶栓等治疗，即相当于中医的"化痰散结"或"活血化瘀"等方法，能够使血脂降低、新鲜血栓溶化，而当进入动脉粥样硬化或斑块形成阶段，上述方法实显不足，葛建立教授采用"消癥通络"的方法，既能够降低血脂，还能够调控血管内皮生长因子表达，促进血管新生，取得了满意效果。

三、病案举隅

病案 1

刘某，男，69 岁，2019 年 4 月 25 日初诊。

主诉：双足疼痛 5 年，加重 3 个月。

患者 5 年前受凉后出现双足疼痛，每于行走时发作，休息可缓解，伴有小腿麻木、发凉，就诊于当地医院。行双下肢动脉彩超示双侧股总、股浅、胫前、胫后动脉内中膜增厚伴斑块形成，双侧足背动脉中度狭窄。诊断为下肢动脉硬化闭塞症，给予口服"血塞通软胶囊"等药物治疗，效果不佳，而诱发疼痛的行走距离亦逐渐缩短，3 个月前疼痛明显加重，延及小腿，休息后不能缓解，尤以夜间为甚，遇寒加重，得温痛减。为求系统诊治，前来我院。高血压病史 20 年，平素喜食肥甘厚味。查体：双足皮色苍白，皮温低，双侧足背动脉搏动减弱。舌淡暗，苔白，脉沉细。

辅助检查：左侧 ABI 0.57，右侧 ABI 0.43。DSA 可见双侧股总、股浅、腘、胫前、胫后动脉内壁毛糙，节段性狭窄，膝下可见侧支循环建立，其中双侧胫前、胫后动脉中度狭窄，足背动脉可见少量血流通过。

西医诊断：下肢动脉硬化闭塞症。

中医诊断：脱疽。

辨证：癥积阻络，寒客血脉证。

治法：消癥通络，佐以温阳散寒。

方药：芪黄疽愈方加减。

红花 12g，鸡血藤 15g，海藻 12g，浙贝母 12g，鬼箭羽 12g，土鳖虫 9g，延胡索 12g，黄芪 30g，黄精 12g，牛膝 9g，桂枝 12g，白芥子 12g，干姜 12g，细辛 3g。水煎取汁 400mL，日 1 剂，分早晚 2 次温服，共 7 剂。

2019 年 5 月 2 日二诊：足部皮温较初诊时有所升高，疼痛未见明显改善，效不更方，继服 7 剂。

2019 年 5 月 9 日三诊：足部皮温基本恢复正常，疼痛较前减轻，前方去白芥子、干姜，加地龙 12g，醋三棱 9g，醋莪术 9g，继服 14 剂。

2019 年 5 月 23 日四诊：疼痛基本消失，但行走距离稍长仍可诱发疼痛，加丹参 12g，当归 12g，继服 14 剂。

2019 年 6 月 6 日五诊：疼痛消失，行走如常。查：双侧足背动脉搏动基本正常。辅助检查：左侧 ABI 0.83，右侧 ABI 0.79。前方去醋三棱、醋莪术、桂枝、细辛，继服 14 剂，巩固疗效。3 个月后回访，疼痛未再发作。

按：患者为老年男性，主因"双足疼痛 5 年，加重 3 个月"前来就诊，结合 DSA 结果，故西医诊断为下肢动脉硬化闭塞症，属中医"脱疽"范围。患者年老体弱，且喜食肥甘厚味，日久痰湿内生，阻遏气机，致血行不畅，复因感受寒邪，寒主收引，其性凝滞，寒凝血瘀，痰瘀互结而发病，经络阻塞不通，不通则痛，故足趾疼痛，日久气血不能荣达四末，故发凉麻木，正如《诸病源候论·疽候》所说"寒客经络之间，经络为寒流所折，则营卫稽留于脉……营血得寒则涩而不行，卫气从之与寒相搏，亦壅遏不通"。结合舌脉，辨证为癥积阻络、寒客血脉证，治疗当以消癥通络为主，佐以温阳散寒，故在芪黄疽愈方基础上加白芥子、干姜、细辛、桂枝等温经通络之品。复诊见皮温恢复正常，去散寒之品，加用养血活血之品，诸药合用，使癥积得化，血脉畅通，则诸症悉除。

病案 2

邹某，女，55 岁，2019 年 3 月 7 日初诊。

主诉：双足脚趾疼痛 3 年。

患者 3 年前出现双足踇趾疼痛，为间歇性跛行，未接受治疗，后疼痛逐渐加重，出现静息痛，夜间疼痛甚，双足下垂后可缓解，就诊于当地医院，行双下肢动脉彩超诊断为下肢动脉硬化闭塞症，建议接受介入治疗，患者拒绝，服用西洛他唑、氯吡格雷及阿司匹林等药物治疗。3 年来疼痛范围扩展至所有足趾，夜间疼痛程度加剧，常屈膝握足而坐，难以入寐，服用己酮可可碱等止痛药物不能缓解，前来我院就诊。既往高血压病史 10 余年，血压控制可。查体：足趾皮色紫暗，右侧胫后动脉搏动未触及，双侧足背动脉未触及。舌暗，有瘀斑，苔白，脉弦细。

辅助检查：左侧 ABI 0.56，右侧 ABI 0.43。MRA 成像：双侧股总、股浅动脉边缘不规则，左侧胫前动脉 2 级狭窄，右侧胫后动脉及双足背动脉闭塞。

西医诊断：下肢动脉硬化闭塞症。

中医诊断：脱疽。

辨证：癥积阻络，经脉不通证。

治法：消癥通络，佐以通经止痛。

方药：芪黄疽愈方加减。

红花 12g，鸡血藤 15g，海藻 12g，浙贝母 12g，鬼箭羽 12g，土鳖虫 9g，延胡索 12g，黄芪 30g，黄精 12g，牛膝 9g，醋三棱 9g，醋莪术 9g，地龙 12g。水煎取汁 400mL，日 1 剂，分早晚 2 次温服，共 7 剂。

2019 年 3 月 14 日二诊：夜间疼痛无明显改善，前方加全蝎 3g，蜈蚣 3g，僵蚕 12g，继服 14 剂。

2019 年 3 月 28 日三诊：夜间疼痛较前减轻，足趾皮色转为暗红，效不更方，继服 14 剂。

2019 年 4 月 11 日四诊：夜间疼痛明显减轻，可入寐，效不更方，继服 14 剂。

2019 年 4 月 25 日五诊：疼痛消失，足趾皮色恢复正常。查：右侧胫后动脉搏动可触及，双侧足背动脉可触及。复查 ABI：左侧 0.73，右侧 0.68。前方去全蝎、蜈蚣、僵蚕，继服 14 剂，巩固疗效。3 个月后回访，疼痛未再发作。

按：患者，老年女性，主因"双足脚趾疼痛 3 年"就诊，根据患者症状体征及 MRA 成像结果，西医诊断为下肢动脉硬化闭塞症，中医诊断为脱疽。患者足趾疼痛明显，夜难入寐，足趾皮色紫暗，加之舌暗，有瘀斑，苔白，脉弦细，一派经络痹阻之象，辨证属癥积阻络、经脉不通证，故治疗当以消癥通络为主，佐以通经止痛，在芪黄疽愈方基础上加醋三棱、醋莪术、地龙增强破血消癥通络之力。二诊，患者药后平平无改善，考虑是症重药轻，遵守原方，加全蝎、蜈蚣、僵蚕增强通络止痛之力，后遵此方，疼痛消失，皮色恢复正常。

病案 3

程某，男，76 岁，2018 年 10 月 16 日初诊。

主诉：右足疼痛 7 年，加重伴踇趾破溃 3 月余。

患者 7 年前出现右足疼痛，呈间歇性跛行，未予重视，后疼痛逐渐加重，出现静息痛，尤以夜间为甚，就诊于当地医院，诊断为"下肢动脉硬化闭塞症"，予以扩血管及活血化瘀中药治疗，疼痛未见缓解。3 个月前疼痛明显加重，彻夜不得安眠，且右足踇趾破溃，伴有低热、口干欲饮、便秘溲赤，遂来我院就诊。既往糖尿病病史 30 余年，空腹血糖最高时达 15.7mmol/L，口服盐酸二甲双胍片 0.75g bid，空腹血糖控制不佳。查体：右足趾紫红，踇趾趾端可见一约 1.5cm×0.7cm 大小的溃疡，疮面暗红，肉色不鲜，可见少量黄色脓性分泌物，疮周红肿，右足皮温增高，足背动脉搏动未触及。舌质暗红，少苔，脉细数。

辅助检查：双下肢动脉彩超示双下肢动脉粥样硬化。CTA 报告双下肢动脉多发钙化斑，管腔不同程度狭窄，右侧足背动脉闭塞。

西医诊断：糖尿病肢体动脉硬化闭塞症。

中医诊断：脱疽。

辨证：癥积阻络，热毒伤阴，气阴两虚证。

治法：消癥通络，佐以益气养阴，解毒生肌。

方药：芪黄疽愈方加减。

红花 12g，鸡血藤 15g，海藻 12g，浙贝母 12g，鬼箭羽 12g，土鳖虫 9g，延胡索 12g，黄芪 40g，黄精 20g，牛膝 9g，金银花 30g，玄参 12g，牡丹皮 12g，乳香 6g，没药 6g，葛根 12g，天花粉 12g，五味子 12g。水煎取汁

400mL，日 1 剂，分早晚 2 次温服，共 7 剂。

溃疡给予清创后自制疮愈膏外敷，每日 1 次，并调整药物，控制血糖。

2018 年 10 月 23 日二诊：疼痛稍有减轻，疮面脓性分泌物减少，疮周颜色变暗，肿胀消失，空腹血糖 7.8mmol/L，续用前方 7 剂。

2018 年 10 月 30 日三诊：疼痛明显减轻，疮面无脓性分泌物，肉芽较前新鲜，空腹血糖 6.9mmol/L，去金银花、玄参、牡丹皮等寒凉解毒之品，加醋三棱 9g，醋莪术 9g，地龙 9g，增强活血通络之力，继服 14 剂。

2018 年 11 月 13 日四诊：疼痛基本消失，右足趾紫红变浅，疮面肉芽新鲜，缩小至 0.6cm×0.3cm，空腹血糖 6.3mmol/L，前方去地龙，加丹参 12g，当归 12g 养血活血，再服 14 剂。

2018 年 11 月 27 日五诊：疼痛消失，右足趾颜色恢复正常，疮面愈合，足背动脉可触及，空腹血糖 6.1mmol/L。继服 14 剂，巩固疗效。3 个月后回访，未再复发。

按：本例根据症状、体征，结合彩超、CTA 结果以及既往病史，诊断为糖尿病肢体动脉硬化闭塞症，属糖尿病血管病变，为下肢动脉硬化闭塞症（ASOLE）的特殊类型，中医即消渴合并脱疽，是临床常见疑难疾病之一。消渴本为气虚津伤之病，日久气虚血瘀，津凝为痰，痰瘀互结而致癥积阻络，发为脱疽，气血运行不畅，肢端失于濡养，故疼痛坏死。瘀血日久化热，热盛肉腐成脓，故足趾红肿流脓，低热口干，便秘溲赤，舌红少苔，脉细数，皆为热毒伤阴之象。四诊合参，辨证当为癥积阻络、热毒伤阴、气阴两虚之证，故治疗当以消癥通络为主，佐以解毒生肌，益气养阴，在黄芪疮愈方基础上加重益气养阴之品，另加金银花、玄参、牡丹皮等解毒凉血，乳香、没药活血生肌。复诊随症加减，疼痛渐退，红肿渐消，疮面愈合。

第二节　血栓闭塞性脉管炎

血栓闭塞性脉管炎又称 Buerger 病，是血管的炎性、节段性和反复发作的慢性闭塞性疾病。多侵袭四肢，尤其是下肢的中小动、静脉，引起患肢远侧段缺血性病变。好发于男性青壮年，绝大多数有吸烟史。

一、诊断依据

（一）临床表现

①患肢怕冷，皮肤温度降低，苍白或发绀。②患肢感觉异常及疼痛，早期起因于血管壁炎症刺激末梢神经，后因动脉堵塞造成缺血性疼痛，间歇性跛行及静息痛。③长期慢性缺血导致组织营养障碍性改变。严重缺血者，患肢末端出现缺血性溃疡或坏疽。④患肢远端动脉搏动减弱或消失。⑤发病前或发病过程中出现复发性游走性浅静脉炎。

（二）辅助检查

1.多普勒超声血流检查　既能探测血流速度，又可以描记血流波形，并能测量踝肱指数（ABI）和阶段性压差，可从多角度判断肢体缺血情况。

2.肢体体积描记仪　一种为空气体积描记法（PVR），根据波形可判断狭窄和闭塞的可能位置；一种为光电体积描记法（PPG），常用于测定皮下浅层血管的血流量，根据波形估测疮口附近的皮肤血运、术后伤口愈合的可能性。

3.彩色多普勒超声　国内应用最广泛的无创检查，可以对下肢全程血管进行形态与血流情况的检查，对血管各层及腔内变化较为细致，是与其他血管疾病鉴别及随访筛查的最好方法。

4.计算机断层动脉造影（CTA）、血管造影（DSA）　均非确诊血栓闭塞性脉管炎（TAO）必须，可作为筛选可疑病例和选择治疗方法的一种辅助检查。其典型征象为双侧动脉节段性狭窄或闭塞，病变部位多局限于肢体远端而近端血管正常，从正常到病变血管突然转变，可见"树根状""蜘蛛状"和"螺旋状"侧支血管。

二、谈古论今

（一）疾病溯源

血栓闭塞性脉管炎属中医"脱疽"的范畴。有关脱疽的记载，最早见于《黄帝内经》，当时名为"脱痈"。《灵枢·痈疽》篇谓"发于足指，名曰脱痈。其状赤黑，死不治；不赤黑，不死。不衰，急斩之，不则死矣"，指出了本病的临床特点、危害性及手术疗法的重要性。华佗《神医秘传》述"此症于手指或足趾之端，先痒而后痛，甲现黑色，久则溃败，节节脱落，宜用生甘草，研成细末，麻油调敷……内服金银花三两，元参三两，当归二两，甘草一两，水煎服"，不但指出了脱疽症状的演变过程，并介绍了内外治法，上载四味清热解毒、养阴活血药物，即四妙勇安汤，一直沿用至今。皇甫谧《针灸甲乙经》中首先提出"脱疽"病名。巢元方《诸病源候论·疽候》中曰："疽者，五脏不调所生也……若喜怒不测，饮食不节，阴阳不和，则五脏不调，营卫虚寒，腠理则开，寒客经络之间，经络为寒流所折，则营卫稽留于脉……营血得寒则涩而不行，卫气从之与寒相搏，亦壅遏不通……故积聚成疽……发于足趾，名曰脱疽。"这对脱疽的病因病机有了针对性的论述。陈自明的《外科精要》中曰："治手足甲疽，或因修甲伤肉，或因损足成疮，溃烂上脚，用绿矾置铁板上煅沸，色赤如溶金色者为真，沸定取出，研末，以盐汤洗搽之。"本书提出外伤是诱发脱疽的病因。陈实功《外科正宗·脱疽论》对脱疽的病因、病机、症状、治疗及其预后等均有较详细的论述，除内服药外，还采用针灸、熏洗、外用药等疗法，亦附有验案，如曰："夫脱疽者，外腐而内坏也。此因平昔厚味膏粱熏蒸脏腑，丹石补药消烁肾水，房劳过度，气竭精伤……疮之初生，形如粟米，头便一点黄疱，其皮如煮熟红枣，黑气侵漫，传遍五指，上至脚面，其疼如汤泼火燃，其形则骨枯筋缩，其秽异香难解……内服滋肾水、养气血、健脾安神之剂。"又曰："治之得早，乘其未及延散时，用头发十余根缠患指本节处，绕扎十余转，渐渐紧之，毋得毒气攻延良肉，随用蟾酥饼，放原起粟米头上，加艾灸至肉枯疮死为度，次日本指尽黑，方用利刀寻至本节缝中，将患指徐顺取下，血流不住，用金刀如圣散止之，余肿以妙帖散敷之。"此方法将手术指征、术前准备、术后护理、手术方法均进行详细说明。祁坤《外科大成》所载以外治为主，并指出："有因修甲受伤，咬伤冻伤，女因扎伤所致者，宜各详其因，分而治之，此为形似而来，非穴真而受异也。"告诫医家要重视鉴别诊断。王洪绪在《外科证治全生集·脱骨疽》中认为脱疽亦为疽，主张内治为主，曰："大人用阳和汤，幼孩以小金丹，最狠者，以犀黄丸皆可消之。"陈士铎的《外科秘录·手足指疔》则认为，"顾步汤能益气养阴，和营清热，脱疽连服此汤可救脚趾俱黑者"。

奚九一治疗血栓闭塞性脉管炎倡导用清热解毒法。奚氏认为血栓闭塞性脉管炎多为寒湿闭阻经脉，气血瘀滞所造成。其临床辨证有两个关键点：其一，辨清病邪。即临床所见虽为瘀证、瘀象，但治疗时不可妄用活血之药。应首先辨清致病之邪，祛邪是治疗本病的关键。其二，辨疾病之缓急。奚氏认为血栓闭塞性脉管炎急性期因络脉湿热，或里热外寒、湿热附骨酿毒所致，与传统认为的寒湿痹阻经脉，气滞血瘀不同。治疗采取分期辨证：急性期宜清热解毒化湿，缓解期宜益气养阴宁络。相比全程活血化瘀法，根据缓急辨证治疗更具优势。

（二）守正创新

血栓闭塞性脉管炎同属中医"脱疽"的范畴。历代医家对脱疽的发病、诊疗均有一定的论述，认为其发病多与寒邪、外伤、吸烟等因素有关。葛建立教授在前贤及多年临床经验的基础上，认为脱疽病因复杂多变，虚实夹杂，总结出患者素体阳虚，不能濡养四肢，加之复感寒湿之邪，侵袭脉络，致使经脉收引，血管痉挛，血液瘀滞，壅滞经络，久则气血不能濡养四末而发病。本病以阳虚为本，外寒为因，瘀血为标，为本虚标实之证。治疗上以"温阳活血"为基本治法，贯穿疾病治疗的始终。组方以桂枝 15g，干姜 12g，黑顺片 6g，桃仁 12g，红花 12g，熟地黄 12g，白芍 12g，当归 12g，川芎 12g，鬼箭羽 12g，延胡索 12g 为基础方辨证加减。

葛建立教授治疗血栓闭塞性脉管炎，注重辨证施治，以基础方随症加减。若患肢喜暖怕冷，每遇寒则重，且皮肤苍白，舌质淡，苔薄白，脉沉迟或沉细，寒邪较甚者，基础方辨证加细辛、白芥子、肉桂等；若患肢怕冷、疼痛，且疼痛多为固定性、持续性、活动后加重，趾端或足底有瘀血点或瘀斑，皮色暗红或青紫，小腿可累及条索硬块，舌淡红，有瘀斑，脉弦或细涩，以血瘀为主者，基础方辨证加乳香、没药、三棱、莪术等；若患肢酸胀、沉重、乏力，触之发凉而畏热，甚则有凹陷性水肿，并伴有游走性静脉炎，或伴条索状肿块、红肿疼痛、跛行，或呈湿性坏疽，渗液较多、伴恶臭，舌苔黄腻，脉象滑数，以热毒为主者，基础方辨证加金银花、菊花、蒲公英、玄参等。

葛建立教授在疾病诊疗的过程中，注重内服方辨证加减的同时，又注重对创面的处理。治疗足部溃疡以"彻底清除坏死组织，疮口处充分引流"为处理原则。创面见足部肿胀、压之有波动感，或溃口伴有脓液者，予其顺肌腱纵向切口，切除坏腐组织，橡皮条持续引流，外用中药湿敷（生大黄 15g，黄连 9g，生地黄 30g，生黄柏 30g，生甘草 6g）；证见创面红肿不明显，且无明显异味，肢端感染控制良好者，予创面蚕食清创，清除残留坏死组织，外用祛腐生肌散（乳香 15g，没药 15g，炉甘石 15g，轻粉 12g，儿茶 9g，血竭 15g）；证见创面腐肉已脱，肉芽色鲜，上皮增长者，外用生肌玉红膏（甘草 36g，白芷 15g，当归 60g，紫草 6g，白蜡 60g，血竭 12g，轻粉 12g，麻油 500g）。

三、病案举隅

病案 1

李某，男，35 岁，2016 年 12 月 5 日初诊。

主诉：左下肢发凉、疼痛 1 年，加重 1 个月。

患者于 1 年前无明显诱因出现左下肢发凉、疼痛，呈阵发性，受凉后加重，得温后有所减轻，左下肢活动可，曾就诊于当地医院。行下肢动脉彩超示左下肢胫前动脉、足背部动脉闭塞，未探及血流信号。诊断为"血栓闭塞性脉管炎"，给予活血化瘀中药（具体不详）口服，症状有所好转。1 个月前天气转寒，左下肢发凉、疼痛加重，现为求进一步诊治，来我院门诊就诊。纳可，寐尚可，二便可。查体：左下肢皮温较低，足趾及足靴部皮肤青紫，未触及左侧足背动脉搏动，舌质淡，苔薄白，脉沉细。

既往史：吸烟 18 余年，日均 25 支；否认高血压、冠心病、糖尿病病史；有受寒史。

辅助检查：空腹血糖 5.3mmol/L；左侧 ABI 0.73，右侧 ABI 0.81。

西医诊断：血栓闭塞性脉管炎。

中医诊断：脱疽。

辨证：阳虚寒凝证。

治法：温阳散寒，活血化瘀。

方药：桂枝 12g，干姜 12g，黑顺片 6g（先煎），桃仁 12g，红花 12g，熟地黄 12g，白芍 12g，鬼箭羽 12g，土鳖虫 9g，延胡索 12g，黄芪 30g，黄精 12g，牛膝 9g。日 1 剂，水煎取汁 400mL，分早晚 2 次温服，共 7 剂。

2016 年 12 月 12 日二诊：诉左下肢发凉症状有所缓解，但仍疼痛不适，左下肢活动尚可，舌质淡，苔薄白，脉沉细。在上方基础上加乳香9g，没药9g，继服14剂。

2016年12月26日三诊：诉左下肢发凉症状明显减轻，疼痛症状也明显缓解，患肢皮温较前好转，舌质淡，苔薄白，脉沉细。继服上方14剂。

2017年1月9日四诊：患者诉诸症状较前明显好转，偶尔出现下肢疼痛，无间歇性跛行。上方改黄芪为60g，嘱患者继服上方14剂。

按：患者青年男性，主因"左下肢发凉、疼痛1年，加重1个月"就诊。根据患者症状、体征、ABI结果以及相关既往病史，西医诊断为血栓闭塞性脉管炎，中医诊断为脱疽。患者由于长期大量吸烟，烟毒入血，另加素体阳虚，外感寒湿之邪，侵及脉络，致使经脉收引，血管挛急，血滞于脉道，引起诸证。本案属血栓闭塞性脉管炎之阳虚寒凝证，以温阳散寒、活血化瘀为基本治疗大法。患者服药7剂后症状有所好转，但疼痛症状缓解不明显，予患者加乳香、没药增强止痛之功。后患者症状较前明显好转，改黄芪为60g，继服前方，患者诸症状好转。

病案 2

董某，男，37岁，2016年2月3日初诊。

主诉：双下肢发凉、麻木3年余，加重伴左下肢疼痛1个月。

患者3年前无明显诱因出现双下肢发凉、麻木，双下肢反复出现条索样硬结。于当地医院就诊，诊断为血栓闭塞性脉管炎，予活血化瘀中药（具体不详）口服，症状较前有所好转。患者于1个月前受凉后，双下肢发凉、麻木症状加重，出现左下肢疼痛，夜间疼痛较甚。为求进一步诊治，来我院就诊。纳可，寐欠佳，二便可。查体：双下肢皮肤干燥，双足皮温低，汗毛部分脱落，趾甲略增厚，营养障碍性改变，双足趾皮色紫暗，左足为重，足踝及小腿可触及条索硬结，无触痛，左侧胫后、足背动脉搏动未触及，右侧胫后动脉可触及搏动，足背动脉搏动未触及。舌暗红，有瘀斑，脉弦涩。

既往史：既往吸烟20余年，日均20支；否认高血压、冠心病、糖尿病病史。

辅助检查：空腹血糖5.1mmol/L；左侧ABI 0.62，右侧ABI 0.74。

西医诊断：血栓闭塞性脉管炎。

中医诊断：脱疽。

辨证：血脉瘀阻证。

治法：温阳活血，化瘀止痛。

方药：桂枝 12g，干姜 12g，黑顺片 6g（先煎），桃仁 12g，红花 12g，白芍 12g，鬼箭羽 12g，土鳖虫 9g，地龙 12g，延胡索 12g，黄芪 30g，牛膝 9g，当归 12g，乳香 9g，没药 9g，蜈蚣 3 条。日 1 剂，水煎取汁 400mL，分早晚 2 次温服，共 14 剂。

2016 年 2 月 18 日二诊：双下肢发凉、麻木较前减轻，左下肢疼痛减轻不明显。上方加三棱 9g，莪术 9g，继服 14 剂。

2016 年 3 月 4 日三诊：双下肢发凉、麻木较前明显减轻，夜间疼痛减轻，继服上方 14 剂。

2016 年 3 月 18 日四诊：双下肢发凉、麻木明显减轻，夜间疼痛明显减轻，且双足皮色较前好转，双足皮色淡红。继服上方 14 剂。

按：患者青年男性，主因"双下肢发凉、麻木 3 年余，加重伴左下肢疼痛 1 个月"就诊。根据患者症状、体征、ABI 结果以及相关既往病史，西医诊断为血栓闭塞性脉管炎，中医诊断为脱疽。患者由于长期大量吸烟，烟毒入血，另加外感寒湿之邪，侵及脉络，致使经脉收引，血管挛急，血滞于脉道，引起诸证，属血栓闭塞性脉管炎之血脉瘀阻证，以温阳活血、化瘀止痛为基本治疗大法。方中桃仁、红花、白芍、鬼箭羽、当归活血化瘀通络，使瘀血去则经络通；延胡索、乳香、没药行气止痛；黄芪益气，以助活血化瘀；加蜈蚣，增强止痛之功；土鳖虫、地龙通络止痛；加干姜、桂枝、黑顺片温阳通脉，牛膝引诸药下行直达病所。服药 14 剂后，患者下肢发凉、麻木减轻，但夜间疼痛症状改变不明显，考虑患者瘀血较重，加三棱、莪术以增加活血化瘀之效，使瘀血得祛，诸证缓解。复诊随症加减，患者恢复良好。

病案 3

李某，男，37 岁，2016 年 5 月 20 日初诊。

主诉：双下肢发凉、怕冷 10 余年，左足破溃 5 个月。

患者于 10 余年前服兵役长期涉水工作出现双下肢发凉、怕冷，于解放军第 264 医院就诊，诊断为血栓闭塞性脉管炎，未系统治疗。2 年前患者左足大趾破溃，于当地行左足大趾半趾截趾术。5 个月前患者左足第 3 趾出现破溃，伴红肿疼痛，至今未愈。现为系统治疗，来我院就诊。纳可，寐欠佳，二便可。查体：双下肢皮色、皮温可，双足皮温低，左足前半部皮色紫暗。左足第 1 趾前半趾缺如，左足第 3 趾见一大小约 1cm×1cm 创面，周围皮肤红肿，渗液浓稠量多，异味、触痛明显。双侧股动脉、腘动脉搏动可触及，胫后动脉、足背动脉未触及。舌红绛，苔黄腻，脉滑数。

既往史： 既往吸烟 15 年，日均 20 支。否认高血压、冠心病、糖尿病病史。

辅助检查： 双下肢动脉彩超示双小腿动脉多处狭窄，内膜增厚（符合血栓闭塞性脉管炎声像图）。

西医诊断： 血栓闭塞性脉管炎。

中医诊断： 脱疽。

辨证： 阳虚血瘀，湿热毒盛证。

治法： 温阳活血，佐以清热利湿，凉血解毒。

方药： 桂枝 12g，干姜 12g，黑顺片 6g（先煎），熟地黄 12g，延胡索 12g，黄芪 30g，黄精 12g，牛膝 9g，萆薢 12g，黄柏 12g，牡丹皮 12g，赤芍 12g，金银花 30g，菊花 15g，蒲公英 15g。日 1 剂，水煎取汁 400mL，分早晚 2 次温服，共 7 剂。

溃疡给予清创后祛腐生肌散外敷，每日 1 次，根据创面变化调整药物。

2016 年 5 月 27 日二诊：患者服药后，自觉疼痛有所减轻。查体：足趾破溃处脓性分泌物较入院时减少，异味不明显，创周皮色红肿明显减轻，仍伴明显触痛。予患者调整处方：桂枝 12g，干姜 12g，黑顺片 6g（先煎），桃仁 12g，红花 12g，熟地黄 12g，白芍 12g，当归 12g，鬼箭羽 12g，延胡索 9g，金银花 30g，菊花 15g，继服 7 剂。溃疡处给祛腐生肌散外用，每日 1 次。

2016 年 6 月 3 日三诊：患者服药后，诉疼痛较前减轻。查体：创面处无明显脓性分泌物渗出，无明显异味，创周皮肤红肿不明显，触痛较前减轻。前方去金银花、菊花，加土鳖虫 9g，地龙 9g 加强活血通络止痛之功，继服 14 剂。

2016 年 6 月 17 日四诊：患者服药后，诉疼痛症状较前明显减轻，觉受凉后下肢发凉、怕冷。查体：创面渗液不明显，无明显异味，创周可见新生皮面，肉芽色尚可，触痛较前明显减轻，足部皮温稍低，但较前好转。予患者调整处方，在前方基础上加黑顺片、桂枝、干姜用量，温阳通脉，以助活血之功，继服14剂。溃疡处给生肌玉红膏外用，每日1次。

2016年7月1日五诊：患者服药后，疼痛基本不明显，下肢发凉、怕冷等症状也均好转。查体：创面无明显渗液，创周伴有新生皮面，溃疡面约0.3cm×0.4cm，肉芽色鲜，触痛不明显，足部皮温尚可。继服前方14剂。溃疡处给生肌玉红膏外用，每日1次。

2016年7月15日六诊：疼痛不明显，创面可见新生皮面、肉芽组织，面积明显缩小，足部皮温尚可，继服上方14剂。溃疡处给生肌玉红膏外用，每日1次。

患者再无就诊，后电话随访，创面愈合良好。

按： 患者青年男性，主因"双下肢发凉、怕冷10余年，左足破溃5个月"就诊。根据患者症状、体征、双下肢动脉彩超结果以及相关既往病史，西医诊断为血栓闭塞性脉管炎，中医诊断为脱疽。患者曾大量吸烟，烟毒入血，又因长期进行涉水工作，导致寒湿之邪侵及脉络，致使经脉收引，血液凝滞于脉络而发病。且患者发病日久，早期失治、误治，寒邪入里日久化热，流注肢体脉络，引起肢端红肿、破溃。结合其"阳虚为本，外寒为因，瘀血为标"的病机关键，治疗上温阳活血，佐以清热利湿、凉血解毒，配合祛腐生肌散外敷。复诊期间，根据患者足部症状，口服中药清热利湿、凉血解毒之品递减，养血活血通络之品逐加。治疗后，患足症状明显好转，创面无明显渗液，创周可见上皮生长及新鲜肉芽组织，予患者以"温阳活血"为主调整处方，外敷生肌玉红膏，经治疗患者恢复良好。

第三节　糖尿病足

糖尿病足是患者因糖尿病所致的下肢远端神经病变，或不同程度的血管病变导致的足部溃疡或深层组织破坏，伴或不伴感染。糖尿病足是除心血管、肾血管、视网膜血管病变之外糖尿病的常见而又严重的四大血管并发症之一，是导致糖尿病患者截肢致残的主要原因。

一、诊断依据

（一）临床表现

神经病变表现为患肢皮肤干而无汗，肢端疼痛、灼痛、麻木、感觉减退或缺失，呈袜套样改变，行走时脚踩棉絮感。

下肢缺血表现为皮肤营养不良、肌肉萎缩，皮肤干燥弹性差，皮温下降，色素沉着，肢端动脉搏动减弱或消失，患者可合并有下肢间歇性跛行症状。随着病变进展，可出现静息痛，趾端出现坏疽，足跟或跖趾关节受压部位出现溃疡，部分患者可肢体感染。

（二）辅助检查

1. 神经系统检查

（1）10g 尼龙丝检查：该方法是较为简便的感觉神经检测方法，要准备一根特制的尼龙丝（其弯曲 45°能够产生 10g 的压力）。检查开始前，通常在患者手掌或前臂试用该尼龙丝 2 ～ 3 次，让患者感受 10g 尼龙丝产生压力的正常感觉。测试应对双侧足部进行检查；每个检查点施压时间 2 ～ 3s，时间不宜过长；检查部位应避开胼胝、水疱和溃疡面等。建议检测点为第 1、3、5 趾腹，第 1、3、5 跖骨头处，足心，足掌外侧，足跟及足背第 1、2 跖骨间共 10 个点，患者有 2 个或 2 个以上感觉异常点则视为异常。

（2）震动觉：该检查是对深部组织感觉的半定量检查。首先将振动的音叉柄置于患者乳突处让其感受音叉的振动，然后分别置于双足的骨性凸起部位进行比较检查（第 1 跖趾关节内侧，内、外踝）。

（3）神经传导速度：神经传导速度过去被认为是糖尿病周围神经病变（DPN）诊断的"金标准"。采用肌电图或诱发电位测定仪，检测患者双侧胫后神经、腓神经的感觉痛觉以及运动神经的波幅、潜伏时间，可见患者神经和运动神经传导速度减慢。

2. 血管病变检查

（1）踝肱指数（ABI）：反映的是肢体的血运状况。正常值为 0.9 ～ 1.3，0.71 ～ 0.89 为轻度缺血，0.4 ～ 0.7 为中度缺血，＜ 0.4 为重度缺血，重度缺血的患者容易发生下肢（趾）坏疽。如果踝动脉收缩压过高，如高于 200mmHg

或 ABI ＞ 1.3，则应高度怀疑患者有下肢动脉钙化，部分 ABI 正常患者，可能存在假阴性，可采用平板运动试验或趾臂指数（TBI）测定来纠正。

（2）经皮氧分压（$TcPO_2$）：正常人足背 $TcPO_2$ ＞ 40mmHg。如 ＜ 30mmHg 提示周围血液供应不足，足部易发生溃疡，或已有的溃疡难以愈合。如 $TcPO_2$ ＜ 20mmHg，足溃疡几乎没有愈合的可能。

（3）彩色多普勒超声：糖尿病足患者可见动脉管壁增厚、不光滑；斑块、钙化及附壁血栓；管腔不规则、狭窄或闭塞，狭窄处血流变细形成湍流，可见彩色镶嵌血流；频谱增宽，波形为单相波，血流速度减低。

（4）血管造影：可显示动脉狭窄、闭塞的部位、程度，侧支循环建立情况，证实血管腔狭窄或阻塞，并有临床表现者。

（5）X 线片检查显示：跖间、足背、胫后等中小动脉，甚至股浅动脉和腘动脉钙化影，骨质疏松、骨萎缩、骨髓炎；关节畸形、半脱位；软组织肿胀、脓肿、气性坏疽等征象。

三、谈古论今

（一）疾病溯源

糖尿病足属于中医学的"脱疽"范畴。有关脱疽的记载，最早见于《黄帝内经》，当时名为"脱痈"。晋代皇普谧《针灸甲乙经》将"脱痈"改为"脱疽"，首次提出"脱疽"的病名，此后一直沿用至今。窦汉卿补辑的《窦氏外科全书·卷二·附甲背发说》记载，"甲背发，此症由消渴之症发于手足指，名曰脱疽，其状赤紫者死，不赤者可治"，表明此时对糖尿病引起的脱疽已有了一定的认识。巢元方在《诸病源候论·消渴病诸候》中将消渴归纳为八种证候类型：消渴候、渴病候、大渴后虚乏候、渴利候、渴利后损候、渴利后发疮候、内消候及强中候。除了消渴病常见的三消症状，本书首次提出消渴病之兼证，"其久病变成发痈疽，或成水疾"，对后世影响深远。朱丹溪《丹溪心法》中详细论述了糖尿病足的症状，云："脱疽生于足趾之间，手指生者间或有之，盖手足十指乃脏腑支干，未发疽之先烦躁发热，颇类消渴，日久始发此患。初生如粟黄泡一点，皮色紫暗犹如煮熟之红枣，黑气蔓延，腐烂延开，五指相传，甚则攻于脚面，犹如汤泼火燃。"陈实功的《外科正宗》是记载"脱疽"

最详细、最重要的著作。书中载有："未疮先渴，喜冷无度，昏睡舌干，小便频数……已成为疮形枯瘪，肉黑皮焦，痛如刀割，毒传足趾者。"从发病特点来看，此与糖尿病足的特点十分类似。汪机《外科理例·卷六》中病案记载，如曰："一膏粱年逾五十亦患此，色紫黑，脚焮痛……喜其饮食如故，动息自宁，为疮善症……次年忽发渴，服生津等药愈盛，用八味丸而愈。"从其描述的症状来看，此是比较典型的糖尿病伴发脱疽者。汪机在《外科理例》首次记载，本病可因误治引发，云妇女"修伤次指，成脓不溃，掀痛至手，误敷冷药，以致通溃"，总结出对脱疽赤肿者，常以仙方活命饮加减治疗，或用金银花、白芷、大黄加入人参败毒散，发挥托里消毒的作用，对消渴症者多用滋阴降火法。其治法治则仍为当代医家所沿用。清代，中医对脱疽的认识更为深刻，其辨证论治较为完善。陈士铎《洞天奥旨》中载，"人身气血，周流于上下，则毒气断不聚结于一处，火毒聚于一处者，亦乘气血之亏也，脱疽之生，止四余之末，气血不能周到也。非虚而何"，指出本病由素体虚弱而成。《洞天奥旨》中提出"大补气血，益以泻毒之品，往往奏功如响，何必割指方能存活矣"，认为顾步汤能大补气血，以解其毒，脱疽连服此汤可救脚趾俱黑者，治疗脱疽瘀滞证疗效显著，不主张使用截肢术。过玉书的《增订治疗汇要·卷上·脱骨疽》中载有："其或修甲受伤及咬伤、轧伤所致"，提示此病也可因机械性损伤而诱发。

现代医家陈淑长认为，由于有消渴病正虚的基础，气虚加重则出现阳虚而脉络寒凝，同时气虚不能行血而出现脉络瘀阻，有时两者出现邪瘀化热，而出现脉络瘀热，故糖尿病足脉络瘀热证较非糖尿病性动脉硬化性闭塞症多见。如不慎外染邪毒或内毒外发，而出现破溃坏死。在病机方面，陈氏认为，该病最根本的病机为"瘀"，分为血瘀和湿瘀。血瘀包括气虚之血瘀、离经之血瘀、气血瘀阻之血瘀、久病入络之血瘀，此一系列内在原因导致患者体内热、湿、瘀邪交蒸，阴阳平衡遭到破坏，加之外感六淫之邪侵犯机体，正不胜邪，导致经脉受损，脉络瘀阻，久则化热，热盛肉腐，发为脱疽。在糖尿病下肢病变的各个阶段，均有不同的治疗方法。

（二）守正创新

历代医家对糖尿病足的发病和诊疗均有一定的论述，其中"阳和汤""四妙勇安汤""顾步汤"也沿用至今，为后世医家提供了诊疗思路。而葛建立教授认为脱疽患者年老，素体气阴两虚，气虚推动无力，气血津液输布异常，津凝为痰，血滞为瘀，痰瘀互结为癥，日久导致"癥积阻络，经脉不通"而发病。总结出脱疽是以气阴两虚为本，经络癥积瘀结为标，且瘀血易消，而癥积日久难化，为本虚标实之证，其病位在血脉，治疗上既要"益气养阴"，又要"消癥通络"，标本兼治。方从法立，组成基础方：黄芪 30g，黄精 12g，葛根 12g，知母 12g，天花粉 12g，桃仁 12g，红花 12g，鸡血藤 15g，鬼箭羽 12g，土鳖虫 9g，延胡索 12g，海藻 12g，浙贝母 12g，牛膝 9g。

葛建立教授诊疗过程中注重辨证施治，证见畏寒肢冷，小便清长，患肢明显发凉、疼痛、遇寒加重，得温则舒，常伴间歇性跛行，皮肤苍白，触之冰凉、干燥，舌淡红，苔薄白，脉沉细或沉迟，寒邪较甚者，基础方加桂枝、细辛、干姜、白芥子等；证见肢端发凉、怕冷、刺痛、痛处固定，夜间疼痛明显，肢端皮肤暗红有瘀斑，活动后皮肤呈苍白色，舌质紫暗或有瘀斑，苔薄白，脉细涩，瘀血较甚者，基础方加三棱、莪术、乳香、没药等；证见患肢疼痛剧烈或者不痛，足或足趾肿胀，局部红肿热痛，或见足部破溃，伴恶臭脓液，发展迅速，舌暗红或红绛，舌苔黄或黄腻，脉弦数或脉洪数，湿热毒盛者，加金银花、菊花、蒲公英、玄参、黄柏等；证见肢体溃疡经久不愈，创面脓液清稀，或创面干燥，无明显渗出，肉芽淡红，生长缓慢，伴少气乏力、面色㿠白，舌淡红，苔白润，脉沉细或细涩，气血两虚者，加党参、当归、丹参，加重黄芪的用量。

葛建立教授在疾病诊疗的过程中，注重内服方辨证加减的同时，又注重对创面的处理。治疗糖尿病足部溃疡以"彻底清除坏死组织，疮口处充分引流"为处理原则。创面局部肿胀、压之有波动感，或溃口伴有恶臭脓液者，予其顺肌腱纵向切口，切除坏腐组织，橡皮条持续引流，外用中药湿敷（生大黄 15g，黄连 9g，生地黄 30g，生黄柏 30g，生甘草 6g）；证见创面红肿不明显，且无明显异味，肢端感染控制良好者，予创面蚕食清创，清除残留坏死组织，外用祛腐生肌散（乳香 15g，没药 15g，炉甘石 15g，轻粉 12g，儿茶 9g，血竭 15g）；证见创面腐肉已脱，肉芽色鲜，上皮增长者，外用生肌玉红膏（甘草 36g，白芷 15g，当归 60g，紫草 6g，白蜡 60g，血竭 12g，轻粉 12g，麻油 500g）。

三、病案举隅

病案 1

蔡某，男，63 岁，2017 年 11 月 8 日初诊。

主诉：双足部发凉、麻木 1 年余，加重 1 个月。

患者患糖尿病 10 余年，于 1 年前受凉后出现双足部发凉、麻木，无间歇性跛行、静息痛，受凉加重，得温减轻，未经治疗。1 月前，天气逐渐转凉，下肢发凉、麻木症状加重，夜间出现小腿部间断痉挛，自行添加衣物，症状无明显缓解。现患者为进一步诊治，来我院就诊。纳可，寐可，二便可。查体：双足皮温降低，左侧为著，皮色苍白，趾甲轻度营养障碍性改变，左侧足背动脉搏动未触及，胫后动脉搏动减弱，右侧足背动脉及胫后动脉搏动弱。舌淡红，苔薄白，脉沉细。

辅助检查：空腹血糖 8.2mmol/L。尿糖（++）。血压 150/86mmHg。左侧 ABI 0.79，右侧 ABI 0.85。双下肢动脉彩超示双下肢动脉多发斑块形成，左侧胫前动脉远端接近闭塞。

西医诊断：糖尿病足。

中医诊断：脱疽。

辨证：寒凝血瘀证。

治法：温经散寒，活血通络。

方药：桂枝 15g，细辛 3g，干姜 12g，白芥子 12g，葛根 12g，知母 12g，天花粉 12g，桃仁 12g，红花 12g，鸡血藤 15g，海藻 12g，浙贝母 12g，鬼箭羽 12g，土鳖虫 9g，延胡索 12g，牛膝 9g，黄芪 30g，黄精 12g。日 1 剂，水煎取汁 400mL，分早晚 2 次温服，共 7 剂。

2017 年 11 月 15 日二诊：患者来诊，诉夜间间断痉挛症状缓解不明显。足部发凉症状较前减轻，右侧为著。舌淡红，苔薄白，脉沉细。上方中改黄芪为 60g，加党参 12g，当归 12g，丹参 15g，川芎 12g，继服 14 剂。

2017 年 11 月 29 日三诊：患者来诊，诉夜间痉挛症状明显减轻，足部发凉、麻木症状较前减轻，舌淡红，苔薄白，脉沉细。上方继服 14 剂。

2017 年 12 月 13 日四诊：患者来诊，诉夜间痉挛症状不明显，足部发凉、麻木症状明显减轻。上方继服 14 剂。

患者再无就诊，电话随访，症状明显好转。

按：患者老年男性双足部发凉、麻木 1 年余，加重 1 个月就诊，根据患者症状、体征及 ABI 结果，西医诊断为糖尿病足，中医诊断为脱疽。患者消渴日久，糖尿病下肢血管病变多广泛发生，其为本虚标实之证，又复感寒邪，寒邪凝滞、收引，致使血管痉挛，血液瘀滞脉络，气血不能荣养患肢而发病。患者症状受凉加重，属糖尿病足之寒凝血瘀证，以温经散寒、活血通络为治疗大法。方中桂枝、干姜、细辛、白芥子解寒凝、温通经脉；葛根、知母、天花粉益气养阴；桃仁、红花、鸡血藤活血化瘀通络，浙贝母、海藻化痰散结，共奏消癥通络之功；鬼箭羽、土鳖虫、延胡索活血通络止痛以增强活血化瘀之效；黄芪、黄精益气，以助活血化瘀之功；使以牛膝引诸药下行。服药 7 剂后，患者足部发凉症状好转，夜间痉挛症状缓解不明显，考虑患者气血亏虚，不能充盈脉络濡养患肢，故加党参、当归、丹参、川芎益气养血活血，继服 14 剂，患者症状明显好转，疗效良好。

病案 2

陆某，男，69 岁，2017 年 7 月 29 日初诊。

主诉：右足红肿、溃烂 1 月余，加重 1 周。

患者于 1 个月前因右足底老茧增生，行走疼痛，自行修剪，导致局部皮肤破溃，自行碘伏消毒，皮肤破溃组织长时间未愈，于 1 周前出现足部红肿，溃口伴脓水，体温升高，自行于当地诊所换药、口服抗生素治疗，症状未见明显好转，现患者为行进一步诊治，来我院就诊。纳可，寐欠佳，二便可。既往糖尿病病史 20 余年，血糖控制欠佳。查体：足部肿胀，皮色暗红，足底部涌泉穴可见一 1cm×0.5cm 溃口，溃口处红肿尤著，按之柔软，触痛明显，足部皮温高，镊子探查可探及踇趾及第二足趾间，其内可见少量血水渗出，夹有部分坏死筋膜样物，足背、胫后动脉搏动可触及。舌红绛，苔黄腻，脉洪数。

辅助检查：空腹血糖 8.2mmol/L。左侧 ABI 0.81，右侧 ABI 0.76。右足正侧位 X 线示足部软组织肿胀，右足第 2 跖骨及第 1 趾骨基底部感染。

西医诊断：糖尿病足。

中医诊断：脱疽。

辨证：癥积阻络，湿热毒盛证。

治法：消癥通络，佐以清热利湿，凉血解毒。

方药：桃仁12g，红花12g，鸡血藤15g，鬼箭羽12g，黄芪30g，黄精12g，当归12g，葛根12g，天花粉12g，知母12g，地骨皮12g，苍术12g，黄柏15g，萆薢12g，牡丹皮12g，赤芍12g，金银花60g，菊花15g，蒲公英15g。日1剂，水煎取汁400mL，分早晚2次温服，共7剂。

予患者足部清创，清除坏腐组织，橡皮条持续引流，后外用中药湿敷，每日1次。嘱患者严格控制饮食，严格监测血糖。

2017年8月5日二诊：患者身热平，纳寐可，二便调。查体：创面仍伴渗液，色黄，伴异味，但较前减轻，足部肿胀较前好转，皮色暗红，皮温尚可。舌暗红，苔黄，脉洪数。前方去地骨皮，继服7剂，余继续同前治疗。

2017年8月12日三诊：患者全身症状明显好转，纳寐可，二便调。查体：创面渗液较前减少，伴轻度异味，局部脓腐较前减少，肉芽色暗红，创周可见白色上皮生长，足部肿胀较前好转，皮色暗红，皮温尚可。舌暗红，苔黄，脉弦数。继续前方治疗。

此后，患者每周复诊1次，清热利湿、凉血解毒之品递减，益气养血之品逐加。外治疗法以冲洗、橡皮条引流，以应用祛腐生肌散为主。

2017年9月3日复诊：全身症状不明显，纳寐可，二便可。查体：创面渗液较前明显减少，无明显异味，局部脓腐脱尽，肉芽色暗红，创周可见白色上皮生长，足部肿胀不明显，皮温尚可。舌淡暗，苔薄白，脉弦涩。以益气养阴、消癥通络、养血生肌为主，处方如下：

葛根12g，知母12g，天花粉12g，桃仁12g，红花12g，鸡血藤30g，海藻12g，浙贝母12g，鬼箭羽12g，土鳖虫9g，延胡索12g，黄芪30g，黄精12g，党参30g，牛膝9g，赤芍12g，川芎12g，当归15g，丹参20g。日1剂，水煎取汁400mL，分早晚2次温服，共14剂。外敷生肌玉红膏，外用纱布包扎。

2017年9月17日复诊：全身症状不明显，纳寐可，二便可。查体：创面渗液明显减少，无异味，局部未见脓腐，肉芽色暗红，创周可见溃口缩小，镊子未探及深处，足部肿胀不明显，足部触痛不明显，皮温尚可。舌淡暗，苔薄白，脉弦。继予同前治疗。1月后创面愈合。

随访半年无复发。

按：患者老年男性，主因"右足红肿、溃烂1月余，加重1周"就诊，根据患者症状、体征、ABI及右足正侧位结果，西医诊断为糖尿病足，中医诊断为脱疽。患者糖尿病病史20余年，且足部因修剪不慎而溃破，血糖控制不佳，足部组织缺氧、代谢功能紊乱，为创面感染创造了条件。患者初期局部红肿，伴脓水流离，四诊合参，患者属糖尿病足之瘀积阻络、湿热毒盛证。治以消瘀通络，佐以清热利湿、凉血解毒。同时，予患者局部清创、橡皮条引流，给邪以出路。复诊期间，根据患者足部症状，清热利湿、凉血解毒之品递减，益气养血之品逐加；根据创面变化，予以清创、局部外用药。治疗后，患足症状明显好转，无明显渗液、脓腐脱尽，创周可见上皮生长及新鲜肉芽组织，予患者以"益气养阴、消瘀通络、养血生肌"为主调整处方，配合生肌玉红膏外用，促进创面愈合。经治疗患者恢复良好，随访半年无复发。

病案 3

程某，男，76岁，2018年10月16日初诊。

主诉：右足疼痛7年，加重伴踇趾破溃3月余。

患者7年前出现右足疼痛，呈间歇性跛行，未予重视，后疼痛逐渐加重，出现静息痛，尤以夜间为甚，就诊于当地医院，诊断为下肢动脉硬化闭塞症，予以扩血管及活血化瘀中药治疗，疼痛未见缓解。3个月前疼痛明显加重，彻夜不得安眠，且右足踇趾破溃，伴有低热、口干欲饮、便秘溲赤，遂来我院就诊。既往糖尿病病史30余年，空腹血糖最高时达15.7mmol/L，口服盐酸二甲双胍片0.75g bid，空腹血糖控制不佳。查体：右足趾紫红，踇趾趾端可见一约1.5cm×0.7cm大小的溃疡，创面暗红，肉色不鲜，可见少量黄色脓性分泌物，疮周红肿，右足皮温增高，足背动脉搏动未触及。舌质暗红，少苔，脉细数。

辅助检查：双下肢动脉彩超示双下肢动脉粥样硬化。CTA报告双下肢动脉多发钙化斑，管腔不同程度狭窄，右侧足背动脉闭塞。

西医诊断：糖尿病足。

中医诊断：脱疽。

辨证：瘀积阻络，热毒伤阴证。

治法：消癥通络，佐以解毒凉血。

方药：红花 12g，鸡血藤 15g，海藻 12g，浙贝母 12g，鬼箭羽 12g，土鳖虫 9g，延胡索 12g，黄芪 40g，黄精 20g，葛根 12g，天花粉 12g，牛膝 9g，金银花 30g，玄参 12g，牡丹皮 12g，赤芍 12g，乳香 6g，没药 6g。水煎取汁 400mL，日 1 剂，分早晚 2 次温服，共 7 剂。

溃疡给予清创后中药湿敷，每日 1 次，并调整药物，控制血糖。

2018 年 10 月 23 日二诊：疼痛稍有减轻，创面脓性分泌物减少，疮周颜色变暗，肿胀消失，空腹血糖 7.8mmol/L，续用前方 7 剂。

2018 年 10 月 30 日三诊：疼痛明显减轻，创面无脓性分泌物，肉芽较前新鲜，空腹血糖 6.9mmol/L，去金银花、玄参、牡丹皮等寒凉解毒之品，加醋三棱 9g，醋莪术 9g，地龙 9g 增强活血通络之力，继服 14 剂。

2018 年 11 月 13 日四诊：疼痛基本消失，右足趾紫红变浅，创面肉芽新鲜，缩小至 0.6cm×0.3cm，空腹血糖 6.3mmol/L，前方去地龙，加丹参 12g，当归 12g 养血活血，再服 14 剂。

2018 年 11 月 27 日五诊：疼痛消失，右足趾颜色恢复正常，创面愈合，足背动脉可触及，空腹血糖 6.1mmol/L。继服 14 剂，巩固疗效。

3 个月后回访，未再复发。

按：本例根据症状、体征，结合彩超、CTA 结果以及既往病史，诊断为糖尿病足，属糖尿病血管病变，中医即消渴合并脱疽，是临床常见疑难疾病之一。消渴本为气虚津伤之病，日久气虚血瘀，津凝为痰，痰瘀互结而致癥积阻络，发为脱疽。气血运行不畅，肢端失于濡养，故疼痛坏死。瘀血日久化热，热盛肉腐成脓，故足趾红肿流脓。低热口干，便秘溲赤，舌红少苔，脉细数，皆为热毒伤阴之象。四诊合参，辨证当为癥积阻络、热毒伤阴、气阴两虚之证，故治疗当以消癥通络为主，佐以解毒生肌、益气养阴，在原方基础上加重益气养阴之品，另加金银花、玄参、牡丹皮等解毒凉血，乳香、没药活血生肌。复诊随症加减，疼痛渐退，红肿渐消，创面愈合。

病案 4

周某，男，56 岁，2016 年 9 月 8 日初诊。

主诉：右足趾反复破溃 1 年余，加重 1 个月。

患者于 1 年前因外伤导致右足跗趾破溃，肢端无明显发凉、麻木感，无间歇性跛行及静息痛，1 年来反复破溃、愈合，自行碘伏消毒，未予系统治疗。1 个月前，创面再次破溃且生长缓慢，至今未愈，伴少气乏力、面色㿠白。现为进一步诊治，来我院就诊，纳可，寐尚可，二便可。既往糖尿病病史 10 余年。

查体：右足跗趾皮肤破溃，溃疡处少量分泌物，质稀薄，无明显异味，肉芽淡红，溃疡表面触痛感不明显，皮温稍低，足背动脉搏动减弱，胫后动脉搏动未触及。舌淡红，苔白润，脉沉细。

辅助检查：空腹血糖 7.1mmol/L。左侧 ABI 0.78，右侧 ABI 0.75。CTA 示双下肢动脉多发斑块形成，局部管腔中度狭窄。

西医诊断：糖尿病足。

中医诊断：脱疽。

辨证：癥积阻络，气血两虚证。

治法：消癥通络，佐以益气养血，活血生肌。

方药：桃仁 12g，红花 12g，鸡血藤 15g，海藻 12g，浙贝母 12g，鬼箭羽 12g，土鳖虫 9g，延胡索 12g，葛根 12g，知母 12g，天花粉 12g，黄芪 60g，黄精 12g，党参 15g，白术 12g，当归 12g，丹参 15g，川芎 12g，牛膝 9g。日 1 剂，水煎取汁 400mL，分早晚 2 次温服，共 7 剂。

予患者创面清创处理，外敷生肌玉红膏，每日 1 次。

2016 年 9 月 15 日二诊：创面分泌物较前减少，肉芽较前色鲜。继予上方 14 剂，配合局部生肌玉红膏外用。

2016 年 9 月 29 日三诊：创面较前有所好转，肉芽色鲜，疮周可见新生白色上皮。患者诉天气转凉后偶觉足部发凉感，上方基础上加桂枝 12g，细辛 3g，干姜 12g，白芥子 12g。继服 14 剂，配合局部生肌玉红膏外用。

2016 年 10 月 12 日四诊：诉足部发凉感较前有所好转，创面较前缩小，肉芽色鲜，无明显渗液。予患者继续口服前方 14 剂，继续生肌玉红膏外用。

2016 年 10 月 26 日五诊：诉足部发凉感较前明显好转。查体：创面明显缩小，肉芽色鲜，创面周边可见新生上皮伴有结痂。继服 14 剂，继续配合生肌膏局部外用。

患者近期无就诊，电话随访，患者足部溃疡面结痂，无其他不适症状。

按：患者老年男性，主因"右足趾反复破溃 1 年余，加重 1 个月"就诊，根据患者症状、体征及 ABI、CTA 结果，西医诊断为糖尿病足，中医诊断为脱疽。患者糖尿病病史 10 余年，体内长期处于高血糖状态，导致足部组织缺氧、代谢功能紊乱，为创面反复破溃、不愈创造了条件。患者年老体弱，消渴病日久，导致机体正气亏虚，气虚则运血无力，致脉络瘀阻。瘀血阻络导致血液难达足部，使足部失于血液濡养而发病。足趾反复破溃，病程久长，耗伤气血，气血亏虚，溃面经脉失养，无力生肌长皮，导致创面愈合缓慢或经久不愈，患者平素气短乏力、面色㿠白，均为气血两虚之象。治疗上以消癥通络，佐以益气养血、活血生肌为主，配合局部创面生肌玉红膏外用。根据症状调整处方，复诊随症加减，经治疗患者创面愈合良好。

第四节　雷诺病

雷诺病是指小动脉阵发性痉挛，以受累部位程序性出现苍白及发冷、青紫及疼痛、潮红后复原为典型症状的疾病。常因寒冷刺激或情绪波动而发病。

一、诊断依据

（一）临床表现

本病多见于青壮年女性；当患者受到寒冷刺激或精神紧张、情绪激动时，出现双侧对称的手指（足趾）苍白，然后青紫，继而潮红，可伴有刺痛感或烧灼感，持续时间由数分钟至 1 小时以上不等，后逐渐恢复正常。好发于手指，常为双侧性，可累及趾、面颊、外耳。

（二）辅助检查

1. 冷激发试验　将手指（足趾）浸入冰水中 20 秒后，如指（趾）动脉收缩压降低超过原来收缩压的 20% 为阳性反应，本试验的敏感性和特异性为 90% 左右。

2. 反应性充血试验　本试验的目的是区别雷诺病或雷诺现象。其是在受检的手指基部缠绕一指血压带，在指尖部置一光电体积描记的探头做手指的波形描记，将血压带充气至 200mmHg，维持 3～5 分钟，放气后手指的波形较充气前增高，大于 1∶1.6 为正常，说明指动脉无器质性病变可诊断为雷诺病。

3. X 线检查 如指（趾）动脉造影显示手部或足部动脉痉挛，无阻塞性病变存在时，即可明确雷诺病的诊断，并可与其他动脉阻塞性疾病相鉴别。

二、谈古论今

（一）疾病溯源

中医古代虽没有"雷诺病"的病名，但在许多中医古籍中均可见到与本病症状相似的记载，其属中医"血痹""手足厥寒"等范畴。《素问·五脏生成》曰"卧出而风吹之，血凝于肤者为痹"，首次提到外风、血瘀为本病之病因病机。《诸病源候论》进而指出"经脉所引皆起于手足，虚劳则血气衰损，不能温其四肢，故四肢逆冷也"，对病因病机进行了初步的探讨，为中医认识本病打下了基础。汉代张仲景的《伤寒论》厥阴病篇载有"手足厥寒，脉细欲绝"。《金匮要略》更是发展和充实了《黄帝内经》对血痹病证的认识，如"血痹阴阳俱微，寸口关上微，尺中小紧，外证身体不仁，如风痹状"，明确了本病的发病机制是内因阳气、营卫气血不足，外因感受风寒，邪入血分致血液凝滞而不畅行，筋脉肌肤失养而致肢端苍白、青紫及肌肤麻木、刺痛。《伤寒论》应用当归四逆汤，开治疗本病之先河。现代医家仍以当归四逆汤化裁治疗雷诺病，取得了满意疗效。《金匮要略》根据本病病机，提出采用黄芪桂枝五物汤益气温经、活血通痹，每获良效。《外科全生集》中阳和汤，功擅温阳补血，散寒通滞，可用于因营血亏虚，寒凝痰滞，痹阻于筋脉、关节、肌肉所致的阴疽之证，也可用于寒凝血痹之证。《医林改错》中补阳还五汤具有补气活血、通经活络等功效，用于血痹"因虚致瘀"诸证，疗效亦佳。

（二）守正创新

雷诺病属于中医学的"血痹"范畴。目前多数学者认为，素体阳气不足，或气血亏虚是本病发病的根本，寒邪凝滞脉络，气血运行不畅是其重要的病理变化；亦有人认为阳气亏损、痰瘀互结或气虚血瘀、经脉痹阻是本病的关键所在。葛建立教授在前贤及多年临床经验的基础上，认为本病与寒凝、气滞有关，多因寒邪、情绪的变化而诱发。他认为本病外感寒湿之邪，寒凝血脉，气血运行不畅；或情志不畅，肝失疏泄，使气机失常，气血不调，营卫不和，寒凝经络，气滞血瘀，阳气不能通达四肢而发病。葛建立教授将其归于寒凝血瘀、气滞血瘀两个证型进行辨证施治，"瘀血阻络"贯穿疾病发病的始终，组成基础方：桃仁12g，红花12g，当归12g，川芎12g，熟地黄12g，白芍12g。

葛建立教授在疾病的诊疗过程中，注重辨证施治。当患指（趾）畏寒喜暖，肢端发凉，遇冷则皮色迅速变苍白、青紫，继而潮红，得温则症状缓解，舌质淡，苔薄白，脉沉细无力，寒邪较甚者加桂枝、细辛、白芥子等；肢端疼痛较甚者加乳香、没药、延胡索等；病在下肢者加牛膝。当患指（趾）肤色变白，继而青紫，最后潮红缓解，受情绪影响，且伴有脘闷胁胀或疼痛，女子月经失调，少腹胀痛，舌暗，苔薄白，脉弦涩，每遇情绪刺激加重者加柴胡、郁金、延胡索等；瘀血较甚者加三棱、莪术；发作频繁则加全蝎、蜈蚣等。

三、病案举隅

病案1

张某，女，33岁，2016年12月13日初诊。

主诉：双手手指发凉、间断痉挛1年余，加重1周。

患者于1年前受凉后出现双手手指发凉怕冷、间断痉挛，时而苍白、紫绀，受凉加重，得温减轻，就诊于当地医院，诊断为"雷诺病"，予活血化瘀（具体不详）药物服用，症状略有好转。于1周前受凉后，双手部发凉症状加重，痉挛次数增加，遂来我院就诊。纳可，寐欠佳，二便可。查体：双手皮温尚可，手指皮温略低，皮色淡红，桡动脉搏动可触及。舌质淡，苔薄白，脉沉细。

西医诊断：雷诺病。

中医诊断：血痹。

辨证：寒凝血瘀证。

治法：温经散寒，活血化瘀。

方药：桂枝15g，细辛3g，干姜15g，桃仁12g，红花12g，当归12g，川芎12g，熟地黄12g，白芍12g，黄芪60g，蜈蚣3条，水蛭3g，威灵仙9g。日1剂，水煎取汁400mL，分早晚2次温服，共14剂。

2016年12月28日二诊：患者来诊，服药后，双手指发凉怕冷症状较前减轻，苍白、青紫、痉挛次数减少。继服上方14剂。

2017年1月13日三诊：患者来诊，服药后，双手指症状较前明显减轻，予患者继服前方1个月，手指症状不明显，疗效良好。

按：患者青年女性，主因"双手手指发凉、间断痉挛1年余，加重1周"就诊，根据患者症状、体征，西医诊断为雷诺病，中医诊断为血痹。患者因寒伤阳气，寒凝血瘀，脉络不通而发病。基础方上加蜈蚣、水蛭等虫类之品活血破血、搜剔窜络；威灵仙通络止痛，并加桂枝、细辛、干姜以温通经脉。诸药合用，发挥益气养血、活血化瘀、温通经络的作用，可鼓舞阳气，内温脏腑，外通经脉，由内向外祛散寒邪，使寒邪祛，经脉通，阳气通达四肢，周身得阳气温煦而足部逆冷自消，标本兼治，改善局部血液循环，从而解除血管痉挛，疗效显著。

病案2

刘某，女，49岁，2015年6月15日初诊。

主诉：双手指发凉、麻木3年，加重1年。

现病史：患者于3年前每逢受凉后间断出现双手指发凉、麻木，曾就诊于当地医院按"雷诺病"进行诊疗，疗效欠佳。近1年来，患者常胸闷气短，两胁疼痛，急躁易怒，心情抑郁，月经不调，常因情绪波动而导致患指发凉、麻木等症状加重，且手指屈伸不利，偶有刺痛。现为求进一步诊治来我院门诊就诊。纳可，寐尚可，二便可。查体：双手皮温尚可，手指皮温低，皮色淡红，双手桡动脉搏动可触及。舌暗，苔薄白，脉弦涩。

西医诊断：雷诺病。

中医诊断：血痹。

辨证：气滞血瘀证。

治法：疏肝行气，活血化瘀。

方药：柴胡12g，郁金12g，枳壳12g，延胡索12g，桃仁12g，红花12g，当归12g，川芎12g，熟地黄12g，白芍12g，乳香9g，没药9g。日1剂，水煎取汁400mL，分早晚2次温服，共14剂。

2015年6月29日二诊：患者来诊，服药后，双手指发凉、麻木症状较前好转，手指刺痛感较前减轻，心情较前舒畅，两胁疼痛感较前好转。继服上方14剂。

2015 年 7 月 13 日三诊：患者来诊，服药后，双手指发凉、麻木症状较前明显好转，手指刺痛感不明显，心情较前舒畅，两胁疼痛不明显，原方去乳香、没药，继服上方 1 个月，患指症状不明显，疗效良好。

按：患者更年期女性，主因"双手指发凉、麻木 3 年，加重 1 年"就诊。根据患者症状、体征，西医诊断为雷诺病，中医诊断为血痹。患指症状因情绪波动而诱发，故辨证为气滞血瘀证。患者处于更年期，而肝气郁滞，经络不畅，阳气不能布达于肢端，故肢端肤色变白怕冷、麻木；肝郁日久，或反复发作，则日久成瘀，而见胁痛，发作时患指刺痛，痛有定处，舌紫暗，有瘀斑，脉弦涩等。故以疏肝行气、活血化瘀为治疗大法，随症加减，疗效良好。

第五节　下肢深静脉血栓形成

下肢深静脉血栓形成（deep venous thrombosis，DVT）是临床上常见的周围血管疾病之一，是指血液在下肢深静脉内不正常的凝结引起的静脉回流障碍性疾病。DVT 发生后除可以造成患者肢体肿胀、疼痛、行走障碍外，还可以造成严重的并发症，如血栓脱落可导致肺动脉栓塞，其中一部分为致死性。此外，DVT 常导致血栓后综合征，造成患者长期病痛，影响生活和工作能力，甚至可致残。

一、诊断依据

（一）临床表现

1. 深静脉血栓形成的临床表现　DVT 的临床表现可以根据血栓部位、血栓时间、侧支循环代偿情况、血栓进展程度、患者体位、治疗手段呈现不同的表现，患者可以从无症状到出现肢体肿胀，甚至肢体坏疽。常见的症状和体征主要有以下几项。

（1）肢体肿胀和张力升高：双侧肢体不对称性肿胀可能提示患侧肢体 DVT 可能。根据下肢肢体肿胀的平面可大致估计静脉血栓的上界：①小腿中部以下水肿为腘静脉。②膝以下水肿可能为股浅静脉。③大腿中部以下水肿为股总静脉。④臀部以下水肿为髂总静脉。⑤双侧下肢水肿为下腔静脉。如果治疗不及时，随着血栓的进展，静脉内血栓的上界可以逐渐上升，导致下肢肿胀程度加重，肿胀范围扩大。卧床或抬高患肢可以使肿胀得到明显缓解。

（2）肢体疼痛：DVT 引起的肢体疼痛多数不严重，主要为肢体沉重感或钝痛，可以通过卧床或抬高患肢得到缓解。查体时可以发现沿着深静脉走行出现深压痛、腓肠肌挤压痛或患足背屈时腓肠肌疼痛。当肢体高度水肿、张力升高明显时，疼痛较为剧烈，尤其是由于张力极度升高影响动脉搏动时，肢体同时出现缺血表现，疼痛尤为剧烈，需要紧急手术处理挽救患肢。

（3）皮肤颜色、温度变化：DVT 时由于肢体静脉血液回流瘀滞，患肢皮肤多呈现紫红色，患肢皮肤温度略升高。如果同时合并感染，肢体皮温升高明显。当患肢张力极度升高影响动脉血供时，肢体皮肤可出现颜色苍白、发绀甚至花斑，同时伴有患侧肢体皮肤温度降低，以肢端为著，需要急诊手术处理。

（4）浅静脉怒张：深静脉回流受阻，浅静脉系统回流压力增加，会导致浅静脉怒张或皮下网状的小静脉扩张。如果深静脉长期回流受阻，浅静脉系统会出现代偿性浅静脉增多、曲张，需要与单纯性下肢静脉曲张相鉴别。一部分同时合并浅静脉炎或血栓性浅静脉炎的患者可出现局部疼痛、发热，皮肤颜色变化等表现。

（5）血栓后综合征：主要表现为肢体沉重不适、肿胀，久站或活动后多加重，可伴有间歇性跛行、浅静脉曲张、皮肤色素沉着、皮肤增厚粗糙、瘙痒、湿疹样皮炎、形成经久不愈的或反复发作的慢性溃疡等。

2. 肺血栓栓塞症的临床表现 表现为栓子阻塞肺动脉及分支，导致血流动力学改变的结果，其严重程度与肺动脉阻塞的范围以及患者原有的心肺功能状态有关。其主要症状为呼吸困难、胸痛、咯血、发热、晕厥、休克和猝死。

（二）辅助检查

血浆 D- 二聚体、彩色多普勒超声、CT 静脉成像（CTV）、核磁静脉成像、静脉造影等检查可以明确诊断。

二、谈古论今

（一）疾病溯源

下肢深静脉血栓形成属中医"恶脉""脉痹""血瘤""筋瘤"范畴。《黄帝内经》是最早记载深静脉血栓的典籍，言"痹在于骨则重，在于脉则血凝而不流"，首次提出了脉管疾病的病位及病性。隋代医家巢元方在《诸病源候论》中阐述"由春冬受恶风，入络脉中，其血瘀结所生"，指出深静脉血栓的病机为机体感受外邪，外邪潜伏而发病，血瘀脉络，郁久化热成腐，如若治疗不当或不及时，则发溃疡。宋代《圣济总录》中记载"脉痹，血道壅涩，治脉痹，通行血脉"，说明深静脉血栓的主要病因为瘀血阻脉，痹着不通，血行受阻。清代《医宗金鉴》中记载到"憎寒壮热，大痛不食。由肾经素虚，湿热下注而成"，又称"此证生于小腿肚里侧，疼痛硬肿，长有数寸……由肝脾二经湿热凝结而成"，说明本病系湿热下注，凝聚经脉而成，与肝、脾、肾三脏密切相关。因此，中医认为脉道受瘀血所阻是深静脉血栓最主要的病因，脉道不畅、气血无以运行导致脉管疾病。

1994 年，国家中医药管理局颁布的《中医病症诊断疗效标准》将该病明确命名为"股肿"。现代医家对本病的诊治也多有总结。李令根教授将下肢深静脉血栓分为湿热下注、脾虚湿阻和气虚血瘀三型。侯玉芬教授以活血祛湿、清利湿热、化瘀通络、健脾活血大法论治下肢深静脉血栓。

（二）守正创新

下肢深静脉血栓形成在临床诊疗中分为急性期（血栓形成 14 天内）、亚急性期（血栓形成 14 天后）、慢性期（血栓形成 30 天以后）。葛建立教授主张根据各期不同情况、病情变化及其辨证的不同，治疗的侧重点也各有差异。急性期患者症状重、进展快，血栓脱落易导致致死性肺栓塞，危及生命，因此，提倡以西医为主、中医为辅的中西医结合治疗，积极采用介入手术治疗，如下腔静脉滤器置入、溶栓、吸栓、球囊扩张、支架置入等，可达到避免致死性肺栓塞、改善下肢血液循环的目的。亚急性期及慢性期患者，治疗以中医辨证论治为主，中药内服、外用改善下肢肿胀，配合西医抗凝药物应用，中西医并举，达到及时、有效、迅速、彻底治疗疾病的目的。

葛建立教授认为股肿主要是因为长期卧床或久坐导致肢体气血运行不畅，气滞血瘀，阻于脉络，滞塞不通，发为本病，营血回流受阻，水津外溢，聚而为湿，故肢体肿胀。湿、瘀贯穿于该病的全过程，其基本病机为"湿瘀阻络"，故治疗原则应以"活血祛湿通络"为基础，应用"红花 12g，桃仁 12g，茯苓 12g，白术 12g，草薢 12g，鸡血藤 15g，地龙 9g，牛膝 9g"辨证加减。如急性期湿热重者，表现为红肿疼痛，皮肤灼热，或有局部水泡渗出者，加五味消毒饮或四妙勇安汤加减，配合中药外敷消肿；亚急性期血瘀重者，表现为单侧肢体肿胀、疼痛、皮肤青紫，伴有瘀斑等，加水蛭、蜈蚣等虫类药物破血通络；慢性期气虚较重，表现为肿胀日久，皮色淡暗，倦怠乏力，舌淡有齿痕，苔薄白，脉沉者，加用黄芪、党参、当归、丹参、桂枝等补气活血；慢性期见下肢重胀，皮肤紫暗，局部渗出、破溃等湿邪较重者，可合用五苓散等；日久合并浅静脉炎者，可加用三棱、莪术、皂角刺等。临床辨证应用，能够达到良好的治疗目的。

另外，在治疗过程中应注意，如患者口服华法林等抗凝药物，应注意中药对西药药效的影响，避免中西药合用时出现出血或药效减低，影响治疗效果。

三、病案举隅

病案 1

麦某，男性，46 岁，2018 年 5 月 12 日初诊。

主诉：突发左下肢疼痛，肿胀伴活动受限 2 天。

患者 2 天前由于长时间保持坐姿出现左下肢胀痛，亦伴有活动及感觉障碍，持续不缓解，疼痛较剧烈，遂就诊于我院门诊。现主症：左下肢广泛性肿胀，疼痛剧烈无法缓解，灼热，伴发热，体温 37.5℃，口渴不欲饮，小便短赤，大便秘结。查体：左下肢肿胀明显，按之凹陷，局部浅静脉扩张，皮色紫红，皮温增高，皮肤软组织张力明显增高，髂窝、股三角区压痛明显，左侧股动脉、腘动脉、足背脉可触及，足背动脉搏动较右侧减弱。右下肢未见明显异常，双下肢活动感觉基本正常。测量双下肢周径，髌骨上缘上 15cm 周径：左侧约 52.5cm；右侧约 48cm。髌骨下缘下 15cm 周长：左侧约 32cm，右侧约 30cm。舌暗红，苔黄腻，脉滑数。

辅助检查：D-二聚体定量 5416ng/mL。下肢静脉造影可见左侧髂总静脉、股静脉充盈缺损，提示血栓形成。

西医诊断：左下肢深静脉血栓形成（急性期）。

中医诊断：股肿。

辨证：湿热瘀阻证。

治法：清热利湿，化瘀通络。

方药：

1. 中药口服：茯苓 12g，白术 12g，萆薢 12g，金银花 30g，蒲公英 15g，车前子 12g，薏苡仁 30g，黄柏 15g，紫花地丁 12g，牡丹皮 15g，红花 12g，桃仁 12g，鸡血藤 30g，地龙 9g，牛膝 9g。日 1 剂，水煎服，7 剂。

2. 中药外敷：芒硝 500g，冰片 5g，红花 60g，桃仁 60g，研成粉末，混合后装入纱布袋中，敷于患肢，待芒硝结块干结时重新更换。

急诊行下腔静脉滤器置入及置管溶栓术。

2018 年 5 月 19 日二诊：左下肢肿胀明显减轻，疼痛消失，皮温、皮色恢复正常，皮肤软组织张力与右侧无异，腘窝、股三角区压痛消失，足背动脉搏动有力。髌骨上缘上 15cm 周径：左侧约 49cm；右侧约 48cm。髌骨下缘下 15cm 周长：左侧约 30.5cm，右侧约 30cm。无发热、口渴，二便正常。舌暗红，苔白，脉滑。复查下肢静脉造影见左侧髂总静脉、股静脉充盈缺损基本消失。上方去金银花、蒲公英、黄柏、紫花地丁，加黄芪 30g，当归 12g，丹参 15g，王不留行 12g，大血藤 30g，继服 21 剂。随访 6 个月，未再复发。

按：患者青年男性，以"左下肢疼痛、肿胀伴活动受限"就诊。起病急骤，疼痛明显，肿势范围为整个左下肢，查体皮肤软组织张力明显增高，腘窝、股三角区压痛，足背动脉搏动减弱。结合 D- 二聚体定量及静脉造影结果，可明确诊断，西医诊断为下肢深静脉血栓形成（急性期），中医诊断为股肿。患者久坐致气血循行不畅，脉络阻塞，营血回流受阻，水津外溢，故肢体肿胀，且患者疼痛剧烈，皮肤温度及体温升高，便秘溲赤，渴不欲饮。结合舌脉，辨证属湿热瘀阻证，治以清热利湿，化瘀通络，给予基础方加清热利湿中草药口服。葛建立教授认为芒硝外用具有清热软坚、消肿止痛之功；桃仁、红花有活血通经、祛瘀止痛之效；冰片气味芳香，穿透力强，能通诸窍、散郁火，外用有清热止痛、防腐止痒功效，正如《本草经疏》所言："芳香之气，能辟一切邪恶；辛热之性，能散一切风湿。"上药合用，外敷患肢，渗透到皮下，共奏活血通络，消肿止痛之功。急诊行下腔静脉滤器置入及置管溶栓术可以消除血栓、防止并发症发生。复诊可见，患者在较短时间达到了肿消痛减的目的，加用养血活血之品，巩固疗效。

病案 2

韩某，男，69 岁，2020 年 1 月 31 日初诊。

主诉：右下肢肿胀 15 天，加重伴疼痛 1 天。

患者于 15 天前久坐后出现右小腿肿胀，行走时肢体胀痛，未曾诊治，自行卧床休息。1 天前肿胀范围蔓延至大腿，小腿肿胀加重，皮肤紫暗，伴肢体疼痛，活动时疼痛加重，就诊于当地医院，行下肢静脉彩超示下肢深静脉血栓形成。为求进一步诊治就诊于我院，入院时患者右下肢肿胀、疼痛，皮肤紫暗。查体：双下肢无畸形，右下肢肿胀，皮色紫暗，可见表浅静脉扩张，无色素沉着及破溃。股三角区压痛，腓肠肌挤压痛，直腿伸踝试验（+），尼霍夫征（+），双足背动脉搏动可触及。髌骨上缘上 15cm 周长：左侧 45cm，右侧 51cm。髌骨下缘下 15cm 周长：左侧 39.5cm，右侧 41.5cm。舌暗，有瘀斑，苔薄白，脉涩。

辅助检查：下肢静脉彩超可见右侧股总、股浅、腘静脉及肌间静脉血栓形成。D- 二聚体定量 3277ng/mL。下肢静脉造影可见右侧股总、股浅、腘静脉及肌间静脉充盈缺损，考虑下肢静脉血栓形成。

西医诊断：右下肢深静脉血栓形成（亚急性期）。

中医诊断：股肿。

辨证：湿瘀阻络证。

治法：活血化瘀，祛湿通络。

方药：

1. 中药口服。红花 12g，桃仁 12g，鸡血藤 30g，地龙 9g，牛膝 9g，烫水蛭 3g，土鳖虫 9g，萆薢 12g，茯苓 12g，白术 12g，车前子 12g，薏苡仁 30g。5 剂，水煎服，日 1 剂。

2. 中药外洗。桃仁 30g，红花 30g，鸡血藤 30g，牛膝 15g，川芎 15g，苏木 30g，泽兰 15g，地龙 12g，刘寄奴 15g，路路通 15g，芒硝 60g（外用，冲）。水煎取汁 2000mL 至于足浴桶，待温后湿敷外洗，每日 2 次，每次 30 分钟，5 剂。

急诊行下腔静脉滤器置入术，常规抗凝治疗。

2020 年 2 月 3 日二诊：右下肢肿胀较前明显减轻，疼痛减轻，舌脉同前。

查体：右下肢肿胀，股三角区压痛，腓肠肌挤压痛。髌骨上缘上 15cm 周长：

左侧 45cm，右侧 49cm。髌骨下缘下 15cm 周长：左侧 39cm，右侧 41cm。继续中药口服及外洗，7 剂。

2020 年 2 月 10 日三诊：右下肢肿胀明显好转，疼痛明显减轻，活动后下肢肿胀加重，舌脉同前。查体：右下肢肿胀，股三角区压痛明显减轻，腓肠肌挤压痛减轻。髌骨上缘上 15cm 周长：左侧 45cm，右侧 47cm。髌骨下缘下 15cm 周长：左侧 39cm，右侧 40cm。上方去水蛭，加猪苓 15g，防己 12g，泽泻 12g，赤小豆 30g，蜈蚣 3 条，继服 7 剂；外洗药物处方同前。

2020 年 2 月 17 日四诊：右下肢无疼痛，活动后右下肢沉胀不适，舌暗，苔薄白，脉弦。查体：右下肢胫前轻度指凹性水肿。髌骨上缘上 15cm 周长：左侧 45cm，右侧 47cm。髌骨下缘下 15cm 周长：左侧 39cm，右侧 40cm。前方继服 14 剂，巩固疗效。1 个月后回访，肿胀无加重。

按：患者老年男性，主因"右下肢肿胀 15 天，加重伴疼痛 1 天"前来就诊，结合彩超、D- 二聚体检测、造影结果，可明确"下肢深静脉血栓形成（亚急性期）"诊断，与患者家属沟通，因患者家属拒绝行血栓抽吸、置管溶栓等，仅行下腔静脉滤器置入术以预防肺栓塞。患者年老，气血虚弱，流通缓慢，因过年打麻将久坐，气血循行不畅，气滞血瘀，脉络阻塞，又因过年期间未及时就诊，自行卧床休息，气血瘀滞、血脉阻塞进一步加重，至肢体肿胀、疼痛，根据患者舌、脉、症，辨证属血脉瘀阻证，治以活血化瘀、消肿通络，给予中药口服（基础方加祛湿化瘀通络中草药）、中药外洗、中成药静点综合治疗，以期达到消肿通络的治疗目的。口服中药在基础方上加虫类药物——土鳖虫、水蛭，以活血通络。《神农本草经百种录》："水蛭，主逐恶血……水蛭最喜食人之血，而性又迟缓善入，迟缓则生血不伤，善入则坚积易破，借其力以攻积久之滞，自有利而无害也。"吴本立曰："旧血既尽，新血复生，有以合造化盈亏之数，则周身血脉，无不融液而和畅。"虫类药物活血破血之力较强，患者血管内血栓堵塞，脉络不通，以虫类药攻逐积滞、开通络脉。复诊时可见，患者在较短时间达到了肿消痛减的目的。后期加健脾利水消肿、通经活络之品，疼痛减，肿胀消。

病案 3

白某，男，67 岁，2019 年 4 月 12 日初诊。

主诉：双下肢肿胀 1 年。

患者 1 年前出现双下肢肿胀，右侧较甚，疼痛剧烈，颜色暗红而热，曾在当地医院就诊，诊断为深静脉血栓形成，急诊行下腔静脉滤器植入及导管接触性溶栓，术后予抗凝药物及活血化瘀中药治疗，效果尚可，肿胀明显减轻。1 年来双下肢肿胀时轻时重，前来就诊。现主症：双下肢水肿，朝轻暮重，活动后加重，休息抬高后减轻，伴沉重、憋胀、乏力，食欲减退，口渴不欲饮。查体：双小腿指凹性水肿，右侧明显，皮色暗褐，伴有浅静脉扩张，中下 1/3 可见色素沉着。舌质淡有齿痕，苔白腻，脉沉缓。

辅助检查：双下肢静脉彩超示下肢深静脉血栓形成（陈旧），右下肢深静脉瓣膜功能不全（重度），左下肢深静脉瓣膜功能不全（中度）。

西医诊断：下肢深静脉血栓形成（慢性期）。

中医诊断：股肿。

辨证：气虚血瘀湿阻证。

治法：益气活血，利湿消肿。

方药：黄芪 30g，茯苓 12g，白术 12g，萆薢 12g，红花 12g，桃仁 12g，鸡血藤 15g，地龙 12g，牛膝 9g，车前子 12g，赤小豆 30g，薏苡仁 30g，猪苓 12g，泽泻 12g，桂枝 12g。水煎取汁 400mL，日 1 剂，分早晚 2 次温服，共 7 剂。嘱患者穿弹力袜，促进下肢静脉回流。

2019 年 4 月 19 日二诊：口不渴，纳差，下肢水肿较前减轻，沉重、憋胀感明显减轻。前方加重黄芪用量至 60g，加当归 12g，泽兰 12g，大血藤 15g，益母草 15g，继服 7 剂。

2019 年 4 月 26 日三诊：纳可，下肢水肿好转，活动后仍可加重，沉重、憋胀感消失，乏力症状明显减轻，色素沉着变浅。舌淡，苔白，脉沉缓。前方继服 14 剂。

2019 年 5 月 10 日四诊：下肢水肿明显减轻。舌淡，苔白，脉沉缓。前方继服 14 剂。嘱其日常穿弹力袜以促进下肢回流，夜间睡觉时垫高下肢与心脏水平位呈 15°～ 30°。

按语：患者以下肢肿胀为主症就诊，既往下肢深静脉血栓病史，结合静脉彩超检查结果，西医诊断为下肢深静脉血栓形成（慢性期），中医诊断为股肿。

急性期已后，肿痛渐轻，病势趋于稳定，但活动过度或站立过久，仍可出现轻度肿胀，休息或平卧后减轻。葛建立教授认为此期正气未复，脾虚湿阻，瘀血未化。患者双下肢水肿，沉重、憋胀、乏力，这均是气虚湿邪泛滥，阻滞脉络的表现。食欲减退乃脾虚不能正常运化水谷；湿邪影响津液输布，不能上承故口渴，但阴液未伤故不欲饮；气虚血液运行不畅，水湿内停亦加重瘀血，可见皮色暗褐，伴有色素沉着，舌质淡有齿痕，苔白腻，脉沉缓。辨证属气虚血瘀湿阻证。治疗当以益气活血，利湿消肿为大法。予基础方加车前子、赤小豆、薏苡仁、猪苓、泽泻、桂枝以益气活血、利水渗湿，黄芪以益气消肿。复诊患者湿象较前好转，但气虚血瘀症状无明显改善，故加大黄芪用量致60g，并加当归、泽兰、大血藤、益母草活血消肿，诸症渐瘥，水肿明显减轻。

第六节　下肢静脉曲张

下肢静脉曲张主要是指下肢的浅静脉出现迂曲、扩张、突出皮肤表面的一种疾病。病程继续进展，则出现多种并发症，如局部湿疹、淤积性皮炎、血栓性浅静脉、溃疡等，严重者将面临截肢可能。该疾病在欧美国家的发病率高达20%～40%，在我国约有26%的成年人在步入老年后遭受下肢静脉曲张的影响，严重影响患者的生活质量。

一、诊断依据

（一）临床表现

下肢静脉曲张好发于长久站立工作者或怀孕的妇女，多见于下肢的两小腿。

早期感觉患肢坠胀不适和疼痛，站立时明显，行走或平卧时消失。患肢静脉逐渐怒张，小腿静脉盘曲如条索状，色带青紫，甚则状如蚯蚓，瘤体质地柔软，抬高患肢或向远心方向挤压可缩小，但患肢下垂或放手顷刻充盈恢复。有的在肿胀处发生红肿、灼热、压痛等症状（青蛇毒），经治疗后则条索状肿物较为坚韧。瘤体如被碰破，流出大量瘀血，经压迫或结扎后方能止血。病程久者，皮肤萎缩，颜色褐黑，易伴发湿疮和臁疮。

（二）辅助检查

根据下肢静脉曲张的临床表现，诊断并不困难。必要时选用超声、容积描记、下肢静脉压测定和静脉造影等辅助检查，以更准确地判断病变性质。

二、谈古论今

（一）疾病溯源

下肢静脉曲张属于中医学"筋瘤"范畴，病名首见于《灵枢·刺节真邪》，"虚邪之入于身也深，寒与热相搏，久留而内著，寒胜其热，则骨疼肉枯，热胜其寒，则烂肉腐肌为脓，内伤骨，内伤骨为骨蚀，有所疾前筋，筋屈不得伸，邪气居其间而不反，发为筋瘤"。明代陈实功《外科正宗·瘿瘤论》载"肝统筋，怒动肝火，血燥筋挛曰筋瘤……筋瘤者，坚而色紫垒，青筋盘曲，甚者结若蚯蚓"，认为肝火血燥是引发筋瘤的病因病机，提出其临床多表现为下肢筋脉色紫，盘曲突起，状如蚯蚓，形成团块。清代《医宗金鉴》曰"夫肝统筋，怒气动肝，则火盛血燥，致生筋瘤"，阐明了筋瘤乃可由肝火所致。王清任《医林改错》言"青筋暴露，非筋也，现于皮肤者血管也，血管青者，内有瘀血也"，又言"元气既虚，必不能达于血管，血管无气，必停留而瘀"。在以上中医理论的基础上，医家多从肝气及血瘀两方面论治。

现代医家钱爱云在治法上以益气通络活血为主，方用补阳还五汤加减治疗下肢静脉曲张。奚九一根据多年临床经验将下肢静脉曲张引起的并发症统一概括为"下肢静脉曲张炎变综合征"，对于湿热之邪引起的静脉曲张伴慢性湿疹、瘀血性皮炎、紫癜性皮炎、瘀血性溃疡（臁疮）、淋巴肿，治以清利湿热为主。史默怡以温经通脉、散寒通络、活血祛瘀生新为法治疗下肢静脉曲张，方用当归四逆汤加鹿角片，服药期间亦可配合针灸、放血疗法活血止痛、祛瘀生新。杨华以清肝法治疗下肢静脉曲张，治法上清肝解郁、健脾渗湿，方用清肝解郁渗湿散化裁。陈宇星等运用八珍汤加减治疗静脉曲张点式小切口术后患者，并与头孢类抗生素组对照表明，八珍汤有利于术后患肢疼痛肿胀的早期恢复。

（二）守正创新

历代医家虽提出对于筋瘤病因病机的不同见解，然整体而言，皆是以"血瘀"立论，以"活血化瘀"为基本治法。葛建立教授根据多年临床经验，结合

"气血津液"理论，指出本病好发于长久站立者或是妊娠妇女，究其因也，盖长期站立负重，劳倦气伤，血液运行缓慢，停滞脉管则为瘀，瘀血阻滞，脉络充盈扩张，日久形成瘤体，妊娠妇女易于结成筋瘤，亦是由产后伤及元气。故葛建立教授认为"气虚血瘀"乃本病关键病机，气虚为本，血瘀为标，为本虚标实之证。

葛建立教授在"气虚血瘀"的关键病机基础上，以"益气活血"为基本大法，遣方用药组成芪红通络方（桃仁 12g，红花 12g，黄芪 20g，茯苓 12g，白术 12g，鸡血藤 15g，地龙 9g，牛膝 9g）。其中桃仁、红花为君活血化瘀；黄芪、茯苓、白术为臣药补益脾气，"气行则血行"，增强君药活血化瘀之力；鸡血藤、地龙通经活络为佐；牛膝引方中诸药直达下肢。若疲倦乏力者，为气虚较甚，加党参、红景天等健脾益气；肿胀沉重者，为湿邪所致，加泽泻、猪苓、车前子、薏苡仁、萆薢等利水渗湿；疼痛者，为络脉瘀阻、气血不通，加蜈蚣、全蝎、僵蚕、土鳖虫等通络止痛。若兼皮肤红斑或褐红色斑片，瘙痒明显，常抓破糜烂和结痂，日久渐皮肤粗糙、脱屑、增厚、皲裂，反复发作或加重，为合并淤积性皮炎，药用芪红通络方加土茯苓、苦参、白鲜皮、地肤子、牡丹皮、赤芍等，外用黄柏、大黄、黄芩、黄连、白矾、五倍子、苦参洗剂或复方黄柏液缠缚祛湿止痒。

葛建立教授认为药物治疗只能缓解症状，延缓疾病进展，根治还需手术或是介入治疗。对于围手术期，中医治疗能够促进患者术后恢复、侧支循环的建立以及深静脉的回流。术后分为Ⅰ期、Ⅱ期和Ⅲ期辨证施治。

Ⅰ期（传统手术术后 1～3 天）：此期为气虚血瘀，湿毒内蕴阶段。葛建立教授认为手术本身即是对人体本身的一种创伤，术中伤气，术后卧床亦伤气，气虚则不能运血，故生瘀血，然术后病灶已去，邪气未除，故临床可见患者既有神疲乏力、少气懒言、肢体倦怠、下肢局部麻木、皮下瘀斑、舌质暗或有瘀斑等气虚血瘀为主的表现，又兼有脘腹胀闷、渴不多饮、大便秘结、小便短赤等湿毒内蕴表现。故治疗当以益气活血通络为主，佐以解毒祛湿。药用芪红通络方加金银花、蒲公英、黄柏、牡丹皮、玄参、生甘草等。

Ⅱ期（传统手术术后 4～7 天、微创术后 1～3 天）：此期为气血亏虚，瘀血内阻阶段。此期特点为正气未复，积滞仍在。表现为患者既有神疲乏力、少气懒言、肢体倦怠、面色淡白或萎黄、头晕眼花等气血两虚的表现，又有疼痛拒按、皮下紫斑、舌质紫暗等瘀血内阻表现。故治疗当以益气养血为主，佐以活血化瘀通络。药用芪红通络方加当归、丹参、党参。

Ⅲ期（传统手术术后8～14天、微创术后4～7天）：此期为瘀血内阻，气血亏虚阶段。此期患者原发疾病已除，切口愈合，正气已复，然实邪积滞尚未除尽。故治疗当以活血化瘀通络为主，佐以益气养血。药用芪红通络方加土鳖虫、鬼箭羽、川芎、丹参、当归。

三、病案举隅

病案1

李某，男，54岁，2018年10月21日初诊。

主诉：右下肢青筋显露10年余。

患者为厨师，长期站立，10年前始发现右下肢浅静脉扩张，站立时右下肢酸胀，未予重视，病情逐渐发展，遂来就诊。现主症：显露静脉伸长、迂曲成团，伴脱屑、色素沉着，久站久行或劳累时瘤体增大，坠胀不适感加重，常伴气短乏力，脘腹坠胀。查体：右下肢浅静脉扩张、伸长、迂曲成团，皮肤干燥、脱屑，小腿内侧皮肤呈大片状色素沉着，胫骨前轻度指凹性水肿；左侧未见明显异常。舌淡，苔薄白，脉弦缓。

辅助检查：下肢静脉彩超示右侧下肢深静脉通畅、深静脉瓣膜功能不全（中度），右侧大隐静脉脉影曲张。

西医诊断：下肢静脉曲张。

中医诊断：筋瘤。

辨证：气虚血瘀证。

治法：益气活血。

方药：芪红通络方加减。

桃仁12g，红花12g，黄芪60g，茯苓12g，白术12g，鸡血藤15g，地龙9g，牛膝9g，党参20g，红景天15g，升麻12g，柴胡12g。水煎取汁400mL，日1剂，分早晚2次温服，共7剂。每日穿弹力袜。

2018年10月28日二诊：坠胀感减轻，气短乏力症状无明显改善，效不更方，继服 21 剂。

2018 年 11 月 18 日三诊：坠胀不适感、脘腹坠胀、气短乏力症状消失，小腿内侧皮肤黑色变浅。继服 30 剂，巩固疗效。3 个月后回访，坠胀不适感未再出现，嘱坚持穿弹力袜。

按： 患者为职业厨师，长期站立，主因"右下肢青筋显露 10 年余"就诊，根据患者症状、体征及静脉彩超结果，西医诊断为下肢静脉曲张，中医诊断为筋瘤。患者久站久行致血脉受损，恶血留内，积滞不散，而生本病。劳累时瘤体增大，且有坠胀不适感，气短乏力，脘腹坠胀，加之舌淡，苔薄白，脉弦缓，辨证属气虚血瘀证，故治疗当以益气活血为主，在芪红通络方基础上加重黄芪用量，加党参、红景天增强补气固本之力，升麻、柴胡益气升提。葛建立教授在予以益气活血药物的同时，认为日常调护必不可少，建议患者减少久站、久坐，卧床休息时适当抬高患肢，日常穿戴弹力袜。二诊，患者药后坠胀感有所改善，遵前方，坠胀不适感等气虚症状消失，皮肤色素沉着变浅。

病案 2

张某，男，69 岁，2018 年 4 月 12 日初诊。

主诉：双下肢静脉迂曲扩张 30 余年，传统曲张静脉剥脱术后 2 天。

患者 30 年前负重久行后出现双腿乏力，可见小腿青筋显露，自行口服归脾丸，效果不佳，30 年来小腿静脉迂曲扩张，逐渐延伸至膝上大腿中部，5 年前出现双下肢自觉沉重、酸胀感，小腿胫前色素沉着，2 天前就诊于河北省中医院，于椎管内麻醉下行双下肢大隐静脉高位结扎分段剥脱术，术后予以活血药物静点。患者现诉刀口处疼痛可耐受，活动无不适，无发热，口渴，大便干。查体：精神倦怠，面色萎黄，脘腹胀满，切口疼痛，局部皮下可见少量瘀血，胫前无明显肿胀。舌质暗，苔厚，脉细。

辅助检查：术前双下肢静脉彩超示隐股静脉瓣功能不全（重度），大隐静脉曲张。

西医诊断：下肢静脉曲张。

中医诊断：筋瘤。

辨证：气虚血瘀，湿毒内蕴证。

治法：益气活血，解毒祛湿。

方药：芪红通络方加减。

桃仁 12g，红花 12g，黄芪 40g，茯苓 12g，白术 12g，鸡血藤 15g，地龙 9g，牛膝 9g，金银花 30g，蒲公英 15g，黄柏 12g，牡丹皮 12g，玄参 12g，生甘草 6g，砂仁 9g，木香 12g。水煎取汁 400mL，日 1 剂，分早晚 2 次温服，共 3 剂。

2018 年 4 月 15 日二诊：脘腹胀满、口渴症状消失，大便正常，切口疼痛，皮下瘀血，肢体倦怠，舌质暗，苔厚，脉细。前方去金银花 30g，蒲公英 15g，黄柏 12g，牡丹皮 12g，玄参 12g，生甘草 6g，加当归 12g，丹参 12g，党参 12g。继服 7 剂。

2018 年 4 月 22 日三诊：疼痛消失，面色红润，精神充沛，仅可见皮下瘀斑，舌质暗，苔白，脉细。前方加土鳖虫 9g，鬼箭羽 12g，川芎 12g。服用 20 剂后，诸症消失，无其他不适，行走如常。

按：患者老年男性，主因"双下肢静脉迂曲扩张 30 余年，大隐静脉传统剥脱术后 2 天"就诊。根据患者症状、体征及彩色多普勒超声结果，西医诊断为下肢静脉曲张，中医诊断为筋瘤。患者为传统下肢静脉曲张术后第 2 天，精神倦怠，面色萎黄，切口疼痛，皮下瘀血，舌质暗，脉细，又兼有脘腹胀闷、口渴、大便干、苔厚等湿毒内蕴表现，辨证属气虚血瘀、湿毒内蕴证。故治疗当以益气活血为主，佐以解毒祛湿，在芪红通络方基础上加金银花、蒲公英、黄柏、牡丹皮、玄参、生甘草以祛邪解毒，砂仁、木香理气。二诊，患者热证已去，进入气血亏虚、瘀血内阻阶段，故去金银花、蒲公英等清热解毒之品，加重益气养血，以助正气恢复。三诊患者进入术后Ⅲ期，加土鳖虫、鬼箭羽、川芎增强活血化瘀之力，恢复如常。

病案 3

王某，男，58 岁，2018 年 10 月 11 日初诊。

主诉：双下肢静脉迂曲扩张 10 余年，双足内踝瘙痒半年。

10 年前爬山后发现双小腿青筋显露，伴乏力症状，未予重视，未接受系统诊治，自行予花椒水足浴，症状无明显改善，10 年来青筋逐渐扩张迂曲，延伸至大腿，局部成团，踝部皮肤变黑。半年前自行车剐蹭后双足内踝瘙痒，夜间尤甚，就诊于当地医院，行双下肢静脉彩超示下肢静脉功能不全、下肢静脉曲张，予抗生素及活血化瘀药物治疗，瘙痒症状改善。半年来间断发作，时轻时重，为求系统诊治，故而来诊。现主症：双下肢青筋迂曲、扩张，偶有酸胀感，双小腿皮肤瘙痒、色素沉着，纳可，眠差，二便调。查体：双下肢浅静脉扩张，呈瘤样变。双小腿内侧可见棕褐色色素沉着，皮肤干燥、脱屑，可见抓痕，伴黄色质清渗液。双小腿内侧皮肤略厚韧，皮温略高，胫前凹陷性水肿。舌质暗红，苔黄，脉细数。

辅助检查：下肢静脉彩超提示双下肢深静脉瓣膜功能不全，下肢静脉曲张。

西医诊断：下肢静脉曲张，淤积性皮炎。

中医诊断：筋瘤，湿疮。

辨证：气虚血瘀，湿热蕴结证。

治法：益气活血通络为主，佐以凉血祛湿止痒。

方药：芪红通络方加减。

桃仁 12g，红花 12g，黄芪 30g，茯苓 12g，白术 12g，鸡血藤 15g，地龙 9g，牛膝 9g，土茯苓 12g，苦参 12g，白鲜皮 12g，地肤子 12g，牡丹皮 12g，赤芍 12g。水煎取汁 400mL，日 1 剂，分早晚 2 次温服，共 7 剂。外用复方黄柏液缠缚，每日 1 次。

2018 年 10 月 18 日二诊：双小腿瘙痒减轻，酸胀感较初诊时好转，渗液无明显减少，皮温下降，纳眠可，二便调。前方加萆薢 12g，薏苡仁 30g，鬼箭羽 12g，泽兰 12g，络石藤 12g，伸筋草 12g，将黄芪用量增加至 60g，继服 14 剂。

2018 年 11 月 1 日三诊：双小腿瘙痒感基本消失，酸胀感明显减轻，渗液明显减少且颜色变浅，色素沉着颜色转淡，皮肤营养状况改善，胫骨前水肿明显减轻，皮温恢复正常。前方去牡丹皮、赤芍，继服 21 剂。

2018 年 11 月 22 日四诊：双小腿瘙痒感消失，酸胀感消失，无渗液，色素沉着颜色变浅，皮肤营养状况明显改善，胫骨前水肿基本消失。继服 30 剂，巩固疗效。3 个月后回访，双小腿未再出现瘙痒、酸胀等不适感。

按：患者为老年男性，主因"双下肢静脉迂曲扩张 10 余年，双足内踝瘙痒半年"前来就诊。根据患者症状体征，结合下肢静脉彩超结果，西医诊断为下肢静脉曲张、淤积性皮炎，属中医"筋瘤""湿疮"范围。患者年老体虚，血液运行不畅，津液输布失常，溢于脉外，津聚成湿，湿浊蕴久化热而发病，故既可以见到双小腿内侧有棕褐色色素沉着，皮肤干燥、脱屑，皮肤厚韧等瘀血表现，又有小腿皮肤瘙痒，酸胀感，皮温升高，搔抓后见黄色渗液，胫前凹陷性水肿等湿热表现。结合舌脉，辨证为气虚血瘀、湿热蕴结证。治疗当以益气活血通络为主，佐以凉血祛湿止痒。故在芪红通络方基础上加土茯苓、苦参、白鲜皮、地肤子、牡丹皮、赤芍等凉血解毒止痒之品。复诊见双小腿瘙痒、酸胀感较初诊时好转，渗液无明显减少，加萆薢、薏苡仁、鬼箭羽、泽兰、络石藤、伸筋草。《金匮要略》水气篇中言"血不利则为水"，启发我们血瘀会致水停，血行则水亦能行，所以患者复诊时予利水渗湿药物的同时，加活血化瘀通络药物，活血以促利水，双小腿瘙痒、酸胀感逐渐消失。

第七节　慢性下肢静脉功能不全

慢性下肢静脉功能不全广义上概括了所有累及下肢的静脉疾病，包括各种原因引起的下肢静脉瓣功能不全、下肢深静脉血栓后遗症等。上述疾病因静脉瓣膜功能不全致静脉血液反流，进而引起下肢动态静脉压上升以及相应的病理生理反应，临床表现为静脉曲张、下肢肿胀、痒感、皮肤色素沉着甚至静脉性溃疡。这些慢性静脉疾病中表现出的静脉功能异常表现被称为静脉功能不全。本节主要论述原发性下肢静脉功能不全。

一、诊断依据

（一）临床表现

原发性下肢静脉功能不全是一种慢性进展性疾病，随着病程的迁移而逐渐加重，主要临床表现包括以下内容。

1.下肢沉胀酸痛　大多数患者有不同程度的不适，以小腿沉胀酸痛为多见，多于久站、久坐后出现，抬高患肢可缓解。月经期可加重。有的可伴有小腿肌肉痉挛。部分患者可无明显不适。

2.浅静脉扩张或曲张　多见于患者小腿前内侧，浅静脉隆起、扩张、迂曲，甚至卷曲成团呈静脉瘤样改变，站立时尤为明显。月经或妊娠期可加重。曲张可累及整个隐静脉系统，包括大隐静脉系统和小隐静脉系统。曲张静脉易并发血栓性静脉炎，此时曲张静脉处疼痛，呈现红肿硬索，有压痛。曲张静脉由于外伤等原因，可造成急性出血。

3. 水肿 常见于踝周部肿胀，久站后或病程较长者可波及小腿中下段，肿胀为指凹性，抬高患肢后肿胀可消退，患者常出现晨轻暮重的表现。长期皮下组织水肿伴纤维炎性改变后，水肿可以为非指凹性。下肢肿胀较深静脉血栓形成后综合征轻，一般较健侧周长大 2～3cm，很少有超过 4cm 者。

4. 皮肤改变 原发性下肢深静脉瓣膜功能不全可引起下肢静脉高压，影响皮肤微循环，造成氧弥散及代谢交换障碍，引起淤滞性皮炎、皮下脂肪硬化、静脉性溃疡等。

（1）色素沉着：多见于足靴区，深浅大小不一，呈褐色或黑褐色，以内踝区多见。小隐静脉系统曲张的患者可以出现外踝部位的色素沉着等皮肤改变。

（2）静脉性溃疡：由于患肢组织缺氧，皮下组织纤维化，血液代谢产物渗出，局部抵抗力大大降低，因此，在轻微损伤和感染时，也可引起顽固性溃疡。溃疡最常见于内踝上方，因该处位置最低，直立时静脉压最高。溃疡一般为单发，少数可有多处发生。溃疡底部为暗红色不健康的肉芽组织，表面可有稀薄带臭味之渗液，周围组织色素沉着、水肿或变硬，或有湿疹样皮炎。如溃疡经久不愈，并边缘隆起，呈火山口样或菜花状，易出血，分泌物血腥恶臭，则提示有恶变可能。溃疡底部常有穿通支静脉，也常可因外伤引起出血。

（3）其他皮肤改变：足靴区皮肤硬化、固定、表面发亮，皮下脂肪增厚变硬；溃疡愈后局部皮肤由于毛细血管供血障碍使皮肤皮色苍白，出现萎缩性改变，周围皮肤则可伴有明显色素沉着及毛细血管扩张；静脉高压激活炎性细胞导致局部湿疹等皮肤改变。

（二）辅助检查

临床多通过彩色多普勒超声、下肢静脉造影明确诊断。

二、谈古论今

（一）疾病溯源

中医学中无原发性下肢静脉功能不全的病名，但查阅我国古医籍文献，多分散于"筋瘤""水肿"或"臁疮"等章节中。

关于血脉病变的描述可追溯至 2000 多年前，《灵枢·经脉》篇记载："凡诊络脉，脉色青则寒且痛，赤则有热。"《灵枢·刺节真邪》篇也有关静脉迂曲、静脉扩张和类似静脉局部血栓形成等症候的描述，"血脉偏虚，虚者不足，实者有余，轻重不得，倾侧宛伏……虚邪之入于身也深，寒与热相搏，久留而内著……有所疾前筋，筋曲不得伸，邪气居其间而不反，发为筋溜……已有所结，气归之，津液留之，邪气中之，凝结日以易甚，连以聚居，为昔瘤，以手按之坚……"。《黄帝内经》认为"筋瘤"是虚邪伤人的结果，所谓"虚邪"从上下文义来看均是指来势缓慢、伤人筋骨脏腑之邪，往往兼有人之正气虚损的因素，这与静脉曲张多发于久立、久劳、伤气之人相仿，这是对周围静脉病变的初步认识。随着历史的发展，历代医家对本病均有不同记载，但对于静脉疾病系统、理论化的认识集中于明清两代。明代王肯堂《证治准绳》中有对"水肿"的描述，"肿病不一，或遍身肿，或四肢肿，面肿脚肿皆为之水气……四肢肿谓之肢肿，以补脾饮加姜黄，木瓜各一钱，或四磨饮，或用白术三两，每服半两，水一盏半，大枣三枚，拍破，同煎至九分，去渣温服，日三无时，名大枣汤"，对于静脉功能不全性肢体水肿，应用此方，可暂时起到利湿消肿之功。明代陈实功《外科正宗》是中医外科正宗派的代表，其中对"筋瘤"和"臁疮"的描述较为详细。《外科正宗·瘿瘤论》中记述"筋瘤者，坚而色紫，垒垒青紫，盘曲甚者，结若蚯蚓"，并从肝论治，提出清肝芦荟丸作为治疗主方，对于今日外科治疗仍有借鉴之处。清代高锦庭《疡科心得集》是中医外科心得派的代表，其中有涉及"筋瘤""臁疮"病因病机的诸多理论。在《疡科心得集·辨臁疮血风疮论》中提出："臁疮者，生于两臁，初起发肿，久而腐溃，或浸淫瘙痒，破而脓水淋漓。乃风热湿毒相聚而成，或因饮食起居，亏损肝肾，阴火下流，外邪相搏而致。"清代邹岳《外科真诠》对于"筋瘤""臁疮"的记述与现代中医外科已经十分接近了。《外科真诠·瘿瘤》中描述："瘿瘤发于皮肤血肉筋骨之处，瘿者如缨络之状，瘤有六种……筋瘤者，筋脉呈露……筋瘤色紫而坚，青筋盘曲如蚓，治宜养血舒筋，如清肝芦荟丸可治。"《外科真诠·臁疮》中记述，"生两胫内外臁骨，外臁属足三阳经，湿热结聚，早治易于见效；内臁属三阴，有湿兼血分虚热而成，难于见效"，并对内外治疗法处方均有论述。1994 年国家中医药管理局颁布的《中医病证诊断疗效标准》

将深静脉血栓形成和炎性病变引起的局部静脉腔不通和血流瘀滞的疾病明确命名为"股肿"。现代医家对于下肢静脉功能不全的诊治也多有记载。国医大师尚德俊将本病分为湿热下注、血瘀湿重、痰瘀互结、脾肾阳虚4型，分别应用四妙勇安汤、活血通脉饮或丹参活血汤、舒脉汤、温阳健脾汤及补肾活血汤加减论治。陈淑长教授将本病分为脉络湿热、脉络湿瘀、脾虚湿阻3型。庞鹤教授将慢性下肢静脉性水肿的病机总结为脾虚湿滞、血痹虚劳、肝失疏泄3个方面，分别治以健脾燥湿温脾，益气温经、和营通痹，调肝气、补肝血，达到治疗目的。

（二）守正创新

唐容川言，"肿胀者，水病也，气病也"，"水病则累血，血病则累气"，可见肢体肿胀与气血津液有密切关系。葛建立教授从"气血津液"立论，认为本病多见于素体气虚患者，一方面，气虚推动无力，气血运行不畅，血液运行受阻，瘀血内生；另一方面，气能行津，气虚致津液输布失常，水湿内停。最终，水湿与瘀血互结，阻于脉络而发病，出现肢体肿胀、沉重、乏力等症状。因此，葛建立教授认为本病以"气虚"为本，"瘀血""水湿"为标，其病位在血脉，为本虚标实之证，病机关键为"气虚血瘀湿阻"。

根据其"气虚血瘀湿阻"的病机，葛建立教授提出"益气活血，祛湿消肿"的治疗大法，并以"黄芪30g，茯苓12g，白术12g，萆薢12g，红花12g，桃仁12g，鸡血藤15g，地龙9g，牛膝9g"为基础方加减应用。如湿热下注，患肢红肿疼痛，合用萆薢渗湿汤加减；如热重于湿，伴发热、口渴不欲饮、小便短赤、大便秘结，加用五味消毒饮或四妙勇安汤加减；如湿气较重，下肢沉重、肿胀甚者，合用五苓散、薏苡仁、赤小豆、车前子等；如气血两虚较重表现为肿胀日久，朝轻暮重，皮色淡暗，倦怠乏力，舌淡有齿痕，苔薄白，脉沉者，则加大黄芪用量，并加用党参、当归、丹参补血活血；如疼痛加重，小腿皮肤见暗紫瘀斑等血瘀较重者，可加三棱、莪术；疼痛甚者可加蜈蚣、地龙、僵蚕。

对于发于小腿及足踝部位的患者，尤其红肿较甚者，葛建立教授认为可加用清热祛湿活血通络中药外洗，常用以下药物：黄柏、苍术、大黄、蒲公英、苦参、泽兰、牡丹皮、赤芍、土茯苓等。合并淤积性皮炎伴瘙痒者，加地肤子、白鲜皮等。

三、病案举隅

病案 1

王某，男，63 岁，2019 年 6 月 4 日初诊。

主诉：双下肢肿胀 10 年，加重 3 个月。

患者于 10 年前劳累后出现双下肢肿胀，左侧为甚，未予治疗，肿胀逐渐加重，曾在当地医院就诊，诊断为深静脉血栓形成，予以抗凝药物及活血化瘀中药治疗，效果不佳，肿胀未消，时轻时重。3 个月前肿胀明显加重，伴有憋胀、疼痛、乏力，自服药物未见缓解前来就诊。现主症：双下肢水肿，午后加重，晨起减轻，伴疼痛、沉重、憋胀，乏力，口渴，纳呆，大便黏。查体：双小腿指凹性水肿，左侧明显，中下 1/3 可见色素沉着。舌暗淡，苔白腻，脉弦滑。

辅助检查：双下肢静脉彩超示左下肢深静脉瓣膜功能不全（重度）、右下肢深静脉瓣膜功能不全（中度）。

西医诊断：下肢静脉功能不全。

中医诊断：股肿。

辨证：气虚血瘀湿阻证。

治法：益气活血，利湿消肿。

方药：黄芪 30g，茯苓 12g，白术 12g，萆薢 12g，红花 12g，桃仁 12g，鸡血藤 15g，地龙 9g，牛膝 9g，车前子 12g，赤小豆 30g，薏苡仁 30g，猪苓 12g。水煎取汁 400mL，日 1 剂，分早晚 2 次温服，共 7 剂。嘱患者穿弹力袜，促进下肢静脉回流。

2019 年 6 月 11 日二诊：口不渴，纳差，下肢水肿较前减轻，沉重、憋胀感明显好转。前方改黄芪为 60g，继服 7 剂。

2019 年 6 月 18 日三诊：大便恢复正常，纳可，下肢水肿好转，沉重、憋胀感消失，乏力、疼痛症状减轻。前方去车前子、猪苓，改地龙为 12g，加当归 12g，泽兰 12g，大血藤 15g，蜈蚣 3 条，继服 14 剂。

2019 年 7 月 1 日四诊：下肢水肿明显好转，沉重、憋胀感消失，乏力、疼痛症状改善明显，前方继服 14 剂。嘱其日常穿弹力袜以促进下肢回流，夜间睡觉时垫高下肢与心脏水平位呈 15°～ 30°。

按语：患者以下肢肿胀为主症就诊，午后加重，晨起减轻，结合静脉彩超检查结果，西医诊断为下肢静脉功能不全，中医诊断为股肿。患者为工地工人，一线工作，长期劳累，致脾气虚弱，筋脉损伤，气血运行不畅，血壅于下，瘀血阻滞，脉络扩张，故肢体疼痛、憋胀；气虚湿阻，湿性黏滞，易袭阴位，致肢体肿胀、沉重，伴大便黏腻；湿邪影响水液输布，津液不能上承，故口渴；湿易困脾，影响脾胃运化，故纳呆。综观舌、脉、症，证属气虚血瘀湿阻证。予基础方加车前子、赤小豆、薏苡仁、猪苓以益气活血、利水渗湿。二诊患者湿象较前好转，但气虚血瘀症状无明显改善，加大黄芪用量至60g。三诊时湿象较前明显减轻，前方去车前子、猪苓等利水渗湿之品，加用当归、泽兰、大血藤、蜈蚣增强活血通络之力。诸症渐瘥，水肿明显减轻。

病案 2

张某，女，52 岁，2019 年 3 月 7 日初诊。

主诉：左下肢肿胀 7 年，加重伴疼痛 1 个月。

患者 7 年前发现左下肢肿胀，晨轻暮重，休息后可缓解，就诊于当地医院，诊断为下肢静脉功能不全，予以地奥司明治疗，肿胀稍有减轻，7 年来肿胀时轻时重。1 月前劳累后患肢肿胀加重，伴有疼痛、灼热，为求系统治疗，前来就诊。现主症：左下肢水肿，午后加重，晨起减轻，伴疼痛、憋胀、灼热、瘙痒。平素身体乏力，易疲劳。查体：左小腿皮色暗红，局部见抓痕，皮温升高，胫前及足踝指凹性水肿，压痛；右下肢未见明显异常。舌红有瘀斑，苔黄腻，脉滑数。

辅助检查：双下肢静脉彩超示左下肢深静脉瓣膜功能不全（中度）。

西医诊断：左下肢静脉功能不全。

中医诊断：股肿。

辨证：气虚血瘀，湿热下注证。

治法：益气活血，清热利湿。

方药：

1. 中药汤剂口服。黄芪 30g，茯苓 12g，白术 12g，萆薢 12g，红花 12g，桃仁 12g，鸡血藤 15g，地龙 9g，牛膝 9g，黄柏 12g，赤小豆 30g，薏苡仁 30g，苦参 12g，车前子 12g，金银花 15g。水煎取汁 400mL，日 1 剂，分早晚

2 次温服，共 7 剂。

2. 中药汤剂外用。黄柏 30g，蒲公英 30g，金银花 30g，苦参 30g，土茯苓 30g，白鲜皮 30g，牡丹皮 15g，赤芍 15g。日 1 剂，水煎取汁 1000mL，待温后湿敷外洗，每日 2 次，每次 30 分钟，7 剂。

2019 年 3 月 14 日二诊：患肢皮温降低，瘙痒减轻，左下肢水肿、疼痛减轻。治疗方案不变，续用 10 剂。

2019 年 3 月 24 日三诊：患肢皮温恢复正常，瘙痒消失，下肢水肿、疼痛明显好转，停中药外洗方。口服方去黄柏、赤小豆、苦参、金银花、车前子，加大血藤 12g，当归 12g，丹参 12g，醋三棱 9g，醋莪术 9g，改黄芪为 60g，继服 14 剂。患者后未复诊，电话随访，左下肢水肿基本消失，疼痛、憋胀、灼热、瘙痒均消失。嘱其日常穿弹力袜促进下肢回流，控制体重，降低肢体回流压力。

按语：患者以左下肢肿胀为主症就诊，午后加重，晨起减轻，伴疼痛、憋胀、灼热、瘙痒，结合查体及静脉彩超结果，西医诊断为下肢静脉功能不全，中医诊断为股肿。患者体型肥胖，易于疲劳，平素体虚，致水湿失运，瘀血凝滞，二者胶结，日久郁热火毒内生，故除下肢水肿的主症外，还伴有疼痛、灼热、瘙痒热毒充斥肌肤筋肉之间的表现，加之舌红有瘀斑，苔黄腻，脉滑数，辨证属气虚血瘀、湿热下注证，治疗当益气活血，清热利湿。药予基础方加黄柏、赤小豆、薏苡仁、苦参、车前子、金银花清热利湿解毒。二诊诸症好转，效不更方。三诊，热象已去，若此时仍清热利湿，予苦寒泻热之品，恐伤及脾胃，当中病即止。故在前方基础上去清热利湿之品，增大黄芪用量，加用当归、丹参、大血藤等增强益气活血通络之力，兼顾疾病之本。

第八节　血栓性浅静脉炎

血栓性浅静脉炎是发于皮下浅表静脉的急性无菌性炎症，伴有静脉内血栓形成及管腔闭塞。血栓可引起局部无菌性炎症，而炎症也可以加重血栓，两者互为因果。临床表现以肢体浅静脉呈条索状突起、色赤、形如蚯蚓、硬而疼痛为特征，又称为浅静脉血栓形成。本病主要累及四肢浅静脉，常见于下肢静脉，也可见于胸腹壁浅静脉。

一、诊断依据

（一）临床表现

初期（急性期）在浅层脉络（静脉）径路上出现条索状物，患处疼痛，皮肤发红，触之较硬，扪之发热，按压疼痛明显，肢体沉重，一般无全身症状。后期（慢性期）患处遗有一条索状物，其色黄褐，按之如弓弦，可有按压疼痛，或结节破溃形成臁疮。根据发病部位不同，本病分为肢体血栓性浅静脉炎、胸腹壁浅静脉炎和游走性血栓性浅静脉炎3种类型。

（二）辅助检查

血常规检查一般正常，少数可有白细胞计数增高，部分患者可出现血沉加快。多普勒检查可确定局部浅静脉炎是否已有血栓形成。血液流变学检查可反映全血黏度。胸腹部影像学检查和肿瘤指标筛查有助于疾病的鉴别诊断。

二、谈古论今

（一）疾病溯源

血栓性浅静脉炎在我国古代中医文献中没有专门的记载，据其临床症状，当属于中医学"恶脉""赤脉""青蛇便""青蛇痈""青蛇毒""黄鳅痈"等范畴。早在晋代，葛洪《肘后备急方》中就有明确记载"恶脉病，身中忽有赤络脉起如蚓状""皮肉卒肿起，狭长赤痛名䐔"。南北朝龚庆宣《刘涓子鬼遗方》将本病称之为"青蛇便"，言"青蛇便生足肚之下，结块长二三寸许，寒热大作，饮食不进，属足少阴与足太阳二经，由肾经虚损，湿热下注所致。头向上者难治，头向下者刺出恶血，如老弱之人呕吐腹胀，神昏脉躁者，必死"，详细记述了其症状、病因病机、疗法及预后。隋代巢元方《诸病源候论·恶脉候》进一步指出了本病的病因病机及其预后，"由春冬受恶风，入络脉中，其血瘀结所生"，"久不瘥，缘脉结而成瘘"。唐代孙思邈在《备急千金要方·卷二十二·疔肿毒方》中将该病改称"赤脉病"，"又有赤脉病，身上忽有赤脉络起，陇耸如死蚯蚓之状，视之如有水在脉中，长短皆逐脉所处，此由春冬受恶风入络脉中，其血肉瘀所作也，宜五香连翘汤及竹沥等治之……"宋代《圣济总录·恶脉》载有"治恶脉肿毒，毒气攻脉中，卒肿痛作结核，或似痈似疖，而非时使人头痛寒热气急者，数日不除"，指出本病一般不是化脓性疾病。明代王肯堂《证治准绳·胫阴痈》中以"黄鳅痈"论述本病。《外科启玄》指出"青蛇便"与"青蛇痈"同属一病。清代高秉钧的《疡科心得集·辨鱼肚毒腓腨疽黄鳅痈论》曰："黄鳅痈……由肝脾二经湿热凝结而成……如期溃出稠脓者，吉；如溃流污水败酱者，凶"，认为"黄鳅痈"与肝脾有关，并以脓辨顺逆。《外科大成》云："青蛇毒，生足肚下，亦长二三寸。寒热不食，由足少阴太阳湿热下注，蛇头向下者顺，向上难治宜针蛇头，出黑血……"由此可以看出水湿运化无力，内生火毒之邪，日久湿热之毒蓄积于脉内，或外感或内生寒湿，凝于肾经与膀胱经，使气血运行涩滞，从而发为本病。《医宗金鉴·外科心法要诀·黄鳅痈》谓"此证生于小腿肚里侧，疼痛硬肿，长有数寸，形如泥鳅，其色微红，由肝脾二经湿热凝结而成"，认为脾胃为气血生化之源，肝主疏泄，脾胃运化无力，肝失条达，血凝脉道，瘀久化热，引而发病。湿热蕴结、寒湿凝滞、脾虚失运、外伤血脉等原因皆可导致气血运行不畅，留滞脉中而发为本病。

现代医家对本病的认识和治疗亦积累了丰富的经验。侯玉芬教授认为人体外感湿邪，导致气血瘀滞、脉络阻滞不通，日久或蕴而化热，或经络损伤，或下肢筋瘤，从而导致本病的发生。韩书明外用自制清热解毒的芙蓉膏治疗局部红肿者，外用自制的活血化瘀、软消结肿的紫色消肿膏治疗条索硬结明显者。董雨等用温通法治疗血栓性浅静脉炎慢性期（瘀阻脉络证）。

（二）守正创新

葛建立教授推崇"瘀血""湿热"学说，认为本病多由气虚推动无力，血液运行不畅，瘀血内停，日久生湿化热而致。治疗应以活血化瘀、清热利湿为基本大法，佐以益气养血。常用以下方剂治疗：桃仁9g，红花9g，地龙12g，鸡血藤12g，牛膝12g，王不留行12g，黄柏12g，苍术12g，金银花15g，蒲公英15g，萆薢12g。急性期见沿筋脉循行出现红、肿、热、痛，可触及痛性条索状或串珠样结节，原方加紫花地丁、天葵子、野菊花、车前子、通草等；慢性期见局部条索状红肿、疼痛、压痛缓解，留有条索状硬结、色素沉着，为湿热已去，瘀血仍在，故原方去金银花、蒲公英，加当归尾、三棱、莪术、穿山甲等。若兼疲倦乏力者，为气虚较甚，加黄芪、党参、红景天、茯苓等益气健脾；兼有患肢肿胀沉重者，为湿邪较重，加泽泻、猪苓、车前子、薏苡仁、革薢等利水渗湿；兼周边皮肤斑丘疹，瘙痒甚，挠抓不止者，加土茯苓、白鲜皮、苦参等解毒止痒；疼痛明显，加僵蚕、全蝎、蜈蚣等。

葛建立教授治疗本病，在口服药的基础上常结合外用药治疗。急性期予以清热利湿解毒凉血中草药（苦参 30g，黄柏 30g，白矾 15g，蒲公英 30g，牡丹皮 15g，土茯苓 30g，赤芍 15g，大黄 15g）外洗，洗后金黄解毒膏外敷；慢性期予活血散结中草药（桃仁 30g，红花 15g，鸡血藤 30g，苏木 30g，大血藤 30g，忍冬藤 15g，牡丹皮 15g，赤芍 15g，王不留行 15g）外洗或中药离子导入，配合微波治疗等。

三、病案举隅

病案 1

李某，女，38 岁，2018 年 11 月 13 日初诊。

主诉：右胸腹部疼痛 2 个月。

患者 2 个月前右胸疼痛，每遇右臂活动则疼痛加剧，痛如针刺，夜不能眠，饮食正常，就诊于当地医院，予抗生素静脉滴注及扶他林凝胶外部涂擦，疼痛稍减。近日疼痛逐渐向下延伸，右乳外侧至上腹部皮下明显出现一条长约 20cm 的条索，高出肌肤表面，如蚯蚓状，色红，触之质硬疼痛，皮肤灼热，推之左右可移。为求治疗，前来就诊。查体：胸腹壁右侧出现一条长 20cm 的脉络，脉络红肿呈直线状；触诊可觉皮温升高，沿红肿区摸到韧性条索状物，与皮肤粘连，与深部组织无粘连，可推动，触痛明显，压痛明显。舌暗红，苔黄腻，脉弦数。

辅助检查：血常规示白细胞计数（WBC）8.4×10^9/L，中性粒细胞百分数（N）53%。彩色多普勒超声检查显示胸壁浅静脉血栓形成。

西医诊断：胸壁浅静脉炎。

中医诊断：青蛇毒。

辨证：湿热瘀滞证。

治法：清热解毒，活血利湿。

方药：

1. 中药汤剂口服。桃仁 9g，红花 9g，地龙 12g，鸡血藤 12g，牛膝 12g，王不留行 12g，黄柏 12g，苍术 12g，金银花 15g，蒲公英 15g，萆薢 12g，紫花地丁 12g，天葵子 12g，车前子 12g（包煎），薏苡仁 20g。日 1 剂，水煎取汁 400mL，分早晚 2 次温服，共 7 剂。

2. 中药汤剂外洗。苦参 30g，黄柏 30g，白矾 15g，蒲公英 30g，牡丹皮 15g，土茯苓 30g，赤芍 15g，大黄 15g。日 1 剂，水煎取汁 1000mL，待温后湿敷外洗，每日 2 次，每次 30 分钟，7 剂。

金黄解毒膏外敷整个条索状物及周围 3cm 范围，每日 1 次。

中药外洗汤剂中药离子导入凉血活血，清热利湿。

2018 年 11 月 20 日二诊：药后条索状物颜色变暗，疼痛缓解，皮温较初诊时降低，肿胀明显减轻。效不更方，继用 7 剂。

2018 年 11 月 27 日三诊：条索状结节范围缩小，质地变软，颜色转为褐色，疼痛明显减轻，皮温恢复正常，肿胀消失，调整口服处方去蒲公英、金银花、紫花地丁、天葵子，加土鳖虫 9g，醋三棱 9g，醋莪术 9g，忍冬藤 30g，黄芪 30g，当归尾 12g。外洗方改用桃仁 30g，红花 15g，鸡血藤 30g，苏木 30g，大血藤 30g，忍冬藤 15g，牡丹皮 15g，赤芍 15g，王不留行 15g。继用 14 剂。

2018 年 12 月 12 日四诊：疼痛完全消失，遗留色素沉着，仍可触及条索状物。口服处方去土鳖虫，继用 30 剂，巩固疗效。随访 6 个月，未见复发。

按：患者为中年女性，主因"右胸腹部疼痛 2 个月"就诊。结合血常规及彩色多普勒超声检查结果，西医诊断为胸壁浅静脉炎，中医诊断为青蛇毒。患者就诊时筋脉循行处红肿热痛明显，可触及条索状物，属于急性发作期，辨证属于湿热瘀滞证，此时当以祛邪为重，治以清热解毒，活血利湿。药用基础方加紫花地丁、天葵子、车前子、薏苡仁等清热解毒利湿之品，配合中药外洗，局部用金黄解毒膏改善炎症性反应。后局部炎症得到了有效控制，症状好转，故去清热解毒之剂，加重活血通络、益气养血中药，疼痛消失，肿物局限。

病案 2

张某，男，46 岁，2019 年 5 月 8 日初诊。

主诉：双下肢静脉曲张 20 余年，反复出现硬条索状物 3 个月，加重 3 天。

患者 20 年前发现双下肢静脉曲张，未曾诊治，3 个月前发现曲张静脉局部瘤体增大、变硬，红肿疼痛，呈条索状硬结，自行服用"消炎药物"后，红肿疼痛减轻，条索硬结未消。3 天前右下肢出现条索状肿物，由膝下内侧至大腿内侧，疼痛不可触碰，患者为求系统治疗，就诊于我院门诊。平素饮食不节，嗜食肥膏厚味。查体：双下肢浅静脉迂曲扩张，局部可见斑片状色素沉着，双小腿多处可触及条索状硬结，长短不一，1～5cm 不等，稍微隆起，按之硬紧，右膝下至大腿内侧皮肤红肿，呈条索状，边界清楚，皮温不高，针刺样触痛明显。舌质红有瘀斑，苔薄白，脉涩。

辅助检查：血常规正常。双下肢静脉彩超示双下肢深静脉血流通畅，右侧大隐静脉血栓形成，双下肢静脉曲张。

西医诊断：血栓性浅静脉炎，下肢静脉曲张。

中医诊断：青蛇毒。

辨证：瘀阻脉络证。

治法：活血化瘀，通络散结，佐以益气养血。

方药：

1.中药汤剂口服。桃仁 12g，红花 12g，黄芪 30g，茯苓 12g，白术 12g，鸡血藤 30g，地龙 12g，牛膝 12g，当归尾 12g，醋三棱 9g，醋莪术 9g，炮山甲 3g，王不留行 12g。日 1 剂，水煎取汁 400mL，分早晚 2 次温服，共 7 剂。

2.中药汤剂外洗。桃仁 30g，红花 15g，鸡血藤 30g，苏木 30g，大血藤 30g，忍冬藤 15g，牡丹皮 15g，赤芍 15g，王不留行 15g。日 1 剂，水煎取汁 1000mL，待温后湿敷外洗，每日 2 次，每次 30 分钟，7 剂。

3.外洗剂中药离子导入，每日 1 次。

4.微波治疗，每日 1 次。

2019 年 5 月 15 日二诊：红肿减轻，疼痛无明显改善，调整口服处方，加忍冬藤 30g，蜈蚣 3g，僵蚕 12g，继用 14 剂。

2019 年 5 月 29 日三诊：红肿消退，疼痛明显减轻，条索状硬物稍软，颜色变暗，调整口服处方，增黄芪至 60g，继用 14 剂。

2019 年 6 月 12 日四诊：疼痛消失，索状物局限，遗留棕褐色色素沉着。调整口服处方，去蜈蚣，加丹参 12g，继用 14 剂，巩固疗效。建议其行静脉曲张手术。随访 6 个月，未见复发。

按：患者中年男性，主因"双下肢反复出现硬条索状物3个月、加重3天"就诊。根据患者症状、体征、辅助检查结果，西医诊断为血栓性浅静脉炎、下肢静脉曲张，中医诊断为青蛇毒。患者平素饮食不节，嗜食肥膏厚味，致脾胃功能受损，气血津液输布失常，日久瘀血停滞脉络而发病。根据就诊时曲张静脉内条索状硬结，伴针刺样疼痛，颜色暗红，加之舌质红有瘀斑、苔薄白、脉涩，辨证属瘀阻脉络证，故治疗当活血化瘀，通络散结，佐以益气养血。基础去黄柏、苍术、金银花、蒲公英、萆薢解毒祛湿之品，加醋三棱、醋莪术、当归尾、穿山甲、王不留行增强破血通络之力。二诊，患者药后平平，无明显改善，考虑是症状较重、药力不够，加忍冬藤、蜈蚣、僵蚕增强通络止痛之力，后期加大益气养血之力，疼痛消失，索条物局限，遗留色素沉着，病情基本稳定，行大隐静脉高位结扎分段剥脱术、小隐静脉结扎剥脱术，术后色素沉着稍改善，随访未复发。

第九节　下肢静脉性溃疡

下肢静脉性溃疡是指静脉高压导致下肢出现的皮肤开放性伤口。临床上主要表现为经久不愈的溃疡，病程从几个月到几十年不等，常伴有红、肿、热、胀、痒等局部不适，常为下肢静脉曲张的后期并发症之一。好发于患肢的中下段，尤以踝部上下为主。其发病率为1.5%～3%，年龄在80岁以上者发病率可达4%～5%。虽然下肢静脉性溃疡不会对生命构成威胁，但它引发的局部疼痛、继发性感染、行动不便和日常活动受限都将导致患者生活质量的显著下降。

一、诊断依据

（一）临床表现

初起小腿肿胀、色素沉着、沉重感，局部青筋怒张，朝轻暮重，逐年加重，或出现浅静脉炎、淤积性皮炎、湿疹等一系列静脉功能不全表现，继而在小腿下1/3处（足靴区）内侧或外侧持续漫肿、苔藓样变的皮肤出现裂缝，自行破溃或抓破后糜烂，滋水淋漓，溃疡形成；当溃疡扩大到一定程度时，边缘趋稳定，周围红肿，或日久不愈，或经常复发。临床上常通过深静脉通畅实验、浅静脉和交通支静脉瓣膜功能实验等方法，进一步了解小腿溃疡的发病原因。后期疮口下陷、边缘高起，形如缸口，疮面肉色灰白或秽暗，滋水秽浊，疮面周围皮色暗红或紫黑，或四周起湿疹而痒，日久不愈。继发感染则溃疡化脓，或并发出血。严重时溃疡可扩大，上至膝，下到足背，深达骨膜。少数病人可因缠绵多年不愈，蕴毒深沉而导致岩变。须与动脉性溃疡鉴别。

（二）辅助检查

血常规检查一般正常，少数可有白细胞计数增高。临床上多用彩色多普勒超声、下肢静脉造影等方法检查其下肢静脉情况。

二、谈古论今

（一）疾病溯源

本病属中医"臁疮"范畴，在古代文献中还有"裤口疮""裙风""烂腿"等名，俗称"老烂脚"。"臁疮"的名称在汉唐时期的文献中皆不见记载，直至宋元时期在各类方书中才大量涌现。"臁疮"病名出现概以《苏沈良方》为较早，且已有内、外臁疮之分，而具体论述又以《世医得效方》略早。汉代医家华佗用香油调制"臁疮神方"，外敷于病灶，不仅可以祛除腐肉，还可以生肌长肉。明代《外科枢要》谓外臁属足三阳湿热可治，内臁属足三阴虚热难治，提出臁疮虽有内外之分，但病机皆为"湿毒"。《外科启玄》曰"里臁疮，此疮在里臁骨上，是足厥阴肝经，多血少气；外臁疮，此疮在外臁骨上，是足阳明胃经，多气多血"，认为外臁、里臁归经不同。《外科正宗·杂疮毒门·臁疮论》提出治疗臁疮"祛风解毒"为主，"臁疮者……有新久之别，内外之殊……外臁多服四生丸，内臁多服肾气丸妙"。清代《医宗金鉴·外科心法要诀·臁疮》曰，"此证生在两胫内外廉骨，外廉属足三阳经湿热结聚，早治易于见效；内廉属三阴有湿，兼血分虚热而成，更兼廉骨皮肉浇薄，难得见效，极其缠绵"，指出臁疮外为实证——湿热，内为虚证——虚热，外易治内难瘥。《外科证治全书》中详细叙述了臁疮的初发及日久症状、内服及外治药物，如"初发先痒后痛，红肿成片，人参败毒散加牛膝、木瓜、薏苡仁主之。热加酒炒黄柏，痒加防风，痛加乳香、没药"，"日久腐烂，脓水淋漓，内热倦怠，或疮内出血不止，或疮色紫黯，日轻夜重，则用补中益气汤加茯苓、酒炒白芍、盐炒黄柏，兼六味地黄丸服之"。

现代医家更是在前贤基础上，提出各自独特的辨证论治规律。陈淑长将本病分为湿热下注证、脉络湿瘀证、气血虚弱证。崔公让将本病分为湿热证和血瘀证进行治疗。徐旭英教授治疗本病分三期而治：急性期多为湿毒热盛，以清利湿热为主的蒲公英、连翘、赤小豆、黄柏等药物，兼以活血通络的牛膝、赤芍、当归尾等药；慢性缓解期多为湿瘀并重，治以活血化瘀、利湿通络的桃仁、红花、三棱、黄芪、当归等为主的药物；慢性迁延期多为气虚血瘀，治以补气活血为主的党参、白术、茯苓、牛膝等药物。

（二）守正创新

各代医家虽对本病的认识不尽相同，然大多从"湿""毒""瘀"出发，以"祛湿""解毒""活血""化瘀"为主要治法。

葛建立教授特别强调，本病多由筋瘤发展而来，病程日久，多由久站或过度负重而致小腿筋脉横解，青筋显露，血行不畅，发为瘀血，阻于脉络，气血津液运行不畅，积滞在下，溢出脉络，存于肌肉腠理之间，发为湿邪，瘀与湿日久，导致气血津液不能外达肌肤，局部肌肤失于濡养，皮肤破损染毒，滋水淋漓；或长期卧床，耗伤气血，气血亏虚以致肌肤失于濡养，疮口经久不愈。故认为臁疮的发病离不开"湿""瘀"，更重要的是"虚"的存在，是"气血不足，失于濡养"所致。其病位在血脉，为本虚标实之证，治宜益气养血，兼以解毒祛湿、活血生肌，在芪红通络方（桃仁12g，红花12g，黄芪20g，茯苓12g，白术12g，鸡血藤15g，地龙9g，牛膝9g）基础上辨证加减。若局部发痒，红肿疼痛，继则破溃，滋水淋漓，疮面暗腐，伴口渴，便秘，小便黄赤，苔黄腻，脉滑数，为湿热较重，应在原方基础上加黄柏、苦参、土茯苓、薏苡仁、天花粉、败酱草、马鞭草、白花蛇舌草等解毒祛湿之品；兼有患肢肿胀沉重，疮面渗液清亮量多，苔白腻，脉滑等湿邪为患、浸淫泛滥者，加泽泻、猪苓、车前子、薏苡仁、萆薢等利水渗湿；兼有患肢暗红或青紫，下垂则甚，抬高则减轻，疮面暗红，周围皮色黑暗、板硬，舌红或紫暗，苔白薄，脉沉细而涩等瘀血较重者，原方加三棱、莪术等；疮面苍白，肉芽色淡，久不收口，兼有疲倦乏力，舌淡，苔白，脉沉细等气血两虚较重者，原方加当归、丹参、党参、红景天等；患肢疼痛明显，加乳香、没药等；患肢感觉较差，伴有麻木甚或活动不利等络脉不通之象，加僵蚕、全蝎等。

葛建立教授强调治疗本病既要注重内治，又要注重外治，根据局部疮面和疮周情况合理使用外用药物。

若疮面腐暗，滋水淋漓，肉芽不鲜，疮周疼痛、瘙痒、色红、灼热或是浮肿、湿疹等，为湿热较甚，应予清热利湿解毒凉血中草药（苦参30g，黄柏30g，白矾15g，蒲公英30g，牡丹皮15g，土茯苓30g，赤芍15g，大黄15g）外洗，洗后溃疡处涂抹自制祛腐生肌散（乳香15g，没药15g，炉甘石15g，轻粉12g，儿茶9g，血竭15g）。外洗剂浸润纱布缠缚或中药离子导入。

若疮面暗红，肉色欠新鲜，疮周色紫暗、色素沉着、肿胀疼痛、皮肤脱屑，可见曲张静脉或条索状硬结等，为瘀血较重，予活血通络、利水渗湿中草药（桃仁30g，红花15g，鸡血藤30g，苏木30g，大血藤30g，忍冬藤15g，王不留行15g，薏苡仁30g，赤小豆30g）外洗，洗后溃疡处外用生肌玉红膏（甘草36g，白芷15g，当归60g，紫草6g，白蜡60g，血竭12g，轻粉12g，麻油500g）。配合微波治疗。

腐肉已去，肉芽新鲜，疮周色黑、麻木、干燥粗糙、脱屑，甚或周边如缸口，为气血亏虚致疮口久不收敛者，予活血通络生肌中草药（丹参30g，红花30g，桃仁30g，乳香15g，没药15g，煅石膏30g）外洗，洗后溃疡处外用敛疮生肌方（白蔹、白及、络石藤、白矾、远志、雄黄、藜芦、麝香、白芷、乳香、没药、儿茶、龙骨、海螵蛸、寒水石、炉甘石）。热敏灸血海、三阴交、足三里、委中，配合针刺运动治疗。

三、病案举隅

病案1

董某，男，67岁，2019年2月14日初诊。

主诉：双下肢静脉迂曲扩张30余年，右内踝破溃2年。

30年前由于双下肢静脉曲张在当地医院行双侧大隐静脉高位结扎分段剥脱术，术后恢复可，术后2年出现双小腿皮肤发黑，未诊治。2年前磕碰后出现右侧内踝皮肤破溃，约黄豆大小，继而出现破溃处周围皮肤红肿疼痛，自行换药，效果不佳。2年来溃疡面积逐渐增大，肉色不鲜，渗液，针扎样疼痛，为求系统治疗，前来就诊。查体：右侧内踝可见一溃疡约 3.6cm×2cm 大小，疮面红肿，肉芽夹有少量黄腐伴脓性分泌物，疮周红肿，可见淡黄色渗液，触之皮肤灼热、疼痛，双下肢可见浅静脉显露、迂曲扩张，两侧内踝周围大片棕褐色色素沉着，伴有皮肤鳞屑。舌质暗红，苔腻，脉数。

辅助检查：白细胞计数 $11.7×10^9$/L。静脉造影示双侧下肢深静脉通畅，深静脉瓣膜功能不全（重度）。

西医诊断：下肢静脉性溃疡。

中医诊断：臁疮。

辨证：湿热瘀阻证。

治法：解毒祛湿，益气活血。

方药：

1. 中药汤剂口服。芪红通络方加减。桃仁 12g，红花 12g，黄芪 15g，茯苓 12g，白术 12g，鸡血藤 15g，地龙 9g，牛膝 9g，白芷 12g，天花粉 12g，败酱草 15g，马鞭草 15g，白花蛇舌草 15g，薏苡仁 30g，黄柏 12g。日 1 剂，水煎取汁 400mL，分早晚 2 次温服，共 7 剂。

2. 中药汤剂外用。苦参 30g，黄柏 30g，白矾 15g，蒲公英 30g，牡丹皮 15g，土茯苓 30g，赤芍 15g，大黄 15g。日 1 剂，水煎取汁 1000mL，待温后湿敷外洗，每日 2 次，每次 30 分钟，7 剂。

3. 溃疡给予自制祛腐生肌散外敷，每日 1 次。

4. 外洗剂中药离子导入，每日 2 次。

2019 年 2 月 21 日二诊：药后溃疡疼痛减轻，肉芽组织脓性分泌物减少，疮面红肿减轻，皮温降低，渗液减少，溃疡面积无明显改变，白细胞计数恢复正常。效不更方，继服 14 剂。

2019 年 3 月 7 日三诊：疼痛明显减轻，溃疡面肉芽新鲜，未见分泌物，皮温恢复正常，疮面红肿消退，溃疡面积较前缩小，约 3cm×1.6cm 大小。口服方去白芷、天花粉、败酱草、马鞭草、白花蛇舌草，改黄芪为 60g，加土鳖虫 9g，王不留行 12g，醋三棱 9g，醋莪术 9g，醋乳香 6g，醋没药 6g，继服 14 剂。外洗方改为：桃仁 30g，红花 15g，鸡血藤 30g，苏木 30g，大血藤 30g，忍冬藤 15g，王不留行 15g，薏苡仁 30g，赤小豆 30g。日 1 剂，水煎取汁 1000mL，待温后湿敷外洗，每日 2 次，每次 30 分钟，14 剂。创面给予生肌玉红膏外敷。

2019 年 3 月 21 日四诊：疼痛基本消失，溃疡面积 2.2cm×1.2cm，疮周色紫暗，皮肤脱屑，棕褐色皮肤较前变浅，口服方去土鳖虫，加当归 15g，丹参 15g，党参 12g，继服 30 剂。其余治疗同前。

2019 年 4 月 20 日患者再次来诊，疼痛消失，溃疡愈合，疮周色素沉着，继用口服方 30 剂，巩固疗效。随访 6 个月，未复发。

按：患者为老年男性，主因"双下肢静脉迂曲扩张 30 余年，右内踝破溃 2 年"前来就诊，结合血常规及静脉造影结果，西医诊断为下肢静脉性溃疡，中医属于"臁疮"病范围。患者就诊时以溃疡、局部灼热、红肿、疼痛为主，处于发病的急性期阶段，辨证为湿热瘀阻证，急则治其标，葛建立教授认为急性期如再拘泥于补气以治本，则犹如抱薪救火，导致病势恶化，此时当以祛邪为重，治疗当以解毒祛湿为先，佐以益气活血，予芪红通络方加白芷、天花粉、败酱草、马鞭草、白花蛇舌草、薏苡仁、黄柏清热祛湿、解毒排脓之品，配合清热利湿解毒凉血中草药外洗改善疮疡微环境，疮面外用自制药膏以祛腐煨脓生肌，促进疮面愈合，由于药症相符，故疗效明显。再诊时，局部炎症得到了有效控制，症状好转，但余邪未清，故去清热解毒之剂，加用活血生肌、益气养血中药，外洗方改用活血通络、利水渗湿中草药，同时疮面外用活血生肌药物，诸症逐渐好转，溃疡愈合。

病案 2

患者，女，47 岁，2019 年 3 月 14 日初诊。

主诉：左小腿内侧皮肤破溃不愈 3 年，加重 1 周。

患者诉 3 年间左小腿内侧皮肤溃烂渐进性加重，伴疼痛朝轻暮重，创口腐烂溃破，日久不愈。曾在多家医院求治，均未取得良好效果，皮肤溃疡反复出现，久不收口。1 周前左小腿内侧皮肤破溃面积增大，疼痛剧烈，前来就诊。患者左下肢静脉曲张病史 15 年，否认冠心病、高血压、糖尿病等内科疾患。

查体：左小腿浅静脉曲张，左下肢稍肿胀，足靴区色素沉着，内踝上方 5cm 处皮肤溃烂，溃疡面积约 2cm×5cm，疮面形状不规则，基底颜色紫暗，无明显肉芽组织，分泌物浑浊，疮面周围皮肤暗黑。右下肢无明显异常。舌质暗红，苔白腻，脉沉细。

辅助检查：下肢静脉彩超示双侧下肢深静脉通畅，左侧深静脉瓣膜功能不全（重度返流），小隐静脉曲张。

西医诊断：下肢静脉性溃疡。

中医诊断：臁疮。

辨证：血脉瘀阻证。

治法：活血化瘀，健脾祛湿。

方药：

1. 中药汤剂口服。芪红通络方加减。桃仁 12g，红花 12g，黄芪 20g，茯苓 12g，白术 12g，鸡血藤 15g，地龙 9g，牛膝 9g，醋三棱 9g，醋莪术 9g，王不留行 12g，大血藤 15g。日 1 剂，水煎取汁 400mL，分早晚 2 次温服，共 7 剂。

2. 中药汤剂外用。桃仁 30g，红花 15g，鸡血藤 30g，苏木 30g，大血藤 30g，忍冬藤 15g，王不留行 15g，薏苡仁 30g，赤小豆 30g。日 1 剂，水煎取汁 1000mL，待温后湿敷外洗，每日 2 次，每次 30 分钟，7 剂。

3. 溃疡给予自制生肌玉红膏外敷，每日 1 次。

4. 微波治疗，每日 2 次。

2019 年 3 月 21 日二诊：患者诉疼痛较前减轻，下肢肿胀稍减轻，溃疡面积缩小至 1.8cm×4.5cm，疮面基底颜色粉红，可见新生肉芽组织，分泌物较少、质地稀薄，疮周肤色较前稍浅，可见大量死皮脱落。口服方增加黄芪用量至 60g，加当归 12g，丹参 12g，继服 14 剂。其余治疗同前。

2019 年 4 月 3 日三诊：疼痛明显缓解，下肢稍肿胀，疮面略痒，疮面收口明显，遗留银币大小疮面，疮面基底颜色粉红，可见明显肉芽组织，疮面周围皮肤红。效不更方，遵前方，继用 21 剂。

2019 年 4 月 24 日四诊：疮面愈合，疮面色素沉着变浅，左下肢仍稍有肿胀。遵前方，继服口服方 30 剂，巩固疗效。嘱其日常敷扎弹力绷带或穿弹力袜。随访 6 个月，未复发。

按：患者为中年女性，主因"左小腿内侧皮肤破溃不愈 3 年，加重 1 周"前来就诊。结合超声结果，西医诊断为下肢静脉性溃疡，中医诊断为臁疮。患者既往静脉曲张病史，局部静脉血液回流不畅，周围肌肤失于濡养，故溃疡反复发作、日久不愈，疮面颜色紫暗，无明显肉芽组织，分泌物浑浊，疮周色素沉着，疼痛剧烈，加之舌质暗红，脉沉细，辨证为血脉瘀阻证，治疗当活血化瘀、健脾祛湿，予芪红通络方加醋三棱、醋莪术、王不留行、大血藤以增强活血化瘀之力，活血通络、利水渗湿中草药外洗，疮面外用生肌膏促进疮面愈合。二诊时，患者腐肉渐脱，疮口不敛，故予以补气活血之品以助收口。黄芪益气升阳，托毒外出而长肌肉；当归能破恶血，养新血及主癥癖，芪归搭配，内托生肌；丹参活血祛瘀、通经止痛。遵此方，正气充，臁疮愈，而下肢仍有肿胀，建议继续穿医用弹力袜保护。另嘱患者治疗期间卧床休息时抬高患肢，下床活动时敷扎弹力绷带或穿弹力袜，以利于血液回流，防止瘀滞。进食补血益气之品及优质蛋白质，促使正气旺盛，避免邪气入侵。

第十节　肢体淋巴水肿

淋巴水肿系肢体、躯干、头面部等淋巴管和淋巴结的结构存在原发性发育缺陷，或肿瘤、炎症、创伤等造成的继发性损害，导致淋巴回流障碍、组织或器官淋巴液瘀滞的高蛋白性水肿。淋巴水肿最常见发生在下肢，其次是上肢、外生殖器、颜面部，表现为皮肤、皮下结构淋巴液聚积，组织蛋白质、透明质酸等滞留，继而纤维组织增生，易反复感染。如不能改善淋巴回流，将形成肢体不断增粗、加重的恶性循环，皮肤增厚、粗糙、硬韧，直至象皮肿。

一、诊断依据

（一）临床表现

肢体淋巴水肿多发生于下肢，上肢较少，一般单侧发病，亦可双侧同时发病。起病时，可无诱因，亦可因感染、外伤或手术等而引起。水肿先从肢体远端部位开始，下肢在足、踝部，上肢在手背和腕部比较明显，逐渐向上发展。先天性淋巴水肿90%发生在下肢，病变范围不超过膝关节；后天性淋巴水肿可蔓延至整个肢体。轻症患者可无任何自觉症状，较重者有肢体胀感和走路时下肢沉重感。早期病变皮肤柔软，用手指按压时呈明显凹陷性压窝，抬高患肢和卧床休息后肢体肿胀可以消失或减轻。日久随病变进展，皮下组织发生纤维结缔组织增生，肢体变粗肿而硬，皮肤增厚，弹性消失，指压时凹陷性压窝不明显，休息和抬高患肢都不能使肿胀消减。

肢体淋巴水肿极易发生溶血性链球菌感染，经常有丹毒发作，局部皮肤呈焮红、灼热，边界非常清楚，疼痛和压痛明显，伴有寒战、高热，白细胞增多等全身反应。经治疗后体温很快将至正常，但局部症状往往持续较长时间方能消退。有些病人呈慢性丹毒，全身症状不明显，而肢体经常潮红、焮红。由于反复发生丹毒感染，造成更多淋巴管阻塞，皮肤极度增生、肥厚、坚韧，发生慢性溃疡久不愈合。

按照国际淋巴学会 1986 年所订标准，肢体淋巴水肿可分为三级。

轻度（1级）：淋巴水肿肢体仍呈可凹性，肢体抬高时水肿大部分消失，无纤维化样皮肤损害。

中度（2级）：淋巴水肿肢体不出现凹陷，肢体抬高时水肿能减轻，有中度纤维化。

重度（3级）：出现象皮肿样皮肤变化。

（二）辅助检查

彩色多普勒超声、淋巴管造影、核磁共振、淋巴核素显像等检查可以明确诊断，了解病情严重程度。

二、谈古论今

（一）疾病溯源

肢体淋巴水肿属于中医"肿病""大脚风""象皮肿""脚气""水肿"等范畴，《黄帝内经》云："诸湿肿满，皆属于脾。"脾气亏虚，则土不制水，水气泛溢肌肤而成水肿，指出水肿与脾湿关系密切。《诸病源候论》云，"尰病者，自膝以下至踝及趾，俱肿直是也，皆由气血虚弱，风邪伤之，经络痞涩而成也"，提出淋巴水肿的形成有内外两方面的原因。《医心方·脚气所由》言"此病多中闲乐人，亦因久立冷湿地，此病多或踏热来即冷水浸脚"，又言"凡脚气病者，盖由暑湿之气郁积于内，毒厉之风吹薄其外之所致也"，以上分别记载了风毒、寒湿、暑湿之气所致的淋巴水肿。《备急千金要方·风毒脚气》论述为何常得之于脚，乃由于"地之寒暑风湿皆作蒸气，足常履之，所以风毒之中人也必先中脚……微时不觉，瘤滞乃知。"《金匮要略》云"血不利则为水"，首次提出血瘀致肿。《潜斋医案》曰"凡水乡农人，多患脚肿，俗名大脚风……此因伤络瘀凝，气血痹阻，风湿热杂合之邪袭人而不能出也。"血瘀痰凝，则气血痹阻，水气运行不畅，故为痰为饮，泛溢于外则肢体肿胀；水饮不化同时又加重了血瘀痰凝的状态，形成恶性循环。

现代医家对肢体淋巴水肿亦多有研究。崔公让教授经验方治疗下肢淋巴水肿，其中组成以利湿活血药物为主，考虑疾病的病机以湿邪困阻、瘀血阻滞为主。马跃海等通过中药内服外治联合淋巴引流技术治疗恶性肿瘤下肢淋巴水肿的临床疗效确切。陈柏楠教授以利湿消肿、活血化瘀为主，配伍少量温阳药物治疗下肢淋巴水肿，并配合中药外洗治疗，效果满意。

（二）守正创新

葛建立教授认为，本病多见于感染、外伤、手术、肿瘤、丝虫病等患者，多因湿热邪毒侵袭皮肤，流注肢体，或湿盛水停，气血不通，水津外溢而发病。病久正气损伤，气虚血脉瘀阻，皮肤缺乏濡养，可出现肌肤粗糙、硬韧。《灵枢·邪气脏腑病形》云："身半以上者，邪中之也；身半以下者，湿中之也。"因此葛建立教授多从湿论治，认为本病湿邪贯穿始终，且因湿邪黏滞、重着的特性，本病往往难以速去，久而久之，水湿聚而成痰，滞血生瘀，致使肢体肿胀沉重加重，导致肢体肌腠增厚、玄府扩张和"象皮肿"的发生，因此在治疗中应以"利湿消肿"为主，或清热解毒，或益气活血，或化痰消癥。

在临床方面，葛建立教授根据不同时期及症状表现遣方用药。由丹毒导致的肢体淋巴水肿，其早期多表现为局限性红、肿、热、痛，治疗时应清热利湿消肿，方用萆薢渗湿汤加减；如出现高热、口渴、溲赤、便干、舌红、苔黄等热象较重的证候，多合用五味消毒饮、板蓝根等清热解毒药物，且应慎用活血通络药物，避免热毒随活血之力扩散；后期热毒消散，仅余肢体肿胀，则应活血利湿消肿，可采用芪红通络方加五苓散，根据病情，可加当归、丹参、赤芍等活血之品。肿瘤患者术后出现肢体淋巴水肿，如为术后早期，患者体质多为气血两虚，应益气养血活血、健脾利湿消肿，可应用芪红通络方合八珍汤或十全大补汤加参苓白术散等，且应合用理气、活血药物促进气血循行，以达消肿之功；后期肿胀日久，痰浊、瘀血阻滞脉络，应化痰散结、活血通络、利湿消肿，方用桃红四物汤加牡蛎、海藻、昆布、三棱、莪术等。

下肢淋巴水肿的治疗不仅局限于口服药物辨证论治，还可应用活血通络药物熏洗、外敷，弹力绷带、弹力袜促进淋巴液回流，同时应注意提醒患者抬高患肢、适当运动。这些方法能够有效缓解下肢肿胀，对疾病的治疗起到积极作用。

三、病案举隅

病案 1

沈某，女，67 岁，2017 年 1 月 10 日初诊。

主诉：右足间断肿胀疼痛 9 个月，加重 1 周。

患者于 9 个月前出现右足皮肤红肿疼痛，无发热，就诊于当地医院，诊断为丹毒，给予抗感染治疗，效果欠佳，后于我院住院治疗，病情好转后出院。9 个月来右足间断肿胀，时轻时重。1 周前右足皮肤再次出现肿胀，延伸至膝下，疼痛明显，自服"消炎药"（具体不详）效果欠佳，前来就诊。现主症：右小腿皮肤焮热红肿、疼痛，活动后肿痛加重，体温 38.7℃，小便短赤，大便干如羊屎状，三四日一行。平素喜食肥甘油腻之物，体型肥胖。查体：右下肢胫前可见皮肤片状发红，边界清，皮温稍高，重度凹陷性水肿，压痛，足背动脉搏动稍弱。舌暗红，苔黄腻，脉细滑。既往行双下肢大隐静脉手术。

辅助检查：血常规示白细胞计数 $13.9×10^9$/L。双下肢静脉彩超示双下肢股、腘静脉功能不全；双下肢大隐静脉术后，右小腿、足背皮下积液。

西医诊断：右下肢淋巴水肿，软组织感染。

中医诊断：水肿。

辨证：湿热瘀阻证。

治法：清热利湿通络。

方药：

1. 中药汤剂口服。黄芪 30g，红花 12g，炒桃仁 12g，鸡血藤 30g，当归 12g，茯苓 12g，白术 12g，地龙 12g，牛膝 9g，萆薢 15g，黄柏 15g，薏苡仁 30g，忍冬藤 15g，金银花 60g，蒲公英 15g，紫花地丁 12g，野菊花 12g。水煎取汁 400mL，日 1 剂，分早晚 2 次温服，共 5 剂。

2. 中药汤剂外洗。黄柏 30g，蒲公英 30g，金银花 30g，苦参 30g，牡丹皮

15g，赤芍 15g，大黄 30g，苍术 30g。日 1 剂，水煎取汁 1000mL，待温后湿敷外洗，每日 2 次，每次 30 分钟，5 剂。

3. 外洗方中药离子导入，每日 2 次。

4. 局部给予金黄解毒膏外敷，弹力绷带包扎。

2017 年 1 月 15 日二诊：白细胞计数 9.6×10^9/L。体温恢复正常，二便调畅，患肢红肿疼痛减轻，皮温降低，续用前方药 7 剂。

2017 年 1 月 22 日三诊：右下肢皮肤温度基本正常，胫前红斑变暗，肿胀、疼痛明显减轻，口服方去蒲公英、紫花地丁、野菊花、金银花，加猪苓 12g，泽泻 12g，大血藤 15g，王不留行 12g。继服 7 剂。外用药同前。

2017 年 1 月 29 日四诊：右下肢疼痛消失，胫骨前转为褐色色素沉着，肿胀基本消失，前方加丹参 12g，醋三棱 9g，醋莪术 9g，继服 14 剂。停外用药，气压治疗、微波治疗，每日 1 次，连续 2 周，巩固疗效。嘱患者控制体重。

按： 患者为老年女性，主因"右足间断肿胀疼痛 9 个月，加重 1 周"就诊，患者既往丹毒病史，遗留下肢肿胀，现患者肢体出现红肿疼痛，为下肢淋巴水肿继发软组织感染，结合血常规、下肢静脉彩超，西医诊断明确。患者体胖，喜食油腻之品，蕴生湿热，下注肢体，流于皮肤，则局部红肿，气血运行不畅，瘀血凝滞，故疼痛。其舌脉支持本辨证，故应给予清热利湿通络之药物，同时清热利湿解毒凉血中草药外洗，金黄解毒膏洗后外敷清热解毒，弹力绷带缠缚包扎促进静脉、淋巴回流。复诊红肿疼痛渐减，去五味消毒饮，加猪苓、泽泻利水消肿，大血藤、王不留行、丹参、三棱、莪术活血通络，使经络渐通，瘀血渐去，诸症渐消。

病案 2

梁某，女，83 岁，2018 年 5 月 12 日初诊。

主诉：盆腔肿瘤术后左下肢肿胀 2 个月。

患者于 2 个月前因卵巢恶性肿瘤于当地医院行肿瘤切除、淋巴结清扫术，术后出现左侧肢体肿胀，休息后减轻，查下肢静脉彩超未见明显异常。口服迈之灵片效果欠佳，遂来就诊。现主症：左下肢肿胀，沉重，憋胀，抬高肢体后缓解，伴乏力、气短，头晕眼花。查体：眼睑发白，全身皮肤苍白，左下肢重度凹陷性浮肿，下至足背，上至膝下，足背动脉搏动偏弱。舌淡有瘀斑，苔白腻，脉沉涩。

辅助检查：双下肢静脉彩超示双下肢静脉未见明显异常，小腿皮下水肿。

西医诊断：左下肢淋巴水肿。

中医诊断：水肿。

辨证：气血两虚，湿瘀阻滞证。

治法：益气养血活血，健脾利湿消肿。

方药：芪红通络方合八珍汤、五苓散加减。

黄芪 60g，红花 12g，炒桃仁 12g，鸡血藤 30g，当归 12g，茯苓 15g，白术 12g，地龙 12g，牛膝 9g，党参 20g，阿胶 12g（烊化），熟地黄 12g，当归 15g，陈皮 12g，薏苡仁 30g，猪苓 15g，泽泻 12g，桂枝 12g。水煎取汁 400mL，日 1 剂，分早晚 2 次温服，共 7 剂。下肢弹力绷带缠缚。

2018 年 5 月 17 日二诊：左下肢肿胀较前稍轻，沉重、憋胀、乏力、气短较前好转，继服 7 剂。

2018 年 5 月 24 日三诊：肢体沉重、憋胀以及乏力、气短、头晕眼花症状明显好转，加赤小豆 30g，丹参 12g。继服 7 剂。

2018 年 5 月 31 日四诊：下肢肿胀较前明显好转，沉重、憋胀感觉消失，乏力、气短、头晕眼花基本消失，眼睑粉红色，皮肤颜色基本正常，舌红，苔白，脉细。减党参、熟地黄、阿胶，加海藻 12g，继服 14 剂。嘱日常穿弹力袜、夜间抬高患肢以促进回流。

按：患者为老年女性，主因"盆腔肿瘤术后左下肢肿胀 2 个月"就诊，结合下肢静脉彩超，西医诊断为下肢淋巴水肿。患者术后体弱，气血亏虚，故乏力、气短、头晕眼花，眼睑、皮肤发白；脾气虚水湿泛滥，故肢体肿胀、沉重，苔白腻；气血亏虚，血行不畅，瘀血内停，可见舌有瘀斑，脉涩；气虚升举无力，阳气居于里，故脉沉。结合舌脉症，辨证为气血两虚、湿瘀阻滞证。治以益气养血活血，健脾利湿消肿。故以芪红通络方加八珍汤、阿胶益气养血，五苓散健脾利水消肿，气血和畅，利湿消肿。复诊见气血日充，则加丹参、赤小豆活血养血利湿，加海藻消日久脉络之痰结，痰结化，血脉通，气血畅达，肿胀渐消。

第六章　男科疾病

第一节　良性前列腺增生症

良性前列腺增生症（BPH）是常见于中老年男性的良性疾病，主要表现为前列腺间质和腺体成分的增生，前列腺体积增大，压迫尿道，引起排尿困难、夜尿频数等一系列症状，严重者可引起尿潴留、肾积水、尿路感染和肾功能损害等。研究表明，40～50岁的人群BPH的发病率为13.8%，51～60岁的发病率为20%，61～70岁的发病率为50%，71～80岁的发病率为57.1%，81～90岁发病率高达83.3%。

一、诊断依据

（一）临床表现

本病多见于50岁以上的中老年男性患者。逐渐出现进行性尿频，以夜间为明显，并伴排尿困难，尿线变细。部分患者由于尿液长期不能排尽，导致膀胱残余尿增多而出现充溢性尿失禁。在发病过程中，常因受寒、劳累、憋尿、便秘等而诱发急性尿潴留。严重者可引起肾功能损伤而出现肾功能不全的一系列症状。有些患者可并发尿路感染、膀胱憩室、结石等。

（二）辅助检查

直肠指检前列腺常有不同程度的增大，表面光滑，中等硬度而富有弹性，中央沟变浅或消失。超声、CT、膀胱尿道造影、膀胱镜及尿流动力学等检查可以协助诊断。此外，血清前列腺特异抗原（PSA）、前列腺体积、最大尿流率、残余尿量的检测可预测本病的临床进展。

二、谈古论今

（一）疾病溯源

中医文献中并无前列腺增生的记载，多数学者将本病归于"癃闭""淋证"等范畴。《黄帝内经》首次记录了"癃闭"病名，并且较为详细地提出了鉴别诊断、病因病机及治疗方法。《素问·六元正纪大论》曰："民病咳嗌塞，寒热发暴，振栗癃闷，清先而劲。"《素问·标本病传论》曰："膀胱病小便闭。"《灵枢·本输》："三焦者……实则闭癃，虚则遗溺，遗溺则补之，闭癃则泻之。"《素问·宣明五气》谓："膀胱不利为癃，不约为遗溺。"《素问·五常政大论》："其病癃闭，邪伤肾也。"《灵枢·五味》言："酸走筋，多食之，令人癃。"《素问·奇病论》曰："有癃者，一日数十溲，此不足也。"《素问·热病》曰："癃，取之阴蹻及三毛上及血络出血。"隋代巢元方在《诸病源候论》中说"诸淋者，由肾虚而膀胱热故也"，简明扼要地阐述了本病肾虚邪实的基本病机。明代张景岳对本病颇具慧眼，认为"或以败精，或以槁血，阻塞水道而不通"是本病的病因。王肯堂在《证治准绳·闭癃》中说："闭癃合而言之一病也，分而言之有暴久之殊。盖闭者暴病，为溺闭，点滴不出，俗名小便不通是也；癃者久病，溺癃淋沥，点滴而出，一日数十次或百次。"由此可见，癃与闭都是指排尿困难，二者只是在程度上有差别，因此多合称为癃闭。陈士铎则在《辨证奇闻》中记载了"命门火衰而膀胱之水闭矣"的病机。中医学认为"正气存内，邪不可干；邪之所凑，其气必虚"。年过半百，肾中精气日渐亏虚，肾之阴阳不足，气化无权，推动无力，而致气机郁滞，久之瘀血水湿阻络，发为此证。因此，众多医家皆认为本病以肾虚为本，水湿、瘀血为标，以"补肾活血利湿"作为基本原则，辨证施治。

（二）守正创新

葛建立教授在前贤的基础上，根据"痰瘀互结"理论提出"癥积阻络"的发病观，认为BPH患者年老发病，由于气阴两虚，气血津液运行失常，津凝为痰，血滞为瘀，痰瘀互结为癥，癥积阻络，水道不通而形成。气阴两虚为本，癥积阻络为标，病位在水道，为本虚标实之证。其病机关键为"癥积阻络"。以此为指导，确定治疗BPH的基本大法是"消癥通络"，遣方用药组成消癥通络方，其具体处方如下：红花 12g，鸡血藤 15g，浙贝母 12g，海藻 20g，陈皮 12g，海浮石 12g，牛膝 9g，三棱 9g，莪术 9g，白花蛇舌草 20g，半枝莲 20g，黄芪 20g，黄精 15g，熟地黄 12g，地龙 9g。

临证加减：阳气亏虚者，加淡附片、桂枝、干姜；湿热下注者，加滋肾通关丸、瞿麦；瘀血严重者加水蛭、蜈蚣、刘寄奴等。

前期临床观察发现此方可取得满意疗效，可明显改善 IPSS 评分、生活质量评分、最大尿流率、膀胱残余尿量、前列腺体积等指标。

三、病案举隅

病案 1

王某，男，65 岁，2019 年 6 月 15 日初诊。

主诉：尿频、尿无力 2 年余，加重 2 周。

患者 2 年前因劳累后受凉出现尿频、尿无力、尿等待、尿线变细，并伴阴囊潮湿及小便时双侧腰部牵扯不适感。就诊于当地诊所，怀疑前列腺增生症，予前列舒通胶囊（3 粒，口服，一日 3 次）治疗，患者上述症状有所改善，但一旦停药后症状再次加重，遂常间断服用上述药物控制病情。2 周前，患者不慎受凉后上述症状加重，自服前列舒通胶囊不能缓解，为求系统诊疗，遂来我院男科就诊。现主症：尿频、尿无力、尿等待、尿线变细，并伴阴囊潮湿，小便时双侧腰部牵扯不适，怕冷，大便溏薄，舌淡暗胖大，苔白腻，脉沉细。肛门指检：前列腺增大，表面光滑，界限清楚，中央沟变浅。泌尿系彩超：前列腺轻度增大，回声不均匀，膀胱残余尿量 20mL。tPSA、fPSA 略有升高。

西医诊断：良性前列腺增生症。

中医诊断：癃闭。

辨证：癥积阻络，阳气亏虚证。

法法：消癥通络，助阳化气。

方药：消癥通络方加减。

桂枝 10g，黑顺片 10g（先煎），红花 12g，鸡血藤 15g，浙贝母 12g，海藻 20g，陈皮 12g，海浮石 12g，牛膝 9g，三棱 9g，莪术 9g，白花蛇舌草 20g，半枝莲 20g，黄芪 20g，黄精 15g，熟地黄 12g，地龙 9g。7 剂，水煎分服，一日 1 剂，一日 2 次。嘱患者戒烟、忌酒，清淡饮食，畅情志。

二诊：患者诉尿频、尿无力缓解明显，双侧腰部不适感缓解，但仍觉怕冷、大便溏薄，舌淡暗胖大，苔白腻，脉沉细。前方加干姜 6g，继服 7 剂。

三诊：患者尿频、尿无力已不明显，大便已成形，怕冷减轻，双侧腰部不适未见减轻，舌胖大苔白，脉弦细。二诊方加骨碎补 15g，继服 7 剂。

四诊：患者尿频、尿无力已愈，大便成形，已无怕冷，双侧腰部无不适，舌淡红，稍胖大，苔白，脉弦。效不更方，上方继服 10 剂。

按：根据患者尿频、尿无力、尿等待、尿线变细等临床表现，及肛门指诊、彩超、血清 PSA 等指标的变化，故而诊断为癃闭。患者年过半百，气阴亏虚，气血津液运行迟滞，津凝为痰，血滞为瘀，痰瘀互结日久，发为癥积，癥积阻络，水道不通，故而出现尿频、无力、尿线细、尿量少等症。气阴两衰，癥积阻络日久，必伤人体阳气，故而出现怕冷、便溏。舌淡暗胖大，苔白腻，脉沉细皆为阳虚血瘀痰凝、癥积阻络之象，故而用消癥通络方加减治疗。其中红花、鸡血藤消癥通络，浙贝母、海藻化痰散结，四者共为君药；三棱、莪术、地龙加强消癥通络之功，陈皮、海浮石增强化痰散结之力，五者共为臣药；白花蛇舌草、半枝莲解毒散瘀，黄芪、黄精、熟地黄扶正，牛膝引药下行，共为佐使之用。

一诊患者怕冷、便溏，故在消癥通络方基础上加附子、桂枝温阳化气，散寒除湿。二诊患者排尿症状改善，说明辨证方向准确，但怕冷、便溏未见明显改善，故而加干姜，暗合四逆汤之意，以除陈寒痼冷。三诊诸证皆有缓解，尚有腰部不适症状，故而加骨碎补补肾温阳以强腰。四诊诸证得以痊愈，效不更方，继服 10 剂以收功。

葛建立教授临床治疗此类疾病时，常坚持辨病与辨证相结合，以消癥通络方为主方，辨证加减，既有专方专药把握基本病机之妙，又不失辨证论治之精髓，故而疗效甚佳。

病案 2

李某，男，75 岁，河北邢台人，2018 年 2 月 18 日初诊。

主诉：尿频尿急，夜尿频多 2 年。

患者于 2017 年 4 月 9 日 23 点 20 分突发口角歪斜，言语不清，无头痛，无恶心呕吐；右手无力，后恢复。CT 示脑梗死。既往有高血压病史 30 年，口服降压药，血压控制可。体格检查：右侧口角低，鼻唇沟浅，伸舌居中。右肌力 5 级，肌张力可，病理反射（+）。经住院治疗后，症情得到控制。于 2017 年 5 月 8 日起长期门诊治疗。查其前所服中药，为补阳还五汤合牵正散加味，加减调治 5 月余，中风后遗症有所好转，但"尿频尿急，小便不畅，夜尿多"症状突出，故来求诊。现主症：尿频，尿急，排尿不畅，时而点滴而出，夜尿 4～5 次，语言謇涩，舌紫暗有瘀斑，苔白，舌下静脉曲张，脉弦涩。肛门指检：前列腺增大，表面光滑，界限清楚，中央沟变浅。泌尿系彩超示：前列腺增大，回声不均匀，膀胱残余尿量 29mL。尿流率检测：最大尿流率 12mL/s，平均尿流率 7mL/s。tPSA、fPSA 略有升高。

西医诊断：良性前列腺增生症。

中医诊断：癃闭。

辨证：癥积阻络，瘀血阻滞证。

治法：消癥通络，通利水道。

方药：消癥通络方加减。

制水蛭 6g，红花 12g，鸡血藤 15g，浙贝母 12g，海藻 20g，陈皮 12g，海浮石 12g，牛膝 9g，三棱 9g，莪术 9g，白花蛇舌草 20g，半枝莲 20g，黄芪 20g，黄精 15g，熟地黄 12g，地龙 9g。10 剂，每日 1 剂，水煎分 2 次服。嘱患者戒烟、忌酒，清淡饮食，畅情志。

二诊：尿频、尿急、排尿不畅未见明显缓解，夜尿 4～5 次，舌紫暗有瘀斑，舌下静脉曲张，脉弦涩。前方加刘寄奴 20g，蜈蚣 2 条，继服 10 剂。

三诊：药后尿频、尿急、排尿不畅稍有缓解，夜尿 3～4 次，舌紫暗有瘀斑，舌下静脉曲张，脉弦涩。继服二诊处方 14 剂。

四诊：药后尿频、尿急、排尿不畅明显缓解，夜尿 2～3 次，舌紫暗，瘀斑减少，舌下静脉曲张，脉弦。继服上方 14 剂。

五诊：药后病情平稳，排尿正常，夜尿 2 次，舌紫暗，瘀斑减少，舌下静脉曲张，脉弦。膀胱残余尿 8mL。将前方打粉，炼蜜为丸，每服 9g，每日 2 次，嘱其服用 2 个月，以善其后。近日随访，一切正常。

按： 根据患者尿频、尿急、夜尿增多、排尿不畅甚至点滴而出的临床表现，及肛门指诊、泌尿系彩超的检查结果，诊断为癃闭。由于患者脑梗死日久，故而瘀血阻络日久，血行不畅则气机郁滞，气机郁滞则痰浊凝滞，痰浊瘀血胶结凝滞日久，耗伤气阴，形成癥积，故而出现上述排尿诸症。舌紫暗有瘀斑，苔白，舌下静脉曲张，皆为癥积阻络之重症。故而以消癥通络方为基础，辨证加减。

一诊患者症状较重，血瘀症状极其明显，故而在消癥通络方基础上加水蛭散结活血通络。二诊尿频、尿急、排尿不畅未见明显缓解，说明癥积日久难消，遂加蜈蚣、刘寄奴增加活血散结之效。《医学衷中参西录》云"蜈蚣，味辛温，走窜之力最速，内而脏腑，外而经络，凡气血凝聚之处皆能开之"，可见蜈蚣为消癥通络之良药。《雷公炮制药性解》云："刘寄奴，主下气除癥，破血通经。"药后尿频、尿急、排尿不畅稍有缓解，证明初见成效，效不更方，继服14剂。四诊症状明显缓解，故而继续服用汤药。五诊病情平稳，但考虑到癥积难消，遂改成丸药口服，一方面缓消癥积，另一方面减轻患者经济负担。

葛建立教授强调前列腺增生症虽包含瘀血、痰浊等病理因素，但绝不是一般的痰凝血瘀证可比，而是由顽痰、死血日久胶结形成。因此，必须使用大量消癥通络药物，并且结合个体情况辨证论治，才会取得满意疗效。

病案 3

吴某，男，62岁，石家庄市人，2018年8月7日初诊。

主诉：排尿困难5年余，加重1周。

患者于5年前因饮酒过量后出现排尿困难，尿线变细，尿后余沥不尽，自服前列康、前列解毒胶囊等不效，就诊于当地医院，诊断为前列腺增生症，予盐酸坦洛新缓释胶囊（0.2mg，口服，一日1次）治疗，症状缓解，遂长期服用此药控制病情。3月前，患者因饮酒后症状再次加重，排尿困难，尿线纤细，甚至点滴而出，为求系统诊治，就诊于我院男科。现主症：排尿困难，尿线纤细，甚至有时点滴而出，夜尿10～15次，无尿道灼热及尿痛，口干口渴，舌质偏暗，苔黄腻，脉弦滑。肛门指检：前列腺增大，表面光滑，界限清楚，中央沟消失。泌尿系彩超：前列腺增大，回声不均匀，膀胱残余尿量50mL。

西医诊断：前列腺增生症。

中医诊断：癃闭。

辨证：癥积阻络，湿热下注。

治法：消癥通络，清热利湿。

方药：滋肾通关丸合消癥通络方加减。

知母 15g，黄柏 12g，肉桂 3g，红花 12g，鸡血藤 15g，浙贝母 12g，海藻 20g，陈皮 12g，海浮石 12g，牛膝 9g，三棱 9g，莪术 9g，白花蛇舌草 20g，半枝莲 20g，黄芪 20g，黄精 15g，熟地黄 12g，地龙 9g。7 剂，水煎分服，一日 1 剂，一日 2 次。嘱患者戒烟、忌酒，清淡饮食，畅情志。

二诊：排尿困难、尿线纤细缓解，夜尿 7～9 次，口干口渴，舌质偏暗，苔黄腻，脉弦滑数。前方加瞿麦 20g，继服 9 剂。

三诊：排尿困难、尿线纤细明显缓解，夜尿 3～4 次，口干口渴减轻，舌质偏暗，苔黄腻，脉弦滑数。二诊处方继服 10 剂。

四诊：排尿困难、尿线纤细已不明显，夜尿 2～3 次，口干口渴痊愈，舌质偏暗，苔黄，脉弦滑。查膀胱残余尿量 10mL。二诊处方继服 14 剂。

按：根据患者排尿困难、尿线纤细、甚至点滴而出、夜尿频多的症状，及肛门指诊、泌尿系彩超等检查，诊断为癃闭。患者素体热盛，最易伤津耗气，导致气虚血滞，气虚血滞则最易生痰生湿，痰浊、瘀血相互胶结日久，形成癥积，故而出现上述排尿症状。由于热邪炽盛，故而尚有口干、口渴。舌质偏暗，苔黄腻，脉弦滑皆为癥积阻络、湿热壅盛之象。故而以消癥通络方加减。

一诊患者湿热壅盛，故加滋肾通关丸清热化气，通利小便。滋肾通关丸清热燥湿而不伤阴，为治疗湿热癃闭之常用方。葛建立教授强调，知母、黄柏、肉桂三药缺一不可，只需根据证型调整肉桂剂量即可。二诊排尿症状缓解，但口干、口渴尚有，湿热仍重，故加瞿麦活血利水清热。三诊患者症状明显减轻，效不更方。四诊症状已不明显，故而守方继服 14 剂以巩固疗效。

第二节　慢性前列腺炎

前列腺炎是成年男性的常见病，约占泌尿男科门诊患者的 25% 左右。资料显示，约有一半的男性在一生中的某个阶段会受到前列腺炎的困扰。在亚洲国家和地区，20～79 岁的男性前列腺炎患病率为 2.7%～8.7%。根据尸检报告，前列腺炎的尸检患病率为 24.3% ～ 44.0%。前列腺炎虽然不是一种直接威胁生命的疾病，但部分前列腺炎可能严重地影响患者的生活质量，并对公共卫生事业造成巨大的经济负担。

美国国立卫生研究院在 1995 年将前列腺炎分为四种类型。Ⅰ 型：相当于传统分类中的急性细菌性前列腺炎。Ⅱ 型：相当于传统分类中的慢性细菌性前列腺炎。Ⅲ 型：慢性前列腺炎 / 慢性盆腔疼痛综合征。Ⅳ 型：无症状前列腺炎。其中 Ⅱ、Ⅲ 型前列腺炎统称为慢性前列腺炎，占前列腺炎患者的 90% ～ 95%。慢性前列腺炎在临床上症状复杂，病程较长，而且疗效差又容易复发，所以此病一直是中西医男科临床研究的重点之一。

一、诊断依据

（一）Ⅱ 型前列腺炎临床表现

Ⅱ 型前列腺炎的临床表现存在个体性差异，特点是容易反复发作，症状表现可分为以下几个方面。

1. 排尿异常主要表现为尿频、尿急、尿痛、排尿不适、尿道烧灼感，排尿淋滴不尽，尿道口常有乳白色分泌物滴出，尤其当排尿终末或大便用力时滴出，即"尿道滴白"，有时出现血尿，偶在晨起时发现尿道外口为分泌物所黏合。

2. 疼痛多位于腰骶、肛周、腹股沟、耻骨区、睾丸及精索等处，偶向腹部放射，有时在排尿时出现疼痛加重。一般疼痛轻微，可以耐受，多呈间歇性。

3. 性功能障碍临床表现不尽相同，如性欲低下、早泄、阳痿、遗精、射精疼痛等，对生育能力可能也有一定影响。

4. 神经精神症状表现也多种多样，如头晕、头痛、失眠、多梦、焦虑、精神抑郁等，多数因患者对本病缺乏正确认知所致。

5. 继发性炎症可播散到其他部位而引起感染，细菌毒素可引起变态反应，如结膜炎、虹膜炎、关节炎、神经炎等。

（二）Ⅲ 型前列腺炎临床表现

1. 全身症状　部分患者可出现头晕、乏力、记忆力减退、性功能异常、射精不适或疼痛和精神抑郁、焦虑等症状。

2. 局部症状　患者表现为不同程度的下尿路症状，如尿频、尿急、尿痛，尿不尽感，尿道灼热；于晨起、尿末或排便时尿道有少量白色分泌物流出；还可有排尿等待、排尿无力、尿线变细、尿分叉或中断及排尿时间延长等；若后尿道黏膜充血水肿，在排尿终末因膀胱颈与后尿道收缩，可出现血尿；可有会阴部或前列腺区域（肛周、耻骨区、下腹部、腰部、腹股沟区、大腿内侧、阴囊、睾丸及阴茎头）的疼痛不适。多数患者在久坐、久站或剧烈活动时症状加重，这些症状主要来源于盆腔肌肉习惯性收缩和痉挛，由支配前列腺的神经所引起的反射性疼痛。

3. 并发症　部分患者常表现为性心理异常，同时伴有性欲减低、性功能减退，以致性兴奋和性活动明显减少，可以出现勃起功能障碍、早泄、频繁遗精、射精疼痛、性快感缺乏、射精乏力、血精等。个别患者表现为性功能亢进。但目前尚无确凿证据表明前列腺炎可直接导致性功能障碍。

（三）辅助检查

前列腺液检查、尿液分析、病原学定位检查、精液检查、前列腺彩超等可以明确诊断，了解病情严重程度。

二、谈古论今

（一）疾病溯源

慢性前列腺炎可归属于中医"淋证""精浊""白淫""白浊"等范畴。《素问·痿论》云："思想无穷，所愿不得，意淫于外，入房太甚，宗筋弛纵，发为筋痿，及为白淫。"《诸病源候论》曰："劳伤于肾，肾气虚冷故也。肾主水而开窍在阴，阴为溲便之道。胞冷肾损，故小便白而浊也。"亦曰："诸淋者，由肾虚而膀胱热故也。"《景岳全书》曰："有浊在精者，必由相火妄动，淫欲逆精，以致精离其经，不能闭藏，则源流相继，流溢而下……"又曰："淋之为病，无不由乎热剧，无容矣。"又曰："有浊在精者移热膀胱，则溺孔涩痛，精浊并至，此皆白浊之因热也。"《医学起源》注云："小便涩痛，热客膀胱，郁结而不能渗泄故也。可用开结之寒药，以使结散热退，血气宣通，荣卫和平，精神清利而已。"《丹台玉案》曰："便浊湿热兼痰，分有余不足治之，恣意膏粱，浊气下注者，此为有余……"《证治汇补》曰："精之藏制在肾，脾主之运化，升清降浊，脾失健运，湿浊内蕴，下注于精窍。"《内科心典》曰"精浊者，茎中如刀割火灼，而溺自清，惟窍端时有秽物，如疮之脓，淋漓不断，与便溺绝不相混。"因此，历代先贤多认为慢性前列腺炎多由于脾肾亏虚、湿热下注所致，以脾肾亏虚为本，湿热下注为标，多以补脾调肾、清热泄浊为治疗大法。

（二）守正创新

葛建立教授在深刻总结古代先贤临床经验的基础上，根据本病"病程较长，疗效较差，容易复发"的特点，并参照舌苔、脉象、临床症状，认为"湿热血瘀"是慢性前列腺炎不可忽略的病机。外感湿热毒邪，或饮食不节、过食肥甘厚味，皆可导致体内湿热内生，湿热下注产生诸般临床表现。湿热久郁于下焦，必阻碍气血运行，导致瘀血阻络。湿热瘀血胶结不解是本病缠绵难愈的基本病理。同时因本病症状分布区域多为肝经所主，故而确定慢性前列腺炎的治疗大法为"清肝利湿，活血通络"。在此基础上组成治疗慢性前列腺炎的基础方"前列腺汤"（龙胆草 9g，炒栀子 9g，赤芍 12g，红花 10g，车前子 12g，泽泻 9g，鸡血藤 15g，虎杖 15g，王不留行 12g，泽兰 12g）。方中龙胆草、栀子清热泻火，利湿解毒，为清利肝经湿热之要药，赤芍、红花活血化瘀，通络止痛，为活血化瘀之妙品，四者共为君药。车前子、泽泻清热利湿，鸡血藤、王不留行活血通络，四者共为臣药。泽兰活血利湿，虎杖活血利湿解毒，二者共为佐使之用。全方共奏清肝利湿，活血通络之效。

临证加减：湿热壅盛者，加四妙散、当归贝母苦参丸；血瘀明显者，加柴胡、三棱、莪术、土鳖虫、蜈蚣、苏木；肾阴亏虚者，加生地黄、知母、女贞子、墨旱莲；肾阳亏虚者加淡附片、桂枝、淫羊藿、仙茅。

经过在临床上反复验证，本方治疗慢性前列腺炎疗效显著，且复发概率较低。尤其在治疗久病方面，效果满意，值得借鉴。

三、病案举隅

病案 1

李某，男，38 岁，2018 年 3 月 2 日初诊。

主诉：尿频、尿急 2 年。

患者 2 年前因过量饮酒后出现尿频、尿急，伴小腹部憋胀疼痛，就诊于石家庄市某三级甲等医院泌尿外科门诊。查前列腺液常规：白细胞 70～80 个/HP。诊断为慢性前列腺炎，予盐酸左氧氟沙星胶囊、前列解毒胶囊口服治疗 2 周，症状明显缓解。因无明显不适，遂自行停药。其后每因过量饮酒或嗜食辛辣后出现尿频、尿急症状，自服前列解毒胶囊或癃清片后症状缓解，但未得到彻底治疗。2 周前，患者过食辛辣刺激食物后，症状再次加重，自服前列解毒胶囊 10 天未见缓解，为求系统诊治，遂就诊于我院男科门诊。现主症：尿频、尿急、尿痛，伴尿道灼热感、尿滴白、小腹憋胀疼痛、阴囊潮湿，平素口干、口苦，舌暗红、苔黄腻，脉滑数。肛门指检：前列腺左右两叶对称，大小正常，表面光滑，质地中等，未触及结节，中央沟可触。

辅助检查：尿液分析（－）。前列腺液检查示白细胞（40～46）个/HP，卵磷脂小体（＋＋＋）。泌尿系彩超示前列腺稍大，呈慢性炎症表现。

西医诊断：慢性前列腺炎。

中医诊断：精浊。

辨证：湿热血瘀证。

治法：清热化湿，活血通络。

方药：前列腺汤加减。

龙胆草 9g，炒栀子 9g，赤芍 12g，红花 10g，车前子 12g（包煎），泽泻 9g，鸡血藤 15g，虎杖 15g，王不留行 12g，泽兰 12g，苍术 12g，黄柏 10g，牛膝 12g，薏苡仁 30g。水煎取汁 400mL，日 1 剂，分早晚 2 次温服，共 10 剂。嘱戒烟戒酒，禁食辛辣油腻之品，忌久站坐，适量运动。

2018 年 3 月 13 日二诊：患者小便次数减少，尿急、尿痛略有缓解，尿道仍感灼热，阴囊潮湿有所减轻，尿道口已无分泌物，小腹部仍觉憋胀，口干、口苦减轻。舌暗红，苔黄腻，脉弦滑数。上方加柴胡 15g，乌药 10g。继服 10 剂。

2018 年 3 月 24 日三诊：患者小腹部憋胀、口干口苦痊愈，小便次数减少，阴囊潮湿进一步减轻，仍尿道灼热，尿急、尿痛缓解不明显，舌暗红，苔黄腻，脉弦滑数。前方去柴胡、乌药，加当归 10g，浙贝母 15g，苦参 10g，继服 14 剂。

2018 年 4 月 10 日四诊：尿频、尿急、尿痛、尿道灼热感均明显好转，阴囊潮湿痊愈，舌红苔黄腻，脉弦滑数。前方继服 14 剂。

2018 年 4 月 25 日五诊：尿频、尿急、尿痛、尿道灼热基本痊愈，舌红苔薄黄，脉弦数。效不更方，继服 14 剂以巩固疗效。半年后电话随访，一切正常。

按： 患者为青年男性，主因"尿频、尿急 2 年余"就诊，根据前列腺液白细胞增多，前列腺彩超提示慢性炎症，故西医诊断为慢性前列腺炎，属中医"淋证""精浊"的范畴。该患者平素饮酒过多、嗜食辛辣刺激食物，导致湿热内生，湿热流注下焦，影响膀胱气化，故而出现尿频、尿急伴尿道灼热、尿滴白、阴囊潮湿等症状。湿热久郁于下焦，必阻滞下焦气血运行，导致气滞血瘀，故而出现尿道疼痛、小腹部憋胀疼痛。湿热血瘀胶结不解，故而病情反复，经久不愈。结合舌苔脉象，辨证为湿热血瘀证当属无疑。故首诊予前列腺汤清热利湿，活血化瘀，因患者湿热偏重，故合四妙散加强清利湿热之效。二诊小腹部憋胀未减轻，故加柴胡、乌药理肝经气滞，以达"气行则血行"之效。三诊小腹部憋胀减轻，故减去柴胡、乌药，因尿道灼热感仍未减轻，故加当归贝母苦参丸增加清热化湿之力。四诊、五诊患者症状明显缓解，效不更方，继续巩固用药。

葛建立教授强调，对于病情比较顽固的患者，切忌临床痊愈立即停药，一定要再巩固治疗一段时间，以免病情反复。

病案 2

王某，男，40 岁，2019 年 6 月 5 日初诊。

主诉：小腹部、会阴部刺痛 1 年。

患者 1 年无明显诱因出现小腹部、会阴部憋胀、刺痛，因疼痛可忍受，遂未就医，休息 5 天自行缓解。1 月后因过食辛辣，症状再次加重，遂求治于当地某二甲医院，查腰椎 CT（－）、前列腺液白细胞（+++），卵磷脂小体 +，诊断为前列腺炎，予左氧氟沙星胶囊、前列舒通胶囊服用 3 周未见缓解，遂就诊于当地中医院男科，予活血化瘀中药 30 剂，症状略见缓解。后辗转多处诊治，皆未取得显著疗效。2 周前因外出应酬症状再次加重，为求系统诊治，遂就诊于我院男科。现主症：小腹部、会阴部憋胀刺痛，牵及腰骶部、腹股沟部不适，伴尿频、尿急、尿道灼热，阴囊潮湿，平素口干、口苦，舌暗红，苔黄腻，脉沉弦而涩。

辅助检查：尿液分析（－）。肛门指检：前列腺左右叶对称，大小可，无触痛，中央沟变浅，结节感不明显。前列腺液检查：白细胞（16～24）个/HP，卵磷脂小体（+++）。前列腺彩超：前列腺增大，慢性炎症性改变。

西医诊断：慢性前列腺炎。

中医诊断：精浊。

辨证：气滞血瘀，湿热下注证。

治法：活血化瘀，清热利湿。

方药：前列腺汤加减。

龙胆草9g，炒栀子9g，赤芍12g，红花10g，车前子12g（包煎），泽泻9g，鸡血藤15g，虎杖15g，王不留行12g，泽兰12g，柴胡12g，三棱12g，莪术12g。水煎取汁400mL，日1剂，分早晚2次温服，共14剂。

2019年6月20日二诊：小腹部、会阴部憋胀刺痛略有减轻，腰骶部、腹股沟部仍觉不适，尿频、尿急、尿道灼热、阴囊潮湿减轻，仍口干、口苦，舌暗红，苔黄腻，脉沉弦而涩。前方加水蛭3g，蜈蚣2条，薏苡仁30g，继服14剂。

2019年7月5日三诊：小腹部、会阴部憋胀刺痛明显缓解，腰骶部、腹股沟部不适减轻，尿频、尿急、尿道灼热、阴囊潮湿明显减轻，口干、口苦已不明显，舌暗红苔黄腻，脉弦而涩。前方加苏木12g，继服14剂。

2019年7月20日四诊：小腹部、会阴部憋胀刺痛、腰骶部及腹股沟部不适等症状已不明显，尿频、尿急、尿道灼热、阴囊潮湿进一步减轻，舌暗红苔黄薄腻，脉弦。效不更方，继服14剂。

2019年8月6日五诊：诸症痊愈，舌暗红，苔薄，脉弦缓。嘱其服用血府逐瘀口服液、前列解毒胶囊20天善后。

2020年3月随访，一切正常。

按：患者系中年男性，主因"小腹部、会阴部刺痛1年余"前来就诊，根据前列腺液检查及前列腺彩超结果，西医诊断为慢性前列腺炎，中医诊断为精浊。小腹部、会阴部憋胀刺痛，牵及腰骶部、腹股沟部不适，为瘀血阻滞下焦所致。尿频、尿急、尿道灼热、阴囊潮湿，皆湿热下注之表现。舌暗红苔黄腻，脉沉弦而涩为血瘀、湿热相互胶结之象。故予前列腺汤清利湿热，活血化瘀。因患者主症为小腹部、会阴部刺痛，牵及腰骶部、腹股沟部不适，故瘀血症状更为突出，初诊在前列腺汤基础上加柴胡、三棱、莪术，增强行气活血止痛之效。二诊疼痛缓解不明显，故加水蛭、蜈蚣等活血搜剔经络之品增强疗效。三诊小腹部、会阴部刺痛已有减轻，遂乘胜追击，加苏木活血以止痛。四诊诸症皆明显缓解，效不更方，继续服用2周。五诊诸症痊愈，遂改服中成药善后以防止复发。

葛建立教授强调，慢性前列腺炎以疼痛为主要表现者，要注重虫类活血通络药物的应用，其中蜈蚣、水蛭最为常用。《医学衷中参西录》云："蜈蚣，味微辛，性微温。走窜之力最速，内而脏腑，外而经络，凡气血凝聚之处皆能开之。"《神农本草经》云："水蛭，味咸平，主逐恶血，瘀血，月闭，破血瘕积聚，无子，利水道。"两者合用，实乃化瘀开结止痛之上品。

病案3

张某，男，25岁，2019年9月6日初诊。

主诉：小腹痛、睾丸痛、性欲下降4个月。

患者4个月前于大量饮酒后出现小腹痛、睾丸痛，性欲低下，自服癃清片症状缓解。2个月前因应酬再次喝酒，症状加重，遂就诊于某三甲医院泌尿外科。查前列腺液示白细胞（+++），卵磷脂小体（++）。诊断为前列腺炎，予前列解毒胶囊治疗1个月未见明显好转，为求系统治疗，遂求治于我院男科。现主症：小腹部及睾丸隐隐作痛，伴性欲低下，勃起不坚，患者平素疲乏无力，腰酸腿软，畏寒肢冷，舌暗红，苔黄腻，脉沉无力。男科体检：双侧睾丸、附睾无肿大，无压痛，精索未增粗。肛门指诊：前列腺质地较硬，中央沟消失，轻微压痛。

辅助检查：性激素五项（－）。前列腺液检查：卵磷脂小体（+++），白细胞（12～18）个/HP。彩超：前列腺大小为3.2cm×4.2cm×2.4cm，包膜光整，实质回声欠均匀；睾丸、附睾、精索未见异常。

西医诊断：慢性前列腺炎。

中医诊断：精浊。

辨证：湿热血瘀，阳气亏虚证。

治法：活血清热，温阳利湿。

方药：前列腺汤加减。

龙胆草 9g，炒栀子 9g，赤芍 12g，红花 10g，车前子 12g（包煎），泽泻 9g，鸡血藤 15g，虎杖 15g，王不留行 12g，泽兰 12g，附子 6g（先煎），桂枝 10g。水煎取汁 400mL，日 1 剂，分早晚 2 次温服，共 10 剂。

2019 年 9 月 6 日二诊：小腹部及睾丸隐隐作痛减轻，性欲低下，勃起不坚，疲乏无力、腰酸腿软、畏寒肢冷略有缓解，舌暗红，苔黄腻，脉沉无力。前方加淫羊藿 12g，仙茅 12g，继服 10 剂。

2019 年 9 月 17 日三诊：小腹部及睾丸隐隐作痛明显减轻，疲乏无力、腰酸腿软、畏寒肢冷缓解，性欲低下、勃起不坚略有好转，舌暗红，苔黄腻，脉沉无力。前方加韭菜子 12g，继服 10 剂。

2019 年 9 月 28 日四诊：小腹部及睾丸隐隐作痛不明显，疲乏无力、腰酸腿软、畏寒肢冷明显好转，性欲增强，勃起硬度增加，舌暗红，苔薄黄腻，脉弦。效不更方，前方继服 14 剂。

2019 年 10 月 12 日五诊：小腹部及睾丸隐痛、疲乏无力、腰酸腿软、畏寒肢冷基本痊愈，性欲正常，勃起硬度能达到 4 级，舌淡红苔薄，脉弦缓。前方继服 21 剂。

2020 年 4 月随访，一切正常。

按：患者系青年男性，因"小腹痛、睾丸痛、性欲下降 4 个月"前来就诊，根据前列腺液检查、前列腺彩超结果，西医诊断为慢性前列腺炎，中医诊断为精浊。患者平素饮食不节、饮酒无度致体内湿热内盛，湿热阻滞经络，气血运行失常，故而形成瘀血，湿热、瘀血阻滞下焦，故而出现小腹部及睾丸疼痛。湿邪久郁体内，损伤肾中阳气，故而出现性欲低下，勃起不坚，患者平素疲乏无力，腰酸腿软，畏寒肢冷等虚损症状。舌暗红，苔黄腻，脉沉无力则为湿热血瘀，肾阳亏虚之象。故用前列腺汤加减活血清热，温阳利湿。一诊在前列腺汤基础上加桂枝、附子补肾助阳，以振奋全身正气。二诊症状缓解，但性欲、勃起未见改善，故加淫羊藿、仙茅两味，以增强温肾补益之效。三诊性欲、勃起略有改善，故而乘胜追击，加韭菜子补肾以增强疗效。四诊、五诊疗效明显，故而守方继续服用，巩固治疗。

葛建立教授提示，在治疗前列腺炎伴有性功能障碍，需要温补肾阳时，切忌一味大剂量使用附子、肉桂，应该酌情加入现代药理研究可以调节性腺轴的补肾药，如淫羊藿、仙茅、菟丝子、肉苁蓉等，尽量使处方温而不燥，药力持久，争取取得良好的远期疗效。

第三节　阴茎勃起功能障碍

阴茎勃起功能障碍是指阴茎持续不能达到或维持足够硬度的勃起以完成满意的性生活，病程在 3 个月以上。阴茎勃起功能障碍在中医学称为阳痿，是指成年男子性交时，由于阴茎痿软不举，或举而不坚，或坚而不久，无法进行正常性生活的病证。

一、诊断依据

（一）临床表现

1. 成年男子性交时，阴茎痿软不举，或举而不坚，或坚而不久，无法进行正常性生活，但须除外阴茎发育不良引起的性交不能。

2. 常伴有神疲乏力，腰酸膝软，畏寒肢冷，夜寐不安，精神苦闷，胆怯多疑，或小便不畅，滴沥不尽等症。

3. 本病常有房劳过度，手淫频繁，久病体弱，或有消渴、惊悸、郁病等病史。

（二）辅助检查

阳痿在西医学上有精神性与器质性之别，除常规检查尿常规、前列腺液、血脂外，还可做夜间阴茎勃起试验，以鉴别精神性与器质性疾病。如属后者应查血糖、睾酮、促性腺激素等，检查有无内分泌疾病。还需作多普勒超声、阴茎动脉测压等，确定有无阴茎血流障碍。排除上述病证后，酌情可查肌电图、脑电图以了解是否属神经性疾患。

二、谈古论今

（一）疾病溯源

阴茎勃起功能障碍属于中医学"不起""阴痿""筋痿""阳痿"范畴。记载阳痿最早的中医文献为《养生方》，《养生方》称之为"不起""老不起"。《灵枢·邪气脏腑病形》篇，称之为"阴痿"，《灵枢·经筋》称为"阴器不用"，在《素问·痿论》中又称为"筋痿"。明代周之干首次以"阳痿"命名本病，在《慎斋遗书·阳痿》中有"阳痿多属于寒"的记载，而且《杂症治要秘录》明确指出"阴痿即阳痿"。此命名影响深远，为后世中医学界所广泛接受，沿用至今。目前西医学将"阳痿"改称为"阴茎勃起功能障碍"。

《素问·五常政大论》曰："气大衰而不起不用。"《灵枢·经筋》指出："热则筋弛纵不收，阴痿不用。"《素问·痿论》记载"思想无穷，所愿不得，意淫于外，入房太甚，宗筋弛纵，发为筋痿"，认识到阳痿的病因为气衰、邪热、情志和房劳等。《诸病源候论·虚劳阴痿候》说"劳伤于肾，肾虚不能荣于阴器，故痿弱也"，认为本病由劳伤及肾虚引起，在治疗上亦以温肾壮阳为主。《济生方·虚损论治》提出真阳衰惫可致阳事不举。《杂病源流犀烛》中这样记载"又有失志之人，抑郁伤肝，肝木不能疏泄，亦致阳痿不起"，表明肝郁也是导致勃起功能障碍的原因之一。《医述》论"若以忧思太过，抑损心脾，则病及阳明、冲脉，而水谷气血之海必有所亏，气血亏而阳道斯不振矣"，提出了心脾两虚的致病观点。《临证指南医案》指出，脾胃不足的致病因素，认为"阳明虚则宗筋纵"。《明医杂著·男子阴痿》指出除命门火衰外，郁火甚也可致阴痿。明清时期对阳痿成因的认识更加深入，提出郁火、湿热、情志所伤亦可致阳痿，治法除补肾之外，尚有从心（心包）、脾胃、肝（胆）等脏腑经络论治。晚清丹阳名医韩善徵所撰《阳痿论》强调，以虚实论阳痿，反对滥用燥烈温补。

现代医家对此病认识进一步深入。李曰庆认为阳痿的发病主要与肝肾密切相关，本病的病机是肾虚为本、肝郁为标，本虚标实，治疗时应肝肾同治，以补肾疏肝作为基本治疗原则。徐福松治疗勃起功能障碍疾病，主张三因制宜，强调从心、肝、脾论治阳痿。秦国政等研究发现，阳痿患者大多存在情志因素，得出"因郁致痿"的病机，而患者勃起功能障碍又加重了自卑和抑郁，使得症状加重，病情复杂，造成"因痿致郁"。李海松教授指出阳痿的核心病机是血瘀，阳痿最终的病理趋势是肾虚，病理特点是肝郁，并从血瘀的核心病机进一步提出了"阴茎中风"学说。金保方等强调治疗阳痿要以中医整体观念及辨证施治为核心，主张治疗阳痿当从单纯的生物医学模式转变为生物－心理－社会医学模式。吴东明等通过分析治疗阳痿中成药用药的规律，发现治疗阳痿的高频中药以入肝、肾经居多，用药多为补益肝肾之品，组合新方呈"补肾壮阳、强筋益精""补肾壮精、收敛固涩"的特点。近代医家研究认为，此病最基本的病变是肝郁、肾虚、湿热、血瘀，其中肝郁是主要的病变特点，湿热是疾病的起始，肾虚是主要的病变趋势，血瘀是最终的病变结局，而且四者有机联系，互为因果，共同作用。

（二）守正创新

现代中医学认为本病的病因主要有劳伤久病，饮食不节，七情所伤，外邪侵袭。基本病机为肝、肾、心、脾受损，气血阴阳亏虚，阴络失荣或肝郁湿阻，经络失畅，导致宗筋失养而发为阳痿。葛建立教授根据多年的临床经验认为：阳痿发病虚实有别，在当代社会，房劳伤损所致阳痿者已显著减少；相反，饮食肥厚、情志内伤所引起的阳痿日渐增多。临证中，葛建立教授以"久病入络、络脉瘀阻"为切入点，以"瘀血浊毒"为主要病机，擅长从血瘀论辨治阳痿。

葛建立教授在总结前贤的基础上，认为阳痿基本病机为肝郁肾虚、瘀阻宗筋，法当疏肝补肾、活血通络，总结出"疏肝益阳汤"。处方组成：柴胡12g，炒蒺藜10g，炒僵蚕12g，蜈蚣2条，鸡血藤15g，黄芪15g，巴戟天12g，熟地黄12g，淫羊藿12g，川牛膝10g。方药分析：柴胡、炒蒺藜条达舒畅肝气之郁滞，僵蚕、蜈蚣秉虫类搜剔之性，活血逐瘀疏通络脉，巴戟天、淫羊藿温肾助阳，此六味共奏疏肝补肾通络之功；鸡血藤行血补血兼活络，黄芪补气健脾而升阳，熟地黄补血养血入肝肾，三者气阴双调，补气以助血行，并防活血太过而伤阴耗气；川牛膝为使，祛瘀通脉，引血下行。

辨证化裁：若兼有胸胁少腹憋胀、疼痛等气滞表现，肝郁较甚者，加青皮、枳壳宣畅气机，疏理气血；若年老体虚，腰膝酸软，性欲淡漠，脉沉细表现，肾虚较重者加肉苁蓉、山茱萸平补阴阳；若兼有口干口苦，急躁易怒，失眠多梦，目赤尿黄，大便秘结等肝火炽盛表现者，加龙胆草、栀子清泻肝火；若兼有脘腹胀闷，口黏，渴不多饮，大便黏腻等湿热较重表现者，加苍术、黄柏清利下焦湿热；若兼有惊悸不安，夜寐噩梦，胆怯易惊等心神不安表现者，加磁石、龙齿重镇安神。

三、病案举隅

病案 1

张某，男，56 岁，石家庄人，2019 年 6 月 29 日初诊。

主诉：阴茎勃起困难 10 余年，加重 6 个月。

患者自诉 10 年前出现阴茎勃起困难，偶有勃起未射精即疲软，性欲淡漠，晨勃无。10 年来，症状逐渐加重。既往阴茎勃起功能正常，曾先后行中西医治疗，西医给予盐酸他达拉非治疗（每日 5mg，口服）治疗 1 个月，疗效尚可，但停药后病情反复。中医给予"疏肝补肾"中药，合复方玄驹胶囊（每次 3 粒，口服，每日 3 次）治疗 2 月余，未见明显改善，后未予重视。近半年来无明显诱因症状逐渐加重，甚则阴茎完全不能勃起，遂求治于我院。现主症：患者阴茎勃起困难，甚至完全不能勃起，性欲淡漠，面色无华，精神萎靡，情志不畅，善太息，口干略苦，小溲正常，大便基本正常，无恶寒肢冷。舌质淡暗，苔薄白，脉弦细。查体：阴囊不潮湿，双睾丸 15mL，质软，弹性差。前列腺液检查各项指标阴性。

西医诊断：阴茎勃起功能障碍。

中医诊断：阳痿。

辨证：肝郁肾虚，瘀血阻络证。

治法：疏肝补肾，活血通络。

方药：疏肝益阳汤加减。

柴胡 12g，炒蒺藜 10g，炒僵蚕 12g，蜈蚣 2 条，鸡血藤 15g，黄芪 15g，巴戟天 12g，熟地黄 12g，淫羊藿 12g，川牛膝 10g，青皮 10g，枳壳 15g。7 剂，水煎服，分早晚 2 次温服。

2019 年 7 月 6 日二诊：7 剂后复诊，自述晨勃出现，精力稍好转，仍勃起困难，其他症状明显减轻，舌淡暗，苔薄，脉弦细。考虑患者年过五旬，年老体虚，活血通络易伤阴耗气，加之病损日久，久病入络，非力缓久功恐难以奏效，上方加肉苁蓉 12g，酒萸肉 12g，余未变，继服 7 剂。

2019 年 7 月 13 日三诊：勃起功能改善，房事勉强可插入，2 ～ 3 分钟而射精，精力明显好转，遂中药处方不变，再服 7 剂。

后经治疗半月余，自述勃起功能明显改善，性交 5 分钟左右而射精。

半年后电话随访，性功能正常。

按：患者为中年男性，主因"阴茎勃起困难 10 余年，加重 6 个月"前来就诊，结合体格检查结果，西医诊断为阴茎勃起功能障碍，中医诊断为阳痿。此案患者年过五旬，年老体虚，加之病损日久，久病入络，病久则肝郁气滞，瘀血内阻，辨证为肝郁肾虚、瘀血阻络证，治疗当以疏肝补肾、活血通络。方用疏肝益阳汤。二诊时，见患者年老体虚，需再加肉苁蓉、酒萸肉平补肾之阴阳，后遵此方，顽疾乃瘥。

葛建立教授认为宗筋痿软不用，多与肝肾有关。肾乃水火之脏，肾主骨、生髓，为先天之本，若肾脏亏虚则代表病损日久及肾，机体阴阳失调，气血失衡。病久则肝郁气滞，瘀血内阻。阴茎勃起是一种血流动力学现象，血液循行有赖肝气疏泄，气助血运，血载气行，二者缺一不可。故治疗阳痿应活血化瘀以治本，疏肝补肾治其标，调整气机，疏通肾络瘀阻，肾络通方可阴阳调和，气血畅达。

病案 2

李某，男，40 岁，张家口人，2019 年 4 月 2 日初诊。

主诉：阴茎勃起不坚 1 年，加重 1 个月。

患者自诉 1 年前因与人争吵后，头痛口苦，胸闷不适，休息后症状减轻。当日晚上同房时出现阴茎勃起困难，但仍可同房，因羞于开口，未予重视，晨勃有，既往勃起功能正常，育有一子。1 年来症状逐渐加重，1 个月前发现阴茎完全不能勃起，遂就诊于我院男科门诊。现主症：患者阴茎勃起不坚，插入困难，面目红赤，口苦口干，胸闷，两胁不适，腰膝酸软，平素急躁易怒，纳可，小便可，大便基本正常，无发热。舌质暗红，苔薄白，脉弦细。

西医诊断：阴茎勃起功能障碍。

中医诊断：阳痿。

辨证：肝火郁结，肾虚血瘀。

治法：疏肝泻火，补肾活血。

方药：疏肝益阳汤加减。

柴胡 12g，炒蒺藜 10g，炒僵蚕 12g，蜈蚣 2 条，鸡血藤 15g，黄芪 15g，巴戟天 12g，熟地黄 12g，淫羊藿 12g，川牛膝 10g，龙胆草 10g，栀子 10g。7剂，水煎服，分早晚 2 次温服。

2019 年 4 月 9 日二诊：7 剂后复诊，自述口干口苦消失，勃起困难好转，但不明显，其他症状明显减轻，舌淡暗，苔薄，脉弦细。效不更方，继服 14 剂。

2019 年 4 月 24 日三诊：勃起功能改善，房事可插入，5 分钟左右而射精，胸闷胁痛消失，自诉大便不成形，考虑到龙胆草、栀子药性寒凉，容易伤胃气，遂减量至 6g，加干姜 9g。

2019 年 5 月 2 日四诊：患者勃起功能正常，腰膝酸软消失，大便已恢复正常，日 1 次，舌淡红，稍胖，苔薄白，脉细。继服 7 剂，巩固疗效。

半年后随访，自诉性功能正常，未复发。

按：患者为中年男性，主因"阴茎勃起不坚 1 年，加重 1 个月"就诊，结合体格检查结果，西医诊断为阴茎勃起功能障碍，中医诊断为阳痿。此案患者因 1 年前与人发生争吵，导致肝火上炎，肝郁气滞，加之病损日久，久病入络，瘀血内阻。就诊时，患者面目红赤，口干口苦，胸闷胁痛，一派肝火上炎之象，又患者腰膝酸软，乃肾虚之候，辨证为肝火郁结、肾虚血瘀证，故治疗当以疏肝泻火、补肾活血，在疏肝益阳汤基础上加入龙胆草、栀子两味寒凉药以增强清热泻火之力。二诊，患者症状好转，故遵循前方，继服 14 剂。三诊，患者出现便溏，考虑寒凉药伤胃气，故减量，加入干姜以顾护胃气。四诊，患者诸症痊愈，为巩固疗效，继服 7 剂。

葛建立教授强调，从血瘀论治阳痿一病是以"血瘀"为切入点，注重血瘀为阳痿基本病因病机，并非以活血化瘀通络为辅或补肾为主，稍加通络之品，湿热、肾虚等只是表象，血瘀才是根本。临床上，葛建立教授强调标本兼治，更加注重病及血分，病在经络，治疗上以活血化瘀通络消癥为本。

第四节　早　泄

早泄是指同房时阴茎尚未接触或刚接触女方外阴，或阴茎虽进入阴道，但在很短的时间内便发生射精，随后阴茎疲软，不能维持正常性生活的一种病症，是较常见的男性性功能障碍疾病。2015 年欧洲泌尿外科学会指南推荐国际性医学会从循证医学的角度上指出早泄的定义应包括 3 点：①射精总是或者几乎总是发生在阴茎插入阴道 1 分钟以内（原发性），或不足 3 分钟，伴明显困扰（继发性）。②不能在阴茎全部或者几乎全部进入阴道后延迟射精。③消极的个人精神心理因素，如苦恼、忧虑、挫败感、避免性接触等。

一、诊断依据

（一）临床表现

目前的早泄诊断主要依靠患者主诉，另外应该考虑到射精潜伏期长短和双方性生活满意度、性行为状况。早泄诊断需要判定两个主要指标：第一为阴茎插入阴道后的射精潜伏期或性交持续时间及射精随意控制能力；第二为患者及配偶的性生活满意程度。中国早泄患者性功能评价表涉及性欲、阴茎勃起功能、性生活满意度、射精潜伏期、控制射精困难程度以及自信感、焦虑及紧张等心理因素等 10 项问题，有利于临床上评估早泄患者性功能并提供比较客观的量化指标，可作为评估治疗早泄药物的指标。此外，国外的量表主要有早泄诊断工具。

（二）辅助检查

早泄的神经电生理检查可较客观地评价射精神经通路，常用试验方法如下。

1. 阴茎生物感觉阈值测量是利用生物感觉阈值测定仪测定阴茎各部位振动感觉阈值，了解阴茎感觉敏感的方法。

2. 阴茎背神经躯体感觉诱发电位、阴部运动神经诱发电位、运动神经诱发电位亦有助于诊断。

二、谈古论今

（一）疾病溯源

早泄是指房事时过早射精而影响正常性交，是男子性机能障碍的常见病证，多与遗精、阳痿相伴出现。早泄多由情志内伤，湿热侵袭，纵欲过度，久病体虚所致。其基本病机为肾失封藏，精关不固。病位在肾，并与心脾相关。病机性质虚多实少，虚实夹杂证候亦在临床常见。辨证应分清虚实，辨别病位。虚证者宜补脾肾为主，或滋阴降火，或温肾填精，或补益心脾，佐以固精。实证者宜清热利湿，清心降火。本病慎用补涩，忌苦寒太过，以防恋邪或伤及脾胃。

中医学对早泄有较深的认识，相关的论述及治疗方法颇为丰富。记载早泄最早的中医文献为《医心方》引用《玉房秘诀》，称之为"溢精"。叶天士《秘本种子金丹》称之为"鸡精"，以鸡的交媾取象命名，形容交媾时间短暂。明确提到"早泄"的病名最早见于明代万全所著《万氏家传广嗣纪要》，"若男情已至，而女情未动，则精早泄，谓之孤阳"。清代沈金鳌《沈氏尊生书·内伤外感门》指出男性早泄的临床表现为："未交先泄，或乍交即泄，滑泄不禁。"

《素问·六节脏象论》记载，"肾者，主蛰，封藏之本，精之处也"，明确指出了精之闭藏在肾。《素问·痿论》曰："思想无穷，所愿不得，意淫于外，入房太甚，宗筋弛纵，发为筋痿，乃为白淫。"白淫的表现与早泄临床表现一致，指出病机为情志与房劳过度。《灵枢·本神》曰，"恐惧而不解则伤精，精伤则骨酸痿厥，精时自下"，认为早泄病机为惊恐、恐惧。《诸病源候论》曰，"肾气虚弱，故精溢也；见闻感触，则劳肾气，肾藏精，令肾弱不能制于精，故因见闻而精溢出也"，指出由于肾气虚弱导致溢精。

对于早泄的病因病机，现代医家结合其经验提出不同观点。王琦等认为无论是阴虚火旺，还是湿热下注，或肾气亏虚，均可影响肝之疏泄，肾之封藏，以致疏泄不利，封藏失职，精关约束无权，精关易开，精液外泄，而见交则早泄。该病与肝肾关系最为密切，其基本病机是精关约束无权，精液封藏失职。徐福松等认为本病的发生与心、肝、肾关系最为密切。早泄有虚有实，虚有阴虚火旺、肾气不足、心脾亏虚，实有心火炽盛、肝火亢盛、湿热下注。李曰庆认为，"心神不宁、相火妄动"为该病基本病机，且多兼夹兼证，强调肝经湿热、阴虚阳亢、肾气不固、心脾虚损为其主要病机。秦国政强调为心虚神浮、心肾失交、肝肾亏虚为该病的主要病机，早泄的发生与心、肝、肾及阳明经关系密切，其病因多为肝失疏泄，肾失封藏，心脾两虚，阴虚火旺，湿热侵袭。崔云认为，该病是"肾不封藏与肝疏泄太过"的不协调所致。曹开镛主张肝经湿热、肾气不固、阴虚阳亢是其主要病机。胡海翔指出"心神不宁、肾气不固、肝失疏泄"是导致早泄的基本病机。纵观历代多数医家，此病最基本的病变是肾虚、心火亢、湿热、肝郁，其中肾虚是主要的病变特点，心火亢是疾病的起始，湿热是主要的病变趋势，肝郁是最终的病变结局，四者有机联系，互为因果，共同作用。肾虚是其中的根本原因，治疗上也以补肾摄精为治疗大法。

（二）守正创新

中医学认为心主神明，肝主疏泄，脾主统摄，肾主封藏。从精的生理而言，藏精的机制在肾，排精的机制在心、肝，摄精的机制在脾，即精其藏于肾，其动于心，其制于肝，其摄于脾。主要病因有久病体虚，肾失封藏，劳伤心脾，七情所伤，肝经湿热，阴虚火旺。基本病机为肝、肾、心、脾受损，故早泄的病位与肾、心、肝、脾四脏的关系最为密切。气血阴阳亏虚，肾固精无力或肝郁湿阻，心脾两虚，导致精关开合失养而发为早泄。临证中，葛建立教授注重补肾涩精，同时提倡五脏辨证论治早泄一病，疏通气血，恢复机体的正常功能。

1. 五脏辨证

（1）固摄肾气，强阴涩精：肾者，主蛰，封藏之本，人体精微物质的固摄均赖肾气的充实。肾司精关开阖，肾中阴阳平衡则精液藏泄有度，若禀赋素弱，肾气不足或恐惧伤肾，或手淫成性，致肾气不足，肾气亏虚，无以封藏固摄精液，易使精液施泄无常。《诸病源候论》："肾气虚弱，故精溢也，见闻感触，则劳肾气，肾藏精，令肾弱不能制于精，故因见闻而精溢出也。"治疗上可采用固摄肾气，强阴涩精之法。若相火妄动，虚阳上浮，进而导致阴阳失调，精关开阖之职失司则精液封藏不固而早泄。治疗上可采用清泻相火，养阴固精之法。

（2）条达肝气，疏泄有度：肝者，罢极之本，魂之居也，主疏泄，可制精。《证治概要》："凡肝经郁勃之人，于欲事每迫不育，必待一泄，始得舒快，此肝阳不得宣达，下陷于肾，是怒之激其志气，使志气不得静也。肝以疏泄为性，既不得疏于上，而陷于下，遂不得不泄于下。"因此，若情志抑郁，肝气郁结，疏泄失常，则可致早泄，治以疏肝通络为本。或嗜食膏粱厚味，辛辣炙煿，或饱食不节，或素好烟酒，均易内生湿热浊邪，下流于肝经而不去。亦有湿热毒邪由下窍而入，盘踞于肝经、精室、下窍等处。湿热留于肝经，湿则阻碍阳气，热则烁灼精血，或累及相火，封藏失司，发为早泄，治以清利肝经湿热为要。

（3）精血同源，健脾固精：中医学认为脾统血，脾主运化、主升清，具有吸收、输布水液的作用，而精血同源，若脾失健运，统摄失司，则水液停滞于体内，湿蕴生热，湿热互结于下焦，邪气随经下行，扰动精窍，迫精外出，发为早泄。清代沈金鳌《杂病源流犀烛》记载："有因脾胃湿热，气不化清，而分注膀胱者……阴火一动，精随而出，此则不待梦而自遗者。"若脾胃亏虚，升降失常，则四象失其运行，脏腑失其协调，易损及神志，百病始发，早泄亦是如此。因此治疗上多采用益气补血，健脾安神，固精止遗之法。

（4）交通心肾，清源固本：心者，生之本，神之变也，主神明，可动精。心有所动，肾必应之。心有欲念，引发相火妄动，扰动精室，致精因神动而离其位，故而早泄。《辨证录》："心喜宁静，不喜过劳，过劳则心动，心动则火起而上炎，火上炎则水火相隔，心之气不能下交于肾，肾之关门大开矣，盖肾之气必得心气相通，而始能藏精而不泄。"故而认为早泄多由于心中水火虚极而动，肾中水火随心君之动而外泄，以交通心肾、清源固本为法。

（5）清肺养阴，金水相生：肺主治节，即肺对气血津液起着治理以及调节的作用，若肺气郁闭或肺气虚损，则肺失治节，气血津液运行失司，升降出入失常，气血津液滋养的脏腑功能失调，金不生水，久则肾气亏虚，封藏闭精无力约束，精关失守，早泄乃成。因此治疗上可加清泻肺热养阴之品。

葛建立教授强调，临证中早泄发病虚实有别，在当代社会，房劳伤损所致肾虚型早泄者已显著减少。相反，饮食肥厚、情志内伤所引起的早泄日渐增多。然早泄患者大多病程较长，或久治不愈，或迁延反复，或病久失治，故治疗提倡补肾涩精为本，脏腑辨证为要，整体论治早泄一病，同时注重疏通气血，恢复机体的正常功能。

葛建立教授自拟补肾涩精方，具体方药：酒萸肉 12g，莲子 15g，金樱子 15g，芡实 12g，沙苑子 15g，桑螵蛸 10g，五味子 12g，锁阳 15g，牡蛎 20g，菖蒲 12g，远志 6g，茯神 15g。

2. 五脏辨证加减

（1）对于年事已高，畏寒肢冷，神疲乏力，兼有勃起不坚，坚而不久或射精无力表现为肾阳虚的患者，加淫羊藿、巴戟天温补肾阳；若兼有失眠多梦，遗精盗汗，五心烦热表现为阴虚火旺者，可加知母、黄柏泻火坚阴。

（2）兼有情志抑郁，胸胁胀闷表现为肝气郁结者，可加柴胡、炒蒺藜以疏肝理气；兼有阴囊潮湿，胁肋胀痛，口苦目赤表现为肝经湿热者，加龙胆草、栀子清泻肝经湿热。

（3）兼有脘腹胀满，大便溏薄，精神不振，肢体倦怠，表现为脾气亏虚者，加茯苓、白术以健脾补气。

（4）兼有心烦不寐，心悸不安，眩晕耳鸣，五心烦热等表现为心肾不交者，可加交泰丸（《万病回春》）交通心肾。

（5）兼有咳嗽气喘，手足心热，骨蒸盗汗，舌红少苔，脉细数，表现为肺阴亏虚、虚火上炎者，可加百合、麦冬清肺养阴。

三、病案举隅

病案 1

韩某，男，40 岁，石家庄人，2018 年 7 月 17 日初诊。

主诉：早泄 1 年，加重 1 周。

患者于 1 年前无明显诱因出现过早射精现象，难于自控，每于性交 1 分钟左右射精，伴会阴部胀闷不适，无尿频、尿急等症状。2017 年 3 月 16 日就诊于某男科医院，龟头敏感度实验提示龟头过于敏感，行阴茎背侧神经阻断术，未见明显效果。1 年来未进行其他方法及药物治疗。近 1 周来，病情加重，求诊于我院男科。现主症：患者性欲及阴茎勃起功能正常，性交 20 ～ 40 秒射精，无尿频、尿急，尿不尽，伴头晕目眩，口苦咽干，阴囊湿痒，小便黄赤，舌红苔黄腻，脉弦滑数。患者否认高血压、糖尿病及甲状腺疾病等；否认药物及食物过敏史；结婚 10 年，婚后性功能正常，2 ～ 3 次 / 周，现育有一子，体健；患者平素情志抑郁，酗酒无度。

辅助检查：前列腺液示白细胞（4 ～ 6）个 /HP，卵磷脂小体（+++）；龟头神经敏感度检查 2.1 ～ 3.7V。

西医诊断：继发性早泄。

中医诊断：早泄。

辨证：肝经湿热，肾精不固证。

治法：清利湿热，补肾涩精。

方药：补肾涩精汤加减。

龙胆草 6g，炒栀子 10g，酒萸肉 12g，莲子 15g，金樱子 15g，芡实 12g，桑螵蛸 10g，锁阳 15g，牡蛎 20g，石菖蒲 12g，远志 6g，茯神 15g，郁金 10g，牡丹皮 10g。14 剂，水煎服，日 1 剂，分 2 次口服。

2018 年 8 月 3 日二诊：自诉早泄症状明显好转，勃起正常，性交 3～5 分钟射精，腰酸痛好转。舌红，苔略黄腻，脉弦滑略数。上方龙胆草加量至 9g，栀子至 12g。继服 14 剂。

2018 年 8 月 17 日三诊：自诉性交 6 分钟左右射精，勃起正常，余症皆有好转，舌淡红，苔薄黄，脉弦滑，效不更方，继服 14 剂，巩固疗效。电话随访，患者诉性功能正常，未出现过早射精现象。

按语：患者为中年男性，主因"过早射精 1 年，加重 1 周"就诊，结合体格检查及龟头神经敏感度检查结果，故西医诊断为早泄，中医诊断为早泄。患者头晕目眩，口苦咽干，阴囊湿痒，小便黄赤，加之舌红苔黄腻，脉弦滑数，辨证属肝经湿热、肾精不固证，治以清利湿热、补肾涩精为主，方用补肾涩精汤加减。患者湿热较重，减五味子、沙苑子以防湿热难除，闭门留寇，稍加郁金、牡丹皮清热凉血活血之品，以助清热之力，同时可清血分湿热，湿热根除，故而效著。二诊，患者症状好转，龙胆草、栀子加量，以加大清热之力，乘胜追击，清除溃邪。后遵此方，过早射精未再出现，余症皆除。

病案 2

单某，男，40 岁，河北保定人，2019 年 5 月 17 日初诊。

主诉：过早射精 6 个月。

患者 6 个月前无明显诱因出现过早射精现象，每于性交 30～50 秒而发，呈逐渐加重趋势，伴性欲低下，精液清稀，精神萎靡，手足不温，自服肾宝合剂 3 个月未见明显效果，为求系统诊治，遂求诊于我院男科。现主症：患者勃起正常，性欲低下，性交 25 秒～40 秒射精，精液清稀，精神萎靡，手足不温，无尿频、尿急等症，无肛周及会阴部坠痛，舌淡苔白，脉沉弱。患者否认高血压、糖尿病及甲状腺疾病等；否认药物及食物过敏史；结婚 2 年，婚后性生活过频，6～7 次 / 周。辅助检查：前列腺液示白细胞（4～6）个 /HP，卵磷脂小体（+++）；龟头神经敏感度检查 1.9～3.5V。

西医诊断：早泄。

中医诊断：早泄。

辨证：肾气不固，肾精亏虚证。

治法：补肾固精。

方药：补肾涩精汤加减。

淫羊藿 10g，巴戟天 10g，酒萸肉 12g，莲子 15g，金樱子 15g，芡实 12g，沙苑子 15g，桑螵蛸 10g，五味子 12g，锁阳 15g，牡蛎 20g，石菖蒲 12g，远志 6g，茯神 15g。14 剂，水煎服，日 1 剂，分 2 次口服。

2019 年 6 月 3 日二诊：早泄症状明显好转，性交 3～5 分钟射精，精神萎靡、手足不温减轻，舌淡苔白，脉沉。上方淫羊藿、巴戟天加量至 15g，继服 14 剂。

2019 年 6 月 18 日三诊：患者自诉近日饮食辛辣后出现口角红肿，早泄好转，性交 5 分钟左右射精。考虑患者中年体壮，药力过猛，外加饮食辛辣出现胃火上炎，遂去淫羊藿、巴戟天，加黄芩 12g，14 剂继服。

患者未复诊，半年后因血精前来我院，诉性功能正常。

按语：患者为中年男性，主因"过早射精 6 个月"就诊，结合体格检查及龟头神经敏感度检查结果，西医诊断为早泄，中医诊断为早泄。患者性欲低下，精液清稀，精神萎靡，手足不温，加之舌淡苔白，脉沉弱，一派肾气虚衰之象，辨证为肾气不固证，治以补肾固涩之法，方用补肾涩精汤。患者平素房事不节，日久导致肾气亏虚，阴阳不足。肾气亏虚，不能固摄精液，故而过早射精；肾阳不足，温煦失职，故而性欲低下，精液清稀，手足不温；肾精不足，肾阳亦失于蒸腾气化，清窍失养，故而精神萎靡；舌淡苔白，脉沉弱，为肾气亏虚之典型舌脉。二诊，患者早泄症状好转，但精神萎靡，手足不温仍然存在，故加大淫羊藿、巴戟天剂量。三诊，早泄好转，但患者食辛辣后出现上火迹象，遂将辛热之药减量，并加入黄芩清热解毒。其余遵循原方，早泄症状未再出现，性功能正常。

病案 3

田某，男，49 岁，河北邢台人，2019 年 7 月 19 日初诊。

主诉：早泄 2 年，加重 1 个月。

患者 2 年前无明显诱因出现过早射精现象，插入阴道二十余下即射精，勃起尚可，为求系统诊治，求诊于我院男科。现主症：早泄，插入阴道二十余下即不能控制，阳事易举，失眠梦多，易乏力，心悸，梦遗，心烦，口干，小便赤，大便可，舌淡红，脉细数。患者否认高血压、糖尿病及甲状腺疾病等；否认药物及食物过敏史；已婚 23 年，年轻时性生活频繁，最近几年性生活较少，平均一月 2 ～ 3 次。

辅助检查：前列腺液示白细胞（6 ～ 9）个 /HP，卵磷脂小体（+++）；龟头神经敏感度检查 1.5 ～ 3.1V。

西医诊断：早泄。

中医诊断：早泄病。

辨证：心肾不交证。

治法：交通心。

方药：交泰丸合补肾涩精汤加减。

黄连 12g，吴茱萸 3g，酒萸肉 12g，莲子 15g，金樱子 15g，芡实 12g，沙苑子 15g，桑螵蛸 10g，五味子 12g，锁阳 15g，牡蛎 20g，石菖蒲 12g，远志 6g，茯神 15g。7 剂，水煎服，日 1 剂，分 2 次口服。

2019 年 7 月 27 日二诊：自诉早泄症状好转，性交 3 分钟左右射精，心烦乏力症状好转，但仍有入睡困难现象，舌红，脉细数。上方远志加量至 9g，茯神加量至 20g，继服 14 剂。

2019 年 8 月 11 日三诊：自诉性交 5 分钟左右射精，勃起可，心烦失眠未再犯，乏力好转，余症皆除，舌淡红，苔薄白，脉细，虽然疗效明显，但患者想要继续增长时间，遂继服 14 剂。微信随访，患者诉性功能正常，未再出现早泄。

按语：患者为中年男性，主因"过早射精 2 年，加重 1 个月"就诊，结合体格检查及龟头神经敏感度检查结果，西医诊断为早泄，中医诊断为早泄。因患者年轻时房劳过度，肾阴耗损，肾水不能上济，导致心火偏亢，扰动心神，出现心烦失眠多梦等症状，肾阴亏虚，精关约束无力，故而早泄，辨证属心肾不交证，治以交通心肾为主，方用交泰丸合补肾涩精汤加减。二诊，患者症状好转，远志、茯神加量，加大宁心安神之力，心宁则神安，失眠即可消失。后遵此方，早泄未再出现，余症皆除。

第五节　遗　精

遗精是指不因性生活而精液频繁遗泄的病症。因有性梦而遗精者，称为"梦遗"；无梦且遗精，甚至在清醒时精液自行流出者，称为"滑精"。必须指出，凡成年未婚男子，或婚后夫妻分居，长期无性生活者，一月遗精1～2次属生理现象。如遗精次数过多，每周2次以上，或清醒时流精，并有头昏、精神萎靡、腰腿酸软、失眠等症，则属病态。

一、诊断依据

（一）临床表现

遗精在西医学中常可伴见于多种器质性疾病中。根据疾病特点，临床需要特别注意有生理和病理之分。

1. 生理性遗精　未有性生活的成年男性每月遗精1～2次且不伴有其他不适感为生理性遗精。生理性遗精不需治疗。成年未婚男子，或婚后夫妻分居者，1个月遗精1～2次，次日并无不适感觉或其他症状，为溢精，属于生理现象，并非病态。《景岳全书·遗精》说："有壮年气盛，久节房欲而遗者，此满而溢者也。"又说："至若盛满而溢者，则去者自去，生者自生，势出自然，固无足为意也。"

2. 病理性遗精

（1）成年男子遗精次数频率达到每周2次以上或每日1次，在睡眠中发生，或在清醒时精自滑出，或有正常性生活情况下仍经常遗精。

（2）遗精患者在遗精后伴有头晕神疲、腰酸腿软、心慌气短、记忆力减退、精神萎靡，体倦乏力，情绪不稳，烦躁易怒，或精神抑郁等身体不适症状，多伴有性欲减退、阳痿、早泄等症；当有与性有关的视觉、触觉、听觉、语言刺激、回忆时，或在睡眠中作性梦时精液自然流出；可有生殖器、附属性腺的慢性炎症。

（3）本病常有恣情纵欲，情志内伤，久嗜醇酒厚味等病史。

本病中医分为"梦遗""滑精"。有梦而遗精的，名为"梦遗"；无梦而遗精，甚至在清醒状态下精液自动流出的，名为"滑精"。

（二）辅助检查

现代医学中的神经衰弱、神经症、前列腺炎、精囊炎，或包皮过长、包茎等疾患，均可以遗精为主要症状，因此，为查明病因，体格检查有无包茎、包皮过长、包皮垢刺激，直肠指诊、前列腺超声、前列腺液常规检查及精液常规等检查有助于诊断、了解病情严重程度。精液抗原检查可帮助发现精囊炎。

二、谈古论今

（一）疾病溯源

本病在中医学上又名"白淫""精时自下""失精"等。本病记载首见于《黄帝内经》，《灵枢·本神》称为"精时自下"，是记载遗精病证最早的中医文献，并对起病原因、兼见证候，均有阐述"怵惕思虑者则伤神，神伤则恐惧，流淫而不止……恐惧而不解则伤精，精伤则骨酸痿厥，精时自下"，明确指出遗精与情志内伤有密切关系。《金匮要略》《脉经》都称之为"失精"。《金匮要略·血痹虚劳病脉证并治》中记载，"夫失精家，少腹弦急，阴头寒，目眩，发落"，"梦失精，四肢酸痛，手足烦热，咽干口燥"。《中藏经》中最早提出梦泄一词"精滑梦泄"。巢元方和孙思邈分别称遗精为"尿精""梦泄精"及"梦泄"。正式提出遗精和梦遗的名称是从《普济本事方》开始的，本书明确将遗精作为独立的病证，从此各代医家便开始使用这一病名。

《灵枢·本神》中记载，"恐惧不解则伤精，精伤则骨酸痿厥，精时自下"，认识到遗精的病因为惊恐伤肾。汉代张仲景认为本病是由虚劳所致，对其证候亦有诸多描述，在治疗方面，所立桂枝加龙骨牡蛎汤调和阴阳，潜镇摄纳，为心肾不交、失精遗泄证初立楷模。《诸病源候论》指出，"肾气虚弱故也，肾藏精，其气通于阴。劳伤肾虚，不能藏于精，故因小便而精液出也"，认为本病由肾气亏虚所引起；并且还提出"肾虚为邪所承，邪客于阴，则梦交接。肾藏精，今肾虚不能制精，因梦感动而泄也"，认为邪气也可作为病因。《济生方·白浊赤浊遗精论治》论及遗精白浊的病机时指出，"心火炎上而不息，肾水散漫而无归，上下不得交养"，因此在治法上主张"肾病者当禁固之，心病者当安宁之"。明代方隅继相火之说后，在《医林绳墨·梦遗精滑》中认为

"梦遗精滑，湿热之乘"，进一步充实了遗精的病机理论。《丹溪治法心要》记载"精滑专主乎湿热，炒黄柏坚肾，知母降火，牡蛎、蛤粉燥湿"，认为遗精的病因在肾虚之外，还有湿热。明代医家赵献可《医贯》认为阴虚火旺可导致遗精的发生，反对滥用苦寒之药。《医宗必读·遗精》指出五脏之病皆可引起遗精，"苟一脏不得其正，甚则必害心肾之主精者焉"，治疗上继承了李东垣的脾胃治法，善从脾肾同治入手。《景岳全书·遗精》说，"因用心思虑过度辄遗者，此中气不足，心脾之虚陷也"，认为本病由心脾两虚所引起，在治疗上以补益心脾为主。《医学入门·遗精》提出"饮酒厚味，乃湿热内郁，故遗而滑也"，故而认为饮酒湿热也是其病因。

（二）守正创新

历代医家虽提出对遗精病因病机的不同见解，然从宏观来讲，遗精一证，医家多从心肾论治，辨证则注重以有梦无梦论虚实。《临证指南医案》说，"其有梦者，责之相火之强，当清心肝之火，病可自已，无梦者，全属肾虚不固，又当专用补涩，以固其脱"，大多仍以"阴虚火旺"立论，因脾肾亏虚，精关不固，或火旺湿热，扰动精室所致，发病因素主要有房事不节、先天不足、用心过度、思欲不遂、饮食不节、湿热侵袭等，以"补肾涩精、清泄相火"为基本治法，把金锁固精丸、知柏地黄丸作为代表方剂。

在研究疑难遗精病例中可以发现古人常有"久病多瘀"的论述。葛建立教授认为遗精在临床上作为一种常见病证，疾病初期病因病机相对明确，大多数治疗较易，但临证中，遗精常与阳痿、早泄等病症相伴而发或以他病之名来诊，对于因虚致实或由实转虚、虚实夹杂的病例，常规补益固涩之法往往见效甚微，因此有必要对其病因病机、治则治法加以系统研究。日·丹波元简在《杂病广要》中曾说："梦遗属郁滞者居大半，庸医不知其郁，但用龙骨、牡蛎等涩剂固脱，殊不知愈涩愈郁。"

葛建立教授总结前贤经验，依据遗精发病特点，结合"肾虚""湿热""瘀血"病因学说，基于中医"气血津液""标本虚实"及"久病入络"等理论，提出遗精"因瘀致遗"的发病观。《素问·厥论》云"阳气衰于下，则为寒厥"，阳虚则寒，可见肾阳亏虚则生寒，寒则气血运行失畅，气血凝滞，发为瘀血；《医林改错》中记载"元气即虚，必不能达于血管，血管无气，必停留而瘀"，元气即肾气，气行则血行，血液的运行有赖于肾气推动，肾气亏虚，无力固摄、推动血液，气血津液输布异常，血滞为瘀，故而肾气虚而血瘀；"阴虚生内热"，虚热暗耗真阴，灼伤气血，同时精之不足，无以化血，而生瘀血。疾病日久反复不愈，多方失治，病史较长，久病入络，久病致瘀，虚实夹杂而致遗精；外伤致精道损伤，络脉受损，精血津液运行不畅，病久而致瘀，同时精泄不畅，瘀阻精道，则络脉不通，互为因果。故临床上，单用补肾固涩之剂，久病不愈，病情加重。临床瘀滞之症，表现为脉涩、舌下络脉青黑粗大、舌质紫暗或隐青或见瘀斑、口唇发绀、精液稠黏呈团块状等瘀滞之象，即可以化瘀通络为治疗大法或在选方用药中加入通经活络化瘀之品，常可收获意外疗效。故而在辨证论治为基础的前提下，细查疾病病程中的细微之处，在有瘀滞的病理基础上，选方用药方面适当加入活血化瘀之品，往往能收到明显的治疗效果。

葛建立教授指出"遗精"辨证，首辨虚实，可从病之新久浅深判别。新病梦遗有虚有实，多虚实参见；久病精滑虚多实少；湿热下注常多为实证。其次，需审查脏腑病位。用心过度，邪念妄想梦遗者，多责于心；精关不固，无梦滑泄者，多由于肾。此外，对肾虚不藏者还应辨别阴阳，特别是久遗不愈者，常有痰瘀滞留精道、瘀阻精窍的病理改变，可用化痰祛瘀通络之法治疗，往往可收到奇效。对于这种患者，临证辨证时不一定见舌紫脉涩，应抓住有忍精史，手淫过频，少腹、会阴部及睾丸坠胀疼痛，射精不畅，射精痛，精液黏稠或有硬颗状物夹杂其中等特点综合分析。

三、病案举隅

病案 1

王某，男，37 岁，2019 年 6 月 25 日初诊。

主诉：遗精频繁 3 个月，加重 1 个月。

患者于 4 个月前因少精子症行精索静脉高位结扎术，术后出现遗精，1 周约 1 次，无其他明显不适，未予以重视，亦未行任何治疗。近 1 个月来，遗精频作，甚至每日 1 次，自行口服六味地黄丸、知柏地黄丸，症状不减，并且出现性生活时阴茎勃起困难，为求系统治疗，就诊于我处。现主症：遗精 1 ～ 3

日1次，严重时每天遗精，阴茎勃起不坚，无性梦，腰酸膝软，面色晦暗发黄，神疲乏力，性欲淡漠，情志不畅，纳寐一般，小便清长，大便基本正常。舌质淡暗，苔薄，脉弦涩。

西医诊断：遗精。

中医诊断：遗精。

辨证：肾虚血瘀证。

治法：补肾涩精，化瘀通络。

方药：血府逐瘀汤合金锁固精丸加减。

柴胡12g，当归15g，赤芍15g，茯苓20g，桃仁12g，红花10g，生地黄15g，川芎15g，枳壳12g，金樱子15g，锁阳15g，莲子15g，沙苑子15g。7剂，水煎服，日1剂，分早晚2次温服。

2019年7月2日二诊：自诉勃起功能明显好转，遗精1次，仍腰区不适，神疲乏力。上方加山茱萸12g，其余不变，继服7剂。

2019年7月9日三诊：自诉勃起硬度基本正常，遗精未作，精力好转，腰区不适反复。上方加延胡索15g，其余不变，继服7剂。

后电话随访，已不再遗精，诸症皆除。

按：患者为中年男性，主因"遗精频繁3个月，加重1个月"前来就诊，结合专科检查结果，西医诊断为遗精，中医诊断为遗精病。患者腰酸膝软，面色晦暗发黄，神疲乏力，性欲淡漠，小便清长，再加舌苔暗淡，一派肾虚无力、经脉瘀阻之象，辨证为肾虚血瘀证，治以补肾涩精、化瘀通络，方用血府逐瘀汤合金锁固精丸。行精索静脉曲张高位结扎术后，外源性因素致精道损伤，精血津液运行不畅，病久而致瘀，瘀阻精道，则络脉不通，二者互为因果。一则络损致精不循其道；二则络损而致瘀滞，瘀滞阻滞精道，失其正常疏泄之职。病久及肾，封藏失司，肾虚与血瘀互存，互为影响。本病为典型外伤致络脉损伤，非内源性因素致遗精，故辨治中应以详询病史为关键，治疗上应活血化瘀通络，瘀滞得除，络通精行而不妄泄。二诊，腰区不适，神疲乏力，考虑为肾气亏虚所致，故加入山茱萸补肾固精。三诊，腰区不适反复，考虑瘀血阻滞腰区，不通则痛，故加入延胡索活血化瘀行气，后遵此方，遗精自愈。

病案 2

李某，男，32 岁，2019 年 6 月 7 日初诊。

主诉：遗精频繁伴小腹不适 2 年。

患者近 2 年遗精频繁，1 周 2～4 次，小腹部及会阴部刺痛，反复发作，遗精后，刺痛明显加重，情绪急躁易怒，头晕目赤。曾在当地某诊所口服中药滋肾降火敛涩之剂及口服知柏地黄丸等治疗俱罔效后就诊于我院。现主症：患者离婚状态，平素手淫较多，遗精频繁，1 周 2～4 次，精液为暗红色，且每在遗精或小便后茎中刺痛不已，伴有小腹及会阴部刺痛，腰膝酸软隐痛，情绪急躁易怒，头晕目赤，舌质偏红有紫气，苔腻，两脉弦细欠利。

辅助检查：尿常规阴性。前列腺液常规（EPS）：白细胞（14～20）个 /HP，卵磷脂小体（CORP）（++）。精囊腺彩超提示慢性精囊炎。

西医诊断：遗精，慢性前列腺炎，血精。

中医诊断：遗精，精浊，血精。

辨证：湿热血瘀证。

治法：清利湿热，化瘀通络。

方药：血府逐瘀汤合龙胆泻肝汤丸加减。

柴胡 12g，当归 15g，赤芍 15g，茯苓 20g，桃仁 12g，红花 10g，生地黄 15g，川芎 15g，枳壳 12g，龙胆草 6g，炒栀子 12g，黄芩 10g。7 剂，水煎服，日 1 剂，分早晚 2 次温服。

2019 年 6 月 14 日二诊：服上方 5 剂后，觉茎中刺痛大减，嘱续服上方 15 剂，竟获痊愈。

按：患者为青年男性，主因"遗精频繁伴小腹不适 2 年"就诊，结合前列腺液常规检查以及精囊腺彩超检查结果，西医诊断为遗精、慢性前列腺炎、血精，中医诊断为遗精、精浊、血精。患者遗精频繁，腹及会阴部刺痛，腰膝酸软隐痛，情绪急躁易怒，头晕目赤，加以舌红苔腻，一派湿热阻滞经络之象，辨证为湿热血瘀证，治以清利湿热、化瘀通络，方用血府逐瘀汤合龙胆泻肝汤。此例患者病起于手淫陋习及情志抑郁，前者久之则致精败成浊内阻，病程日久愈瘀愈甚，情志抑郁则肝脉不舒，气机失畅而血行不利，致瘀血败精浊瘀内蕴下焦精室，加之欲念妄动，从而令精血俱下，茎中刺痛，诸症迭起。故投血府逐瘀汤，荡涤败精，活血除瘀，正符合黄帝内经所谓"通因通用"之则，因辨证准确，方药合适，故药到病瘥。

第六节　逆行射精症

逆行射精症是指性交时阴茎能正常勃起，有射精动作和性高潮出现，但精液没有从尿道口射出，而是逆向射入膀胱的病症。本病多发于青年人，常伴有手淫史。在临床上，逆行射精并不少见，在中国男性中发病率为 1% ～ 4%，是引起不育症的原因之一。

一、诊断依据

（一）临床表现

行房事时未见精液射出或者仅有少量精液射出，每当行房后第 1 次尿出白色浑浊小便，显微镜下可发现精子，可伴有下腹部的胀痛症状。

（二）辅助检查

房事后尿常规检查，前列腺液检查，生殖器、泌尿系彩超等检查可以明确诊断，有助于鉴别诊断，了解病情严重程度。

二、谈古论今

（一）疾病溯源

中医文献中并无逆行射精症的完整的论述，但参看古籍会发现本病属于中医的"无子""不育"等范畴。隋代巢元方在《诸病源候论》中论述："肾气衰弱故也，肾藏精，其气通于阴，劳伤肾虚，不能藏于精，故因小便而精液出也。"此说明了逆行射精与肾气亏虚有密切关系，肾气的推动固摄功能下降，在房事时精液本应当随高潮而泄，然精液只有少量或无精液排出。清代林佩琴在《类证治裁》中云："有浊在精者，由相火妄动，其精离位，不能闭藏，与溺并出，或移热膀胱，溺孔涩痛。"多数医家认为患者久病体虚，气虚则无力推动血液运行，最终形成瘀血，导致逆行射精。

（二）守正创新

虽然古人早就有对逆行射精的相关论述和治疗经验，但此病并没有受到足够的重视，而是多笼统地归为"无子""不育"等范畴，缺乏行之有效的理论和经验。近现代医家对逆行射精有了更新更准确的认识，同时临床疗效也受到病人及家属的认同。肾气对精液的固摄和排泄功能失常使膀胱失约，以致精液逆行入里；湿热邪气扰动精关，开阖失灵亦可使精液逆行而上；外伤或手术损伤筋脉，精道壅滞而不畅通，更影响精液的顺利排泄。由此可见本病病机有虚有实：肾气虚为根本，治疗当补益肾气为主；气滞、血瘀及湿热下注者为实，治当以通利为主，予行气、活血、清热、利湿之法；亦可出现虚实夹杂之证，当明辨以何为主，精准用药。

葛建立教授在前贤的基础上，结合自己丰富的临床经验和出色的疗效，提出"瘀血去，精道通"的学术思想，可以更好地指导逆行射精的治疗。"瘀血去，精道通"思想的提出为广大临床医生指明了方向，提供了诊疗思路。在临床上，葛建立教授依靠精确的中医诊断，以活血化瘀为指导思想，研究出"化瘀通精方"〔三棱 10g，莪术 10g，石菖蒲 6g，黄芪 30g，牡丹皮 10g，麻黄 6g，细辛 3g（先煎），小茴香 10g，荔枝核 15g，法半夏 9g，陈皮 10g，茯苓 12g，川牛膝 15g，川芎 10g，车前子 10g，王不留行 15g，当归 10g，水蛭粉 3g（冲服），炙甘草 6g〕。本方以三棱、莪术、水蛭 3 药共为主药来破血消癥；再配合川牛膝、川芎、牡丹皮为臣药增强化瘀之功，使精液经尿道正常排出；法半夏、陈皮、小茴香理气健脾祛痰，增强脾胃的运化功能，阻断瘀血形成的途径；麻黄、细辛、石菖蒲为佐药，既能疏通经脉，又能将败精排出，防止恶性循环，减轻患者的病痛；车前子、王不留行为佐药以利小便，通精窍；黄芪、当归为佐药以补益气血，既可以防止活血化瘀耗伤气血，又可以加强人体气血的运行，气血通畅患疾自除；最后以炙甘草调和诸药。

葛建立教授治疗逆行射精，以"化瘀通精方"为基础方，四诊合参，精准把握病情。若肾阳虚者加淫羊藿、补骨脂、肉桂、丁香、吴茱萸、附子、干姜等；肾阴虚者加知母、黄柏、熟地黄、山药、山茱萸等；肝气郁结加柴胡、枳实、厚朴、麦芽等；湿热下注者加黄柏、薏苡仁、苍术、路路通、蒲公英等。

逆行射精症的发病主要与膀胱和尿道以及所支配的神经有关，正常的射精过程为精液泄入后尿道，尿道内口关闭及后尿道的精液射出体外三个过程。若膀胱颈和尿道内括约肌的功能失调，可使精液逆流到膀胱。此症与中医的瘀血阻窍有密切的关系，所以在治疗逆行射精时，在辨证的基础上应用活血、破血药可以使人体恢复正常的射精功能，取得良好的效果。

三、病案举隅

病案 1

张某，男，34 岁，2019 年 2 月 10 日初诊。

主诉：同房后无精液射出 3 年。

患者 3 年前手淫后有精液射出，但精液量偏少，结婚后同房有射精的动作和高潮的感觉但未见精液排出。1 年前就诊于我市某诊所，诊断为逆行射精症，予中药汤剂进行治疗 4 个月（具体用药不详），未见明显改善，遂自行停止服药，为求系统诊疗，遂来我院男科就诊。患者身材肥胖，面色暗红，腰部酸痛无力，经常反酸，口干不欲饮，嘴唇紫暗，近两年睡眠不佳，噩梦纷纭，每于行房后必有 1 次白色浑浊小便，平时小便色黄，大便黏腻不成形，勃起和性欲正常，外生殖器发育正常，舌色暗红，苔黄腻，寸关脉滑数，尺脉沉涩。

辅助检查：行房后尿液离心沉渣可发现大量活动精子。前列腺液检查示卵磷脂小体（+++），白细胞（2～6）个 /HP。生殖器、泌尿系彩超未见明显异常。

西医诊断：逆行射精症。

中医诊断：精瘀。

辨证：湿热互结，瘀血阻络证。

治法：清热利湿，活血化瘀。

方药：化瘀通精方加减。

三棱 10g，莪术 10g，石菖蒲 6g，牡丹皮 10g，麻黄 6g，荔枝核 15g，法半夏 9g，陈皮 10g，茯苓 12g，川牛膝 15g，川芎 10g，车前子 10g，王不留行 15g，当归 10g，水蛭粉 3g（冲服），竹茹 12g，枳实 18g，胡黄连 12g，黄连 3g，龙骨 30g，牡蛎 30g，炙甘草 6g。水煎取汁 400mL，日 1 剂，分早晚 2 次温服，共 7 剂。

2019 年 2 月 17 日二诊：患者反酸、做噩梦症状缓解，饮水增多，嘴唇紫暗，小便色黄、大便依然黏腻不成形，舌色暗红，苔黄腻，寸关脉滑数，尺脉沉涩。效不更方，继服 7 剂。

2019 年 2 月 24 日三诊：患者反酸、做噩梦症状消失，脾胃功能基本恢复，近日同房后在避孕套内见少量精液，精液色黄、小便色白、大便黏腻不成型、舌色暗红、苔黄腻减轻，寸关脉滑数，尺脉沉涩。一诊处方去竹茹、枳实、胡黄连、黄连、龙骨、牡蛎，继服 14 剂。

2019 年 3 月 10 日四诊：饮食睡眠未见复发，小便色白，大便黏腻不成形，舌色淡红，苔白腻，寸关脉滑数，尺脉沉涩。三诊处方加桃仁 10g，红花 6g，继服 7 剂。

2019 年 3 月 17 日五诊：近日同房后发现避孕套内有精液大约 1mL，大小便恢复正常，舌色淡红，苔稍微黏腻，尺脉流利。患者病情在逐步好转，再继续应用上次处方，继服用 14 剂。

2019 年 3 月 31 日六诊：患者感觉身体轻松，同房后发现避孕套内有精液大约 2.5mL，饮食、睡眠、大小便均正常，舌色淡红，苔薄白，尺脉流利。经四诊合参，综合诊断，患者已经恢复，不需要再服用药物，嘱患者规律饮食，平时多进行体育锻炼。

3 个月后回访，逆行射精未再复发。

按：患者为青年男性，主因"同房后未见精液射出 3 年"前来就诊，结合患者的症状、体征和尿检，西医诊断为逆行射精症，属于中医精瘀范围。由于患者之前有不正确的手淫习惯，导致精液未能顺畅排出，日久成瘀，阻碍精液的正常排泄。患者一开始患有逆行射精病的同时，还有反酸、失眠多梦等病，所以一诊在化瘀通精方的基础上加了黄连、竹茹、枳实来治疗胃酸，又加了胡黄连、龙骨、牡蛎，用来清心泻火、镇静安神，解除患者的睡眠问题。脾胃为后天之本，气血生化之源，因此，在祛邪的同时，一定要固护中焦脾胃。后用化瘀通精方加桃仁、红花增强化瘀的功效进行收尾，诸药合用，使瘀血得化，精窍畅通，则诸症悉除。

病案 2

刘某，男，36 岁，2018 年 5 月 2 日初诊。

主诉：不育伴下腹坠胀疼痛 4 年。

患者 4 年前结婚，由于生活和工作的压力出现下腹坠胀刺痛，同房 4 年未采取任何避孕措施，妻子经系统检查未发现任何异常，但是一直未孕。自述在同房时有射精的感觉和快感，但未见精液射出，且同房后感觉阴部胀痛，同房后的第1次小便浑浊。2年前因不育就诊于当地中医诊所，诊断为不育症，前后间断性服用中药汤剂大约有1年，未见好转，为求系统诊疗，遂来我院男科门诊就诊。现主症：患者身材瘦高，面色发黄，性欲差，口苦咽干，胸胁两侧按压疼痛，下腹坠胀刺痛，急躁易怒，反复口腔溃疡，小便色黄，尿道灼热，大便秘结，三日一行，外生殖器发育正常，舌瘦长，质红有瘀斑，脉弦涩。

辅助检查：同房后尿液离心沉渣检查见大量精子。前列腺液检查：卵磷脂小体（++），白细胞（0～4）个/HP。生殖器、泌尿系彩超未见明显异常。

西医诊断：逆行射精症，不育症。

中医诊断：精瘀。

辨证：肝郁化火，瘀血阻络证。

治法：疏肝清热，化瘀通络。

方药：化瘀通精方加减。

柴胡15g，黄芩10g，黄连6g，党参10g，三棱10g，莪术10g，石菖蒲6g，黄芪15g，牡丹皮10g，麻黄6g，细辛3g（先煎），小茴香10g，荔枝核15g，法半夏9g，川牛膝15g，川芎10g，车前子10g，王不留行15g，当归10g，水蛭粉3g（冲服），炙甘草30g，大枣4枚，生姜10g，大黄10g，龙胆草6g。水煎取汁400mL，日1剂，分早晚2次温服，共7剂。

2018年5月9日二诊：患者服药后大便偏稀，日2次，口苦咽干缓解，口腔溃疡好转，胸胁两侧拒按及下腹坠胀刺痛未好转，性欲差，小便色黄，排尿烧灼感，舌体瘦长发红并伴有瘀斑，脉弦涩。同房后在避孕套内可见微量精液，效不更方，继服14剂。

2018年5月23日三诊：患者口腔溃疡痊愈，口苦咽干缓解，胸胁两侧拒按及下腹坠胀刺痛依旧，性欲差未变化，小便色黄，排尿烧灼感，大便偏稀，每日2次，舌体瘦长发红并伴有瘀斑，脉弦涩。前方继服14剂。

2018年6月6日四诊：患者口苦咽干消失，胸胁两侧拒按及下腹坠胀刺痛缓解，性欲有所增强，小便色白，排尿烧灼感消失，大便偏稀，每日2次，舌体瘦长发红并伴有瘀斑，脉弦涩。精液量并未明显增多，且同房后尿液检查提示有微量蛋白及大量精子和果糖，效不更方，继服上次处方 14 剂。

2018 年 6 月 20 日五诊：患者胸胁两侧按压未见不适，下腹偶尔会坠胀刺痛，性欲增强，小便色白，大便偏稀，舌质红略有瘀斑，脉弦涩，近日同房精液量大约有 1mL。在前方的基础上去黄芩、黄连，加黄芪至 30g，防止损伤气血，加木香 10g，青皮 6g，以增强破气消积之功，继服 14 剂。

2018 年 7 月 4 日六诊：患者下腹坠胀刺痛消失，性欲可，小便色白，大便偏稀，舌质红，脉略显涩滞。同房精液量大约有 3mL，同房后尿检仅仅发现少量精子，患者大喜，遂嘱其再服 14 剂以巩固疗效，药停后，可以进行备孕。

半年后回访，其妻子已经怀孕，逆行射精未再复发。

按：患者为青年男性，主因"下腹坠胀刺痛，同房 4 年未采取任何避孕措施，未能使其妻子怀孕"前来就诊，结合患者的症状、体征和尿检结果，西医诊断为逆行射精症、不育症，属于中医"精瘀"范围。由于患者长期处于过高的压力中，同时未能正确处理自己的负面情绪，导致肝气郁结，气郁日久化热，气机运行受阻，瘀血自生。《黄帝内经》中说："人之所有者，血与气耳。"气血的正常运行才是生命的根本，气为血之帅，血为气之母。气与血的关系非常密切，所以在治疗时疏肝理气和活血破瘀共同应用。由于此患者常年患有口腔溃疡和肝郁化火之证，所以在化瘀通精方的基础上合用小柴胡汤和甘草泻心汤进行加减。在用柴胡清肝热时量要大，治疗口腔黏膜问题甘草用量应不低于 30g。初诊有肝火的存在，故减少了黄芪的用量；后期防止破瘀药损伤气血，又加大黄芪的用量。逆行射精的根源在于瘀血阻滞精窍，在辨证论治的基础上，结合"瘀血去，精窍通"的思想，是治疗逆行射精行之有效的思路。

病案 3

刘某，男，26 岁，2018 年 6 月 2 日初诊。

主诉：同房后未见精液排出 2 年。

患者有 6～7 年的手淫史，婚后发现同房未见精液射出，仅有射精的动作和高潮的感觉。1 年前就诊于当地诊所，诊断为逆行射精症，予麻黄素、丙咪嗪、左旋多巴和抗生素联合治疗半年，未见明显效果，遂自行停止服药，后来又到某中医馆进行针灸治疗半年，效果不理想，为求系统诊疗，遂来我院男科就诊。现主症：患者身体瘦弱，面色黧黑无精神，四肢冰凉，怕冷易出汗，食欲差，口干不欲饮，腰膝酸软无力，每遇阴雨，膝盖疼痛异常，下腹部刺痛，阴茎勃起正常，硬度 2 级。小便色清，每天小便 20 多次；每于凌晨五六点钟解大便，大便稀、不成形并混杂有不消化食物。外生殖器发育正常，舌体胖大紫暗，舌苔白滑，脉沉涩。

辅助检查：行房后尿液离心沉渣检查发现大量精子。前列腺液检查：卵磷脂小体（+++），白细胞（0～4）个 /HP。生殖器、泌尿系彩超未见明显异常。

西医诊断：逆行射精症。

中医诊断：精瘀。

辨证：肾阳虚衰，瘀水互结证。

治法：温补肾阳，化瘀利水。

方药：化瘀通精方加减。

三棱 10g，莪术 10g，石菖蒲 6g，黄芪 30g，牡丹皮 10g，麻黄 6g，细辛 3g（先煎），小茴香 10g，荔枝核 15g，陈皮 10g，茯苓 12g，川牛膝 15g，川芎 10g，车前子 10g，王不留行 15g，淡附片 12g（先煎），生姜 12g，炒白术 12g，白芍 10g，桂枝 10g，熟地黄 20g，当归 10g，水蛭粉 3g（冲服），炙甘草 6g。水煎取汁 400mL，日 1 剂，分早晚 2 次温服，共 7 剂。

2018 年 6 月 9 日二诊：患者感觉四肢冰凉好转，食欲增加，怕冷、口干不欲饮、下腹部刺痛未缓解，腰膝酸软无力，膝盖疼痛减轻，阴茎硬度未感到变化。小便色清，每日 20 次，大便溏泄不调，舌体胖大紫暗，舌苔白滑，脉沉涩。效不更方，继服 14 剂。

2018 年 6 月 23 日三诊：患者四肢冰凉好转，食欲恢复，仍怕冷，饮水增加，下腹部刺痛缓解，腰膝酸软无力，膝盖疼痛减轻，阴茎硬度未感到变化，小便色清，每日小便次数减少，大便溏泄不调，舌体胖大紫暗，舌苔白滑，脉沉涩。同房后在避孕套内可见微量精液。效不更方，继服 14 剂。

2018 年 7 月 7 日四诊：患者四肢变温，食欲佳，怕冷、下腹部刺痛缓解，腰膝酸软无力、膝盖疼痛减轻，阴茎硬度未感到变化，小便色清，每日 10 次，大便稀溏，舌体变瘦，色紫暗，舌苔白滑，脉沉涩。前方加杜仲 15g，狗脊 15g，桑寄生 15g，继服 14 剂。

2018 年 7 月 21 日五诊：患者四肢温，食欲佳，怕冷消失，下腹部偶尔刺痛，腰膝酸软消失，膝盖疼痛减轻，阴茎硬度达到 4 级，小便次数恢复正常，大便成型，舌体紫暗，苔白，脉沉涩。同房后精液量约 1.2mL。效不更方，继服上次处方 14 剂。

2018 年 8 月 4 日六诊：患者下腹刺痛不明显，腰膝无不适，二便调，舌质红，脉略显涩滞，同房精液量大约有 2mL。前方去附子、生姜，继续服用 14 剂以巩固疗效。

半年后回访逆行射精未再发生。

按：患者为青年男性，主因"同房后未见精液排出 2 年"前来就诊，结合患者的症状体征和尿检，西医诊断为逆行射精症，属于中医"精瘀"范围。由于患者有多年的手淫史，导致肾阳虚衰，气血失去阳气的温煦，日久成瘀，阻滞精窍。患者一诊时水湿较重，腰膝酸软疼痛，在化瘀通精方的基础上合了真武汤和桂枝附子汤，从而达到温阳利水，活血化瘀，祛风湿，止痛痹之效。水湿之邪祛除后，加杜仲、狗脊、桑寄生以补肾强精，去附子、生姜以防药性过温耗伤阴精，诸药合用，使瘀血得化，精窍畅通，则诸症悉除。在治疗逆行射精时始终以化瘀为核心，兼顾兼症，注意配合补益气血的药物，从而达到"瘀血去，精窍通"，祛邪而不伤正。

第七节　不射精

不射精是指阴茎能正常勃起和性交，但是不能射出精液，或是在其他情况下可射出精液，而在阴道内不射精，因此无法达到性高潮和获得性快感。正常射精是一个复杂的生理过程，是由神经系统、内分泌系统和泌尿生殖系统共同参与的复杂生理反射过程，如果该过程的任一环节发生功能或器质性障碍，均可导致不射精。不射精会引起男性不育症，影响夫妻感情，甚至导致家庭破裂。

一、诊断依据

（一）临床表现

不射精症的诊断主要依据患者的病史，性交时，患者的阴茎勃起能维持较长时间而不疲软，但不能达到性高潮，没有射精动作，也没有精液排出体外。

根据患者平时有无遗精和通过手淫刺激能否射精，可将不射精症分为功能性不射精和器质性不射精。功能性不射精症约占90%，患者性交时无精液排出体外，而手淫时可射精或非性生活时遗精。器质性不射精症在任何情况下都不排精，可以伴有与原发疾病相应的症状、体征。

（二）辅助检查

1. 神经反射检查 包括提睾反射、腹壁反射、球海绵体反射等，评估患者是否存在脊髓损伤。

2. 尿常规检查 房事后立即排尿，离心后检查尿沉渣中是否可发现精子，以鉴别是否存在逆行射精情况。

3. 前列腺液检查 采用肛门内前列腺按摩，提取前列腺液，过氧化物酶染色，检测卵磷脂小体和白细胞数量，确定患者是否合并前列腺炎。

4. 泌尿系彩超检查 建议采取肛门内超声，检查前列腺及射精管是否存在囊肿梗阻，以排除梗阻性不射精。

二、谈古论今

（一）疾病溯源

中医多将本病归入"阳强""精闭""精瘀"等范畴，认为其发病与肝、肾有关。《素问·六节藏象论》言："肾者，主蛰，封藏之本，精之处也。"肾藏精，肾中精气包括先天之精和后天之精。肾中精气盛衰直接影响机体的生殖功能。男子肾气盛，精气充足，则能泄精而发挥其生殖功能。《诸病源候论·虚劳无子候》言："泄精，精不射出，但聚于阴头，亦无子。"《备急千金要方》言："能交接，接而不施泄。"《辨证录》言："色藏肝中，精涵肾内，若肝气不开，则精不能泄。"肝主宗筋，足厥阴肝经循股阴，入毛中，过阴器，肝之疏泄正常，则全身气机调达，血运通畅，情志调达，机体能够产生性欲并完成正常的性生活。若肝失疏泄，则气机失调，精道不畅。历代医家多认为不射精为虚实夹杂病变，本虚以肾精不足为主，标实以气滞血瘀为要，治疗当以益肾填精、疏肝行气、活血化瘀为原则。

（二）守正创新

葛建立教授认为正常射精由元神主持，肝之疏泄与肾之封藏相互协调而完成。肝失疏泄，则气血不畅，肾失封藏，则精关开合失调，虚实夹杂，导致精道瘀阻，排精障碍。葛建立教授在前贤的基础上，认为此病是由于痰瘀闭阻精窍而发病，因元神蒙蔽而不能启动射精，因此考虑本病的病机关键是"瘀阻精窍"，基于此，以"开通精窍"为治疗大法。葛建立教授使用开窍法治疗不射精不是仅仅采用石菖蒲、麻黄等经典之味，而是广义的开窍，认为驱邪就是开窍，气滞、血瘀、痰凝均可造成精窍郁闭。以此为指导，葛建立教授确立治疗不射精的基本大法为"行气活血，化痰开窍"，常用"精窍开利方"治疗，其具体方药如下：柴胡 12g，川楝子 9g，醋延胡索 12g，红花 12g，鸡血藤 15g，醋乳香 6g，醋没药 6g，炒桃仁 9g，浙贝母 12g，海藻 20g，陈皮 12g，炒僵蚕 9g，地龙 10g，蜈蚣 2 条。

临证加减：肾虚严重者，可选加菟丝子、枸杞子、山茱萸、蛇床子、巴戟天等味；瘀血严重者，可选加路路通、川芎、苏木、五灵脂等味；寒湿阻滞者，可选加桂枝、吴茱萸、细辛、乌药、小茴香、炮姜等味；湿热阻滞者，可选加龙胆草、泽泻、车前子、黄柏等味；阳气亏虚者，可加淡附片、桂枝、干姜；湿热下注者，可加通关散、瞿麦。

三、病案举隅

病案 1

梁某，男，22 岁，晋州市人，2017 年 3 月 12 日初诊。

主诉：结婚后不能射精 1 年。

患者自结婚以来，与妻子同房半小时以上仍不能射精而疲软，曾自行服用柴胡疏肝散、加味逍遥丸等治疗无效，曾有过度手淫史，因生育要求，为求系统诊疗，遂来我院男科就诊。现主症：患者体型偏胖，自述长期缺乏运动，阴茎勃起正常，同房半小时以上仍不能射精而疲软，伴有腰酸，睡眠不实，焦虑，小腹隐痛，纳可，二便调。查体：阴茎、睾丸、精索静脉均无明显异常。舌淡暗，苔微腻，脉沉细。

西医诊断：不射精。

中医诊断：精闭。

辨证：肾精亏虚，痰瘀互结证。

治法：补肾祛瘀，化痰通窍。

方药：精窍开利方加减。

柴胡 12g，川楝子 9g，醋延胡索 12g，红花 12g，鸡血藤 15g，醋乳香 6g，醋没药 6g，炒桃仁 9g，浙贝母 12g，海藻 20g，陈皮 12g，炒僵蚕 9g，地龙 10g，蜈蚣 2 条，菟丝子 10g，枸杞子 12g，山茱萸 12g。10 剂，水煎分服，一日 1 剂，一日 2 次。嘱患者清淡饮食，适量运动，畅情志。

2017 年 3 月 22 日二诊：患者诉同房 2 次仍未射精，但精力有所好转，腰酸及小腹隐痛消失，紧张情绪减轻，舌淡暗，苔微腻，脉沉细。具体处方如下：路路通 10g，桑白皮 10g，柴胡 12g，川楝子 9g，醋延胡索 12g，红花 12g，鸡血藤 15g，醋乳香 6g，醋没药 6g，炒桃仁 9g，浙贝母 12g，海藻 20g，陈皮 12g，炒僵蚕 9g，地龙 10g，蜈蚣 2 条，菟丝子 10g，枸杞子 12g，山茱萸 12g。10 剂，水煎分服，一日 1 剂，一日 2 次。嘱患者清淡饮食，适量运动，畅情志。

2017 年 4 月 2 日三诊：患者诉同房 2 次均射精成功，插入后 20 分钟射精，精液量可，精神状态良好，无不适，舌淡暗，苔薄白，脉细。上方继服 10 剂。嘱患者多运动，避免久坐，清淡饮食，畅情志，不适随诊。

按：根据患者同房半小时以上不能射精而疲软的临床表现，诊断为精闭。患者青年男性，有过度手淫史，损伤肝肾，故而腰酸，且长期缺乏运动，虚久致瘀，发为精闭。察其舌淡瘀暗，舌苔微腻，诊其双脉沉细。综合脉症，此乃肝肾亏虚，痰瘀互结之故，法当补益肝肾、化痰祛瘀、解郁通窍，故而用精窍开利方加减治疗。柴胡、川楝子、醋延胡索行肝气解肝郁；红花、鸡血藤、乳香、没药、桃仁化精窍之瘀；僵蚕、地龙、蜈蚣行走窜之能，通经络，开精窍；浙贝母、海藻、陈皮祛湿化痰，开利精窍；菟丝子、枸杞子、山茱萸补益肝肾。

一诊患者腰酸，睡眠不实，又有过度手淫史，故在精窍开利方基础上加菟丝子、枸杞子、山茱萸以补益肝肾。二诊患者精力好转，腰酸减轻，睡眠改善，说明辨证方向准确，但仍不能射精，故而加路路通、桑白皮，以加强通经开窍之效，又暗合提壶揭盖之意，使其下路得通。三诊患者成功射精，诸症消失，效不更方，继服 10 剂以收功。

葛建立教授强调疏肝解郁法必贯彻治疗始终。他认为不射精也是一种神志病，是射精中枢不能被唤醒的表现，射精中枢不能兴奋故而不能射精。豁痰开窍是中医学治疗神志昏迷的经典之法，葛建立教授用来治疗男科顽疾——不射精同样取得良好疗效。

病案 2

王某，男，25 岁，石家庄市人，2018 年 3 月 26 日初诊。

主诉：正常性生活不能射精 3 个月。

患者自述 3 个月前受凉感冒后，与妻子同房 20 分钟不射精而疲软，同房后乏力，曾自行服用六味地黄丸治疗无效，为求系统诊疗，遂来我院男科就诊。现主症：患者阴茎勃起正常，同房 20 分钟不射精而乏力疲软，同房后精神萎靡，腰区冷痛，小便质清，大便稀，纳可寐差。查体：阴茎、睾丸、精索静脉均无明显异常。舌淡暗，苔薄白，脉沉细。

西医诊断：不射精。

中医诊断：精闭。

辨证：寒湿阻络，精窍郁闭证。

治法：温经通络，解郁通窍。

方药：精窍开利方加减。

柴胡 12g，川楝子 9g，醋延胡索 12g，红花 12g，鸡血藤 15g，醋乳香 6g，醋没药 6g，炒桃仁 9g，浙贝母 12g，海藻 20g，陈皮 12g，炒僵蚕 9g，地龙 10g，蜈蚣 2 条，桂枝 10g，吴茱萸 5g。10 剂，水煎分服，一日 1 剂，一日 2 次。嘱患者适量运动，均衡规律饮食，畅情志。

2018 年 4 月 6 日二诊：患者诉同房 1 次仍未射精，但精力好转，腰区冷痛缓解，睡眠质量有改善，但大便仍稀。舌淡暗，苔薄白，脉沉细。具体处方如下：干姜 6g，白术 10g，柴胡 12g，川楝子 9g，醋延胡索 12g，红花 12g，鸡血藤 15g，醋乳香 6g，醋没药 6g，炒桃仁 9g，浙贝母 12g，海藻 20g，陈皮 12g，炒僵蚕 9g，地龙 10g，蜈蚣 2 条，桂枝 10g，吴茱萸 6g。10 剂，水煎分服，一日 1 剂，一日 2 次。嘱患者适量运动，均衡规律饮食，畅情志。

2018 年 4 月 16 日三诊：患者诉同房 1 次射精成功，插入后 15 分钟射精，精量较少，腰区冷痛消失，大便略成形。舌淡暗，苔薄白，脉细。具体处方如下：菟丝子 12g，枸杞子 12g，柴胡 12g，川楝子 9g，醋延胡索 12g，红花 12g，炒桃仁 9g，浙贝母 12g，海藻 20g，陈皮 12g，炒僵蚕 9g，地龙 10g，蜈蚣 2 条，桂枝 10g，吴茱萸 6g，干姜 6g，白术 10g。10 剂，水煎分服，一日 1 剂，一日 2 次。嘱患者适量运动，均衡规律饮食，畅情志。

2018 年 4 月 26 日四诊：患者诉同房 2 次均射精成功，插入后 20 分钟射精，精液量可，精神状态良好，大便基本成形。舌淡暗，苔薄白，脉细。上方继服 10 剂。嘱患者多运动，避免久坐，清淡饮食，畅情志，不适随诊。

按： 根据患者同房 20 分钟以上不能射精而疲软的临床表现，诊断为精闭。患者青年男性，受凉感冒后引发射精障碍，其自述常年大便溏稀，可见脾肾阳虚日久，脾主运化，肾为水脏，脾肾亏虚则水留痰凝，且阳虚则无以化气，气机失调则致痰瘀互结，精窍瘀阻。察其舌淡瘀暗，舌苔薄白，诊其双脉沉细，故此乃脾肾阳虚、精络瘀阻之故，法当温经通络，化痰祛瘀，解郁通窍，故而用精窍开利方加减治疗。

一诊患者腰区冷痛，小便清长，大便溏稀，故在精窍开利方基础上加桂枝、吴茱萸以温通经络。二诊患者精力好转，腰区冷痛情况均有改善，说明辨证方向准确，但仍大便溏泄，故而加干姜、白术，温阳健脾，暗合理中丸之意。三诊患者成功射精，但精液量少，故加菟丝子、枸杞子以补肾填精。四诊患者诸症消失，效不更方，继服 10 剂以收功。

葛建立教授强调抓住疾病的发展规律非常重要，对于不射精，后期加补肾药，以改善性腺功能，正所谓瘀祛窍开后治虚。另外，除补肾填精、补益先天之外，亦不忘健脾益气以养后天，后天之精充足，则先天得养，化源不断。

第八节　性欲低下

男性性欲低下是指在体内外各种因素的作用下，成年男子持续或反复地对性幻想和性活动不感兴趣，出现与其自身年龄不相符的性欲望和性兴趣淡漠，不能引起性兴奋，进而性行为表达水平降低、性活动能力减弱，甚至完全缺乏的现象。近年来，发病率有上升趋势，大约有 15% 的成年男性患有不同程度的性欲减退。

性欲低下的发病过程、表现、分类因性欲低下的性质不同而不同。原发性性欲低下是指发作年龄起始于青春期，多伴有性腺功能低下；继发性性欲低下是指发作年龄起始于成年期，性欲曾经正常；完全性性欲低下是指持续的，包容了所有形式的性表达；境遇性性欲低下是指偶发的，常限于某些特定条件、特定伴侣或特定性活动方式。继发性性欲低下最为多见，原发性性欲低下较为少见。在临床工作中，性欲低下往往并不单独出现，而是经常与其他性功能障碍同时出现（如阳痿、早泄等），当然也可以与一些神经系统疾病、全身慢性病（如偏瘫、肝硬化等）同时出现，可以认为是这些疾病的伴随症状。

一、诊断依据

（一）临床表现

对性或性交的欲望淡漠，甚至根本无要求，在性刺激下也不能引起性生活的欲望。病情较轻者，表现为成年男性对性生活的欲望降低，一月甚至数月不性生活也没有性需求；病情较重者，则完全没有性欲望，数月乃至数年不性交也无性需求，缺乏性幻想，勉强性交也不产生快感，更不能进入性高潮。

临床上有器质性病变的患者可见不同的体征，如第二性征或外生殖器发育不全等。实验室及其他检查内分泌学检查，血清卵泡刺激素（FSH）、促黄体生成素（LH）、泌乳素（PRL）、睾酮（T）、雌二醇（E_2）等可出现异常，如 T 降低或 PRL 升高。

诊断应具备以下两点：

（1）持续或反复地缺乏性幻想和对于性活动的欲望判断是否缺乏的标准由临床医生做出，同时需考虑影响性功能的因素，如年龄和个人生活的内容。

（2）这种障碍会引起显著的痛苦或人际关系方面的困难，具体地，男性性欲低下的界定如下：①缺乏对性活动的主观愿望，包括性幻想和性梦。②出现与其自身年龄不相符的性欲望和性兴趣淡漠。③个体通常不会主动发起性活动。④性生活频率低，每月不足 1 次或更少，有的虽然次数稍多，但不是主动要求，而是在对方的要求下进行。⑤症状至少已经持续 3 个月。

（二）辅助检查

生殖系彩超、性激素五项、甲状腺功能减低、头部 MRI、染色体核型分析等检查，可以明确诊断，有助于鉴别诊断，了解病情严重程度。

二、谈古论今

（一）疾病溯源

中医无性欲低下病名，但根据其临床表现，当涵盖在"阴冷""阳痿"等范畴内。

当代男科学者将本病病因总结为如下方面。①命门火衰，肾精不足；先天不足，禀赋虚弱，或后天失养，长期罹疾；房事不节，色欲过度；年老体弱，脏腑虚弱，均可致肾阳亏虚，精气衰微，而致性欲低下。②心脾两虚，气血不足，过度疲劳；思虑久积，久病不愈，长期服药，耗伤气血或损伤脾胃，气血不足无以滋养先天之肾精，不能强精壮阳，胞脉失养，致性欲减退。③心虚胆怯，身体虚弱，谨慎胆小；或受异说影响，如以为性生活有损健康，或怕女方怀孕而心惧胆怯；或暴受惊骇，致心虚胆怯，进而畏惧房事，终致性欲淡漠。④肝气郁结，夫妻关系不良，性生活不和谐，精神苦闷；思虑过度，情志不遂，长期紧张，曾有手淫史而追悔悲观，抑郁不舒；肝郁不畅，疏泄不及，气机失调，肝木失达，气血不和，肾阳为之不振，盖肝肾同源，宗筋乃肝所主，故致性欲低下。⑤痰湿内阻平素阳虚体胖，或嗜食肥甘厚味烟酒，或脏腑失调，津液内停而成痰湿，以致痰湿壅盛，内阻经络，则气机不达宗筋，命门之火被遏，而致性欲低下。

总之，中医往往将本病病因归结于肾气亏虚、心脾不足、肝气郁结、心虚胆怯等。

（二）守正创新

近代医家对本病病因进行了系统的总结，并提供了对应的治疗方法，验之于临床，的确也能取得一定的疗效，但尚缺乏系统的科学论证，且疗效欠稳定，远期效果有待观察。

葛建立教授在深刻研究各家对本病认识的基础上，认为"肾虚肝郁"是本病最主要的病因。在临床工作中，又结合"因虚致瘀""久病入络"等理论，认为"瘀血阻络"也为不可忽视的病理之一。正如《医林改错》所言："元气即虚，必不能达于血管，血管无气，必停留而瘀。"由于肾为"先天之本"，主藏一身之精气，故而肾中元气亏虚亦可致瘀。肾阴不足则阴虚火旺，煎灼津血，致血枯络滞而为瘀；肾阳亏虚，失于鼓荡推动气血亦可致瘀。瘀血阻络，肾之阴阳外达之路被阻，不得外达全身，反过来制约肾之功能发挥。此外，此类病人又常受不良情绪的影响，形成肝郁气滞之象，这又加重了瘀血阻络之机。因此，葛建立教授认为"肾虚肝郁，瘀血阻络"为本病基本病机，"补肾疏肝，化瘀通络"为本病的基本治法。在此基础上组成治疗性欲低下经验方（淫羊藿 12g，仙茅 9g，雄蚕蛾 12g，蛇床子 12g，巴戟天 12g，肉苁蓉 12g，熟地黄 12g，山茱萸 12g，柴胡 12g，香附 12g，鸡血藤 15g，地龙 10g）。其中淫羊藿、仙茅补肾益阳，熟地黄、雄蚕蛾补肾益精，四者共为君药；蛇床子、巴戟天益肾阳，肉苁蓉、山茱萸益肾精，柴胡、香附疏肝解郁，六者共为臣药；鸡血藤养血活血，地龙活血通络，二者共为佐使之药。诸药合用，使肾虚得补，肝气得疏，经络得通，为标本兼治之处方。临床应用过程中，肝郁严重者，加白芍、橘叶、合欢皮、白蒺藜等；痰湿较重者，加清半夏、陈皮、茯苓、石菖蒲等；兼见脾虚明显者，加党参、炒白术、茯苓、甘草、干姜等。

三、病案举隅

病案 1

孙某，男，38 岁，2017 年 6 月 5 日初诊。

主诉：性欲减低 1 年，加重 2 个月。

患者 1 年前无明显诱因出现性欲减低，性生活次数明显减少，每月仅有 1 次性生活，导致夫妻关系紧张，遂就诊于某男科医院，诊断为性欲低下（具体检查结果不详），予参茸丸、麒麟丸、十一酸睾酮等治疗 5 个月余，未见明显疗效。于 2016 年 10 月改求某中医门诊诊治，予大剂"补肾健脾"中药治疗 6 个月余，亦未收寸功。近 2 个月来，症状进一步加重，性欲望几乎丧失，家庭关系愈发紧张。现为求系统治疗，遂求治于我院男科。现主症：患者性欲低下，近 2 个月来未有性生活，平时精神压力大，情绪低落，郁郁寡欢，胸胁胀满，腰酸腿软，疲乏无力，脱发健忘，舌暗苔白，脉弦细无力。专科查体：阴囊、睾丸、附睾及精索未触及异常。

辅助检查：生殖系彩超未见异常。性激素五项未见异常。甲状腺功能三项未见异常。

西医诊断：性欲低下。

中医诊断：阴冷证。

辨证：肾气亏虚，肝郁血瘀证。

治法：补肾疏肝，活血化瘀。

方药：性欲低下经验方加减。

淫羊藿12g，仙茅9g，雄蚕蛾12g，蛇床子12g，巴戟天12g，肉苁蓉12g，熟地黄12g，山茱萸12g，柴胡12g，香附12g，鸡血藤15g，地龙10g，白芍15g，橘叶15g。14剂。水煎取汁400mL，日1剂，分早晚2次温服。

2017年6月20日二诊：患者性欲低下、腰酸腿软、疲乏无力略有减轻，仍胸胁胀满、脱发健忘，舌质稍暗苔白，脉弦细无力。前方加合欢皮15g，白蒺藜12g。21剂。水煎取汁400mL，日1剂，分早晚2次温服。

2017年7月12日三诊：患者近期有1次主动性生活，腰酸腿软、疲乏无力减轻，胸胁胀满缓解，脱发减少，记忆力增加，舌质稍暗苔白，脉弦细无力。2017年6月20日方继服28天。

2017年7月11日四诊：本月有2次自主性生活，自觉精液量较前增加，腰酸腿软、疲乏无力明显减轻，胸胁胀满明显缓解，脱发已不明显，记忆力增强，服药期间口干较为明显。2017年6月20日方加黄芩10g，继服28剂。

2017年8月9日五诊：近1月自主性生活3次，自觉性欲增加，腰酸腿软、疲乏无力、胸胁胀满、脱发痊愈、记忆力恢复正常，已不口干，舌淡红苔白，脉弦缓。2017年6月20日方继服30剂。半年后随访一切正常。

按：患者为青中年男性，因"性欲减低1年，加重2个月"前来就诊，结合生殖系彩超、性激素五项、甲状腺功能检查，西医诊断为性欲低下，属中医"阴冷"范畴。患者中年将至，肾气渐虚，故而出现性欲低下，腰酸腿软，疲乏无力，脱发健忘等症。久患男科疾病，家庭不和造成肝气郁滞，故而见情绪低落，郁郁寡欢，胸胁胀满等。肾中元气不足，推动无力，肝气郁滞，气不行血，两者都使瘀血阻络，进而加重病情。因肝气瘀滞较为明显，故而一诊在经验方基础上加用白芍、橘叶以柔肝、疏肝。二诊胸胁苦满改善不明显，故加合欢皮、白蒺藜以增强疏肝之效。四诊出现火象，故加黄芩以清热。辨证用药3个月余，最终取得良好疗效。

葛建立教授强调，在临床中，大多数男科病患者都伴有一些肝气郁滞症状，在辨证论治的基础上酌加疏肝理气之品，有时会取得意想不到的疗效。

病案 2

杨某，男，32 岁，2018 年 6 月 5 日初诊。

主诉：性欲低下 6 个月余。

患者结婚 5 年，婚后性生活正常，6 个月前无明显诱因出现性欲淡漠，但勃起正常，每月性生活不足 1 次，遂自服汇仁肾宝、健阳片治疗 4 个月，有一定疗效，但不甚明显，停药后很快复发，现为求系统诊治，遂求治于我院男科。现主症：性欲淡漠，勃起硬度 3 级，近 3 个月共 2 次性生活，3～6 分钟射精，伴腰部酸痛、脱发、头脑昏蒙、大便发黏。患者平素嗜食生冷、油腻食物，近来受性欲低下影响而情志抑郁。舌淡暗，苔白腻，脉沉弦细。专科查体：包皮略长，双侧睾丸 18mL，双侧附睾、精索未及异常。

辅助检查：生殖系彩超未见异常。性激素五项：睾酮 2.3nmol/L。甲状腺功能三项未见异常。

西医诊断：性欲低下。

中医诊断：阴冷。

辨证：肾虚肝郁，血瘀痰凝证。

治法：补肾疏肝，活血化痰。

方药：性欲低下经验方加减。

淫羊藿 12g、仙茅 9g、雄蚕蛾 12g、蛇床子 12g、巴戟天 12g、肉苁蓉 12g、熟地黄 12g、山茱萸 12g、柴胡 12g、香附 12g、鸡血藤 15g、地龙 10g、陈皮 12g、清半夏 10g、茯苓 15g。14 剂。水煎取汁 400mL，日 1 剂，分早晚 2 次温服。

2018 年 6 月 20 日二诊：性欲淡漠，勃起硬度 3 级，腰部酸痛、头脑昏蒙皆有所减轻，仍脱发、大便黏，舌淡暗，苔白腻，脉沉弦细。前方加石菖蒲 15g，继服 14 剂。

2018 年 7 月 4 号三诊：近 1 个月有 1 次性生活，勃起硬度 4 级，7 分钟射精，腰部酸痛、头脑昏蒙明显改善，大便黏滞改善，仍脱发，舌淡暗，苔白腻，脉沉弦细。效不更方，2018 年 6 月 20 日方继续服用 21 剂。

2018年7月25号四诊：自述近20天性生活3次，性欲明显增强，腰部酸痛、头脑昏蒙痊愈，大便黏滞明显改善，脱发减少，舌淡红苔白，脉沉弦。前方继服21剂。

2018年8月19日五诊：性欲正常，每周性生活2～3次，脱发、大便黏滞已不明显，舌淡红苔白，脉弦缓。查睾酮4.3nmol/L。前方再服1月巩固疗效。

按：患者系青年男性，因"性欲低下6个月余"前来就诊，结合生殖系彩超、血睾酮水平降低、甲状腺功能检查等结果，西医诊断为性欲低下，属中医"阴冷"范畴。性欲淡漠、腰部酸痛、脱发等皆为肾气亏虚之表现；头脑昏蒙、大便黏滞、苔白腻等表现，皆为痰湿内盛之表现；情志抑郁、舌淡暗，为气滞血瘀之象。故一诊经验方加二陈汤以燥湿化痰。二诊头昏蒙症状略减轻，故加石菖蒲化痰开窍。三诊、四诊、五诊症状持续好转，故而守原方继续服用，终获痊愈。

病案3

梁某，男，40岁，2019年1月3日初诊。

主诉：性欲低下3年，加重1年。

患者结婚8年，既往性欲及勃起正常，9分钟射精。近3年来，性欲低下，伴勃起硬度欠佳，5～6分钟射精，近1年来，几乎无性生活欲望。3年期间曾自购五子衍宗丸、复方玄驹胶囊、健阳片等药物治疗，症状改善不明显。在其妻子劝说下寻求规范治疗，遂来我院男科就诊。现主症：患者性欲极差，伴勃起硬度减低，勉强进入，5～6分钟射精，伴腰酸疼痛，下肢乏力，肢体麻木，纳呆，大便稀，日3次。患者平素饮食不节，饥饱无度，心情抑郁。舌淡苔润，脉沉细无力。专科查体：双侧睾丸16mL，双侧附睾、精索未及异常。

辅助检查：生殖系彩超未见异常。性激素五项：雌二醇55pg/mL。甲状腺功能三项未见异常。

西医诊断：性欲低下。

中医诊断：阴冷。

辨证：肾虚脾弱，气滞血瘀证。

治法：补肾健脾，理气活血。

方药：性欲低下经验方加减。

淫羊藿12g，仙茅9g，雄蚕蛾12g，蛇床子12g，巴戟天12g，肉苁蓉12g，熟地黄12g，山茱萸12g，柴胡12g，香附12g，鸡血藤15g，地龙10g，党参15g，炒白术12g，茯苓15g，炙甘草10g。10剂。水煎取汁400mL，日1剂，分早晚2次温服。

2019年1月23日二诊：患者性欲低下，伴勃起硬度减低，腰酸疼痛、下肢乏力、肢体麻木略有减轻，纳增，大便稀，日3次，舌淡苔润，脉沉细无力。前方加干姜10g，继服30剂。

2019年2月8日三诊：患者性欲低下，勃起硬度减低，腰酸疼痛、下肢乏力、肢体麻木明显减轻，纳增，大便略稀，日2次，舌淡苔润，脉沉细无力。2019年1月23日方继服30剂。

2019年3月7日四诊：患者性欲略有改善，近1个月有2次性生活，7～8分钟射精，腰酸疼痛、下肢乏力、肢体麻木已愈，纳增，大便略稀，日1次，舌淡苔润，脉沉细。查性激素五项：雌二醇41pg/mL。2019年2月8日方加白扁豆12g，继服10剂。

2019年3月17日五诊：患者性欲进一步改善，纳可，大便正常。2019年3月7日方继服21剂。

2019年4月9日六诊：诸症痊愈，性欲、勃起正常，舌淡红，苔白，脉缓略细，继服前方21剂以巩固疗效。

按：患者系青年男性，因"性欲低下3年，加重1年"前来就诊，结合生殖系彩超、血雌二醇水平升高、甲状腺功能检查等结果，西医诊断为性欲低下，属中医"阴冷"范畴。患者平素饮食不节，饥饱无度，损伤后天之本，使后天无法充养先天，故而出现脾肾两虚的现象。一诊在经验方的基础上加四君子汤补助后天脾胃。二诊患者大便仍稀，故加干姜温脾助阳，健脾止泻。三诊到六诊症状持续缓解，故而效不更方，继续服用。

葛建立教授强调，性欲低下患者，查睾酮水平不一定都降低，单纯雌二醇升高者也不少见。在临床工作中，对单纯雌二醇升高者，中药治疗有良好的疗效，但疗程更加漫长。

第九节　精液不液化症

精液不液化症是指男性射出的精液黏稠度高，在25℃的室温下60分钟仍不能完全液化甚至仍呈胶冻样的现象。精液的液化需要有一系列蛋白水解酶的参与，精液不液化或液化不完全，束缚了精子的活动能力，使之在阴道内停留时间较长，而不能通过宫颈到达输卵管与卵子结合，从而减少受孕的概率。本病多发于青壮年，是不育的重要原因之一。

一、诊断依据

（一）临床表现

患者一般性功能和射精能力正常，多数以婚后长时间不育而来就诊。患者精液黏稠如胶冻状，由于精液黏稠度高，有时出现射精费力和射精疼痛，有的还兼有下腹部的胀痛，尿道滴白等症状。

（二）辅助检查

精液常规检查，前列腺液检查，生殖器、泌尿系彩超等检查可以明确诊断，有助于鉴别诊断，了解具体病情。

二、谈古论今

（一）疾病溯源

在中医古籍中并没有精液不液化的明确记载，但参看古籍会发现本病与"败精""精浊""无子""精寒""精热"等有关。《中藏经》首次载有"败精"一词，并指出其是淋证或小便不利等疾病的原因之一。明代张介宾在《景岳全书》中说："若胞气不固，而液浊不清者，此亦败精之属也……命门虚寒，阳气不固，则精浊时见，而久不能愈者，但当培补命门。"清代吴谦在《医宗金鉴》中说："浊病精窍溺自清，秽物如脓阴内疼，赤热精竭不及化，白寒湿热败精成。"明代戴思恭在《秘传证治要诀及类方》中言："如白浊甚，下淀如泥，或稠黏如胶，频逆而涩痛异常，此非是热淋，此是精浊窒塞窍道而结。"此论指出本病多因酒色无度，败精瘀阻；或肾精亏损，相火妄动，败精夹火而出；或湿热流注精室而成。明末清初傅青主在《傅青主男科》中言："浊淋二症，俱小便赤也。浊多虚，淋多实，淋痛浊不痛，为异耳。浊淋俱属热症，惟其不痛，大约属湿痰下陷及脱精所致；惟其有痛，大约纵淫欲火动，强留败精而然，不可混治。"清代郑寿全在《医法圆通》中论道："当小便时，气机下降，败精之结于经隧者，皆欲下趋。然尿窍与精窍，相隔一纸，精窍与尿窍异位同源。"近代中医称精液不液化症为"精滞"，而精液的正常液化必须依靠阳气的气化作用，这就与阳气之根——肾阳有非常密切的关系。忍精不射，败精瘀阻；或外伤损伤血脉，痰瘀互结阻碍精液的液化；或饮食不节、过食辛辣，或肥甘厚味、湿热内生；或房事不节、禀赋不足、后天失养，阴精不足，煎熬精液以致精液液化异常。因此，精液不液化症的病机以肾虚为本，以湿热灼伤阴精或寒凝血瘀为标，肾虚瘀阻为其基本病机特点。

（二）守正创新

肾虚瘀阻为大多数临床医生在治疗精液不液化疾病时所遵循的原则，但有时在真正面对病人时效果还是和预期的疗效有所差距。葛建立教授在继承先贤的基础上，根据中医的整体观念，提出"痰瘀互结致精液液化异常"的理论，认为祛痰化瘀是本病的治疗关键所在，痰瘀会导致人体的代谢异常，从而使精液的液化过程受到影响，进而可能使女方受孕的机会下降，甚至导致不育的发生。葛建立教授在这一理论的指导下创造性地研究出"化痰通络方"（法半夏9g，橘红12g，茯苓15g，苍术15g，厚朴10g，五灵脂9g，车前子15g，生姜12g，炙甘草6g，怀牛膝12g，蜈蚣2条，水蛭粉3g）。本方以水蛭、法半夏为君药，以化痰散结祛瘀通络，改善下焦痰凝血瘀状态；蜈蚣、五灵脂、橘红、茯苓、苍术为臣药，用来加强活血化瘀、燥湿化痰、健脾渗湿之效；生姜、厚朴降逆化痰，车前子利下焦之湿，三者共为佐药；怀牛膝补肾，引药下行，甘草润肺和中调和诸药，两药共为使药。

葛建立教授治疗精液不液化症，以"化瘀通络方"为基础方，四诊合参，精准把握病情。临床上肾阳虚者加淫羊藿、肉苁蓉、菟丝子以补阳助液化；湿热下注者，加黄柏、薏苡仁、瞿麦以清利湿热；气滞不畅者加柴胡、生麦芽、枳壳以调畅气机；阴精亏损者加熟地黄、龟甲、天门冬、乌梅以滋阴降火助液化等。

精液不液化症发病原因复杂。精液主要由睾丸、附睾、精囊腺、前列腺、尿道球腺分泌的精浆和睾丸产生的精子两部分组成，相当于中医的"肾精"。任何阻碍精液的生成和排泄的因素都可以导致精液液化异常，如睾丸炎、附睾炎、前列腺炎、精囊炎、精索静脉曲张等疾病都会使精液不液化或液化异常，这些疾病产生的病理产物相当于中医中的"痰饮""瘀血"。葛建立教授采用"化痰散瘀"的方法，祛除痰瘀，使精液的产生和排泄不受任何影响，最终使精液正常液化，取得满意效果。

三、病案举隅

病案1

李某，男，35岁，2019年3月15日初诊。

主诉：不育6年余。

患者结婚6年，性生活正常，未采用任何避孕措施，妻子检查无异常，但一直未怀孕。患者平素常感精神不振，易于疲劳，曾就诊于当地诊所，诊断为男性不育症，予补肾化湿中药汤剂间断性治疗1年，具体用药不详，身体状态有所改善，但其妻至今仍未怀孕，为求系统诊疗，遂来我院男科就诊。现主症：患者身材肥胖，面色黧黑，腰酸乏力，四肢冰凉，夜尿4～5次，大便黏腻不成形，并伴有性欲减退，阴囊潮湿，舌体胖大紫暗，苔白厚腻，脉沉涩。

辅助检查：精液常规检查示精液量3.4mL，60分钟不液化，浓度22.5×10^6/mL，精子总活力40%，向前运动32%，正常形态率5%。

西医诊断：精液不液化症。

中医诊断：精滞。

辨证：肾阳亏虚，痰瘀互结证。

治法：补肾益阳，健脾化湿，活血化瘀。

方药：化痰通络方加减。

法半夏9g，橘红12g，茯苓15g，苍术15g，厚朴10g，五灵脂9g，车前子15g，怀牛膝12g，蜈蚣2条，淫羊藿10g，水蛭粉3g（冲服），生姜12g，炙甘草6g。水煎取汁400mL，日1剂，分早晚2次温服，共7剂。嘱患者戒烟、忌酒，清淡饮食，畅情志。

2019年3月21日二诊：患者腰酸乏力减轻，夜尿次数减少，四肢冰凉未缓解，大便黏腻依然不成形，舌体胖大紫暗，苔白厚腻，脉沉涩。前方加肉苁蓉 12g，石菖蒲 15g，继服 14 剂。

2019 年 3 月 28 日三诊：患者腰酸乏力消失，夜尿消失，四肢冰凉得到改善，大便黏腻不成形好转，舌体变瘦，苔白腻，脉沉涩。效不更方，继服上方14 剂。

2019 年 4 月 11 日四诊：患者腰酸乏力消失，夜尿消失，四肢冰凉得到改善，大便黏腻不成形好转，性欲望有所提升，舌暗紫，苔白腻，脉沉涩。精液常规复查：精液量 3.5mL，浓度 26.5×10^6/mL，精子总活力 46%，向前运动35%，液化时间 45 分钟，正常形态率 8%。前方加菟丝子 15g，继服 14 剂。

2019 年 4 月 25 日五诊：患者腰酸乏力消失，夜尿消失，四肢冰凉得到改善，大便黏腻不成形好转，性欲望有所提升，舌暗紫，苔白腻，脉沉。治疗思维未变，效不更方，嘱患者再服 20 剂。

2019 年 5 月 15 日六诊：患者四肢不再冰凉，性欲望有很大提升，大便成形，舌体淡红，苔薄白，脉沉取有力。精液常规检查：精液量 4.5mL，浓度36.5×10^6/mL，精子总活力 58%，向前运动 40%，液化时间 30 分钟，正常形态率 8%。由于患者身体已经恢复正常，故未再开中药处方，并告患者，可以备孕。

6 个月后传来喜报，其妻已经怀孕。

按：患者精液常规显示精液液化异常及精子的总活力和向前运动下降，从而影响精子的质量，导致多年不育。根据其具体病情运用中医进行系统辨证诊断：患者腰酸乏力、四肢冰凉、夜尿频繁为肾阳虚弱，气化失常，无力温煦；大便黏腻不成形，阴囊潮湿，舌体胖大紫暗，苔白厚腻，脉沉涩，此为痰瘀互结之证。二者共同使精液的环境受到破坏，从而导致精液液化异常型不育，故而以化瘀通络方为基础，辨证加减。一诊肾虚症状明显，在化瘀通络方的基础上加淫羊藿补肾壮阳。二诊腰酸乏力减轻，夜尿次数减少，四肢冰凉未缓解，肾虚得到改善，加肉苁蓉以加强温阳之功，加石菖蒲以加强化痰通络。三诊效不更方继续服用。四诊患者肾虚明显改善，加菟丝子温阳益精加强疗效。五诊效不更方继续服用 20 剂。六诊患者病情已经痊愈，故未开具处方。葛建立教授强调精液液化异常的病人，用温阳化瘀之药可以助精液液化，配以水蛭化瘀在改善精液质量上起很大作用。在临床上治疗精液液化异常的病人时，要做到综合诊断，精细用药，以理论指导临床，再以临床去检验升华理论。

病案 2

江某，男，29 岁，2019 年 4 月 22 日初诊。

主诉：不育 3 年。

患者婚后 3 年未育，性生活正常，女方检查无异常。自行购买五子衍宗丸、麒麟丸等中成药间断服用 1 年余，效果不佳，为求系统诊疗，遂来我院男科就诊。患者多年来一直心情苦闷，口苦咽干，胸胁胀满，下腹隐隐刺痛，少腹坠胀，常年咳吐黏痰，食欲差，小便发黄，大便黏腻不爽。舌质暗红，舌苔黄腻，寸关脉弦滑，尺脉沉涩。

辅助检查：精液常规检查示精液量 2.5mL，60 分钟不液化，浓度 32.3×10^6/mL，精子总活力 46%，向前运动 33%，正常形态率 4%。

西医诊断：精液不液化症。

中医诊断：精滞。

辨证：肝郁化热，痰瘀互结证。

治法：疏肝泻热，祛痰化瘀。

方药：化痰通络方加减。

柴胡 15g，黄芩 10g，白芍 10g，枳实 20g，法半夏 9g，橘红 12g，怀牛膝 12g，茯苓 15g，苍术 15g，厚朴 10g，五灵脂 9g，车前子 15g，生姜 12g，炙甘草 6g，大枣 4 枚，蜈蚣 2 条，水蛭粉 3g（冲服）。水煎取汁 400mL，日 1 剂，分早晚 2 次温服，共 7 剂。嘱患者戒烟、忌酒，清淡饮食，畅情志。

2019 年 4 月 29 日二诊：患者口苦减轻，咽干消失，胸胁胀满缓解，下腹仍隐隐刺痛，少腹坠胀，咳痰减少，食欲好转，小便发黄，大便黏腻不爽，舌质暗红，舌苔黄腻，寸关脉弦滑，尺脉沉涩。精液常规检查未查。效不更方，前方继服 14 剂。

2019 年 5 月 13 日三诊：患者口苦消失，已无胸胁胀满，下腹偶有刺痛，少腹坠胀减轻，食欲渐增，小便不黄，大便仍黏腻不爽，舌质暗红，舌苔薄白，寸关脉弦滑，尺脉沉涩。前方减黄芩，柴胡改为 12g，继服 14 剂。

2019 年 5 月 27 日四诊：患者下腹偶有隐隐刺痛，少腹坠胀减轻，大便黏腻好转，舌质暗红，舌苔薄白，寸关脉滑，尺脉沉涩。精液常规检查：精液液化时间为 60 分钟，精子总活力 40%，向前运动 30%，其余均正常。三诊方加黄芪 20g，当归 12g，继服 14 剂。

2019 年 6 月 10 日五诊：患者少腹坠胀感消失，下腹偶刺痛，大便黏腻好转，舌质暗红，舌苔薄白，寸关脉滑，尺脉沉涩。效不更方，继服上方 20 剂。

2019 年 6 月 20 日六诊：患者下腹刺痛和少腹坠胀消失，大小便恢复正常，舌质淡红，舌苔薄白，脉象缓和有力。精液常规检查：精液量 3.6mL，液化时间 25 分钟，浓度 52.6×10^6/mL，精子总活力 67%，向前运动 45%，正常形态率 6%。原方继服 20 剂，以巩固疗效。

半年后回访，其妻已有身孕。

按：此患者长期不育，心情郁闷苦恼，并且伴有口苦咽干，胸胁胀满，少腹坠胀，寸关脉弦滑，可以诊断为肝郁化火证；又因患者常年咳吐黏痰，小便发黄，大便黏腻不爽，舌质暗红，舌苔黄腻，尺脉沉涩，可以诊断为痰瘀互结证。肝郁化火灼伤阴精，使精液黏稠液化异常，痰瘀互结在下焦，使精液的环境受到破坏，从而导致精液液化异常。故而以化瘀通络方为基础，辨证加减。一诊有肝郁化火存在，故在化瘀通络方的基础上合小柴胡汤、四逆散，以疏肝泻热、祛痰化瘀。二诊效不更方继续服用。三诊热象缓解，减柴胡用量，去黄芩，继续以化痰祛瘀为治疗大法。四诊在上方的基础上加黄芪、当归以补气养血，活血化瘀。五诊病情逐渐好转，效不更方继续服用 20 剂。六诊患者病情已经稳定，故继服 20 剂以巩固疗效。葛建立教授强调，我们在用活血化瘀药时，可适当加补气血的中药，以祛邪而不伤正气；同时在处理疾病时，心中要有章可循，有法可依，分清主次矛盾，一步步从容应对，对于病人的疾病能恢复到什么程度，必须要心如明镜，不得有半点差池。

病案 3

房某，男，33 岁，2018 年 7 月 1 日初诊。

主诉：不育伴气短乏力 2 年余。

患者 2 年来夫妻正常同房未能怀孕，其妻子在当地妇产科医院进行系统检查，未发现明显异常。2016 年 6 月，患者曾到某二级医院进行精液常规检查，发现精液液化严重异常，精子活力低，诊断为不育症，并在其医院服用中药汤剂（具体用药不详）进行治疗 1 年，精子液化未见好转，其妻亦未怀孕。为求系统诊疗，遂来我院男科就诊。患者体型瘦弱，语声低微，双目无神，面色苍白，轻微的运动就会体倦乏力并伴有出汗，常年咳痰，尤以吃辛辣油腻食物时加重，外生殖器发育正常，下腹部刺痛，小便色清，大便溏泄不成形，一日 2～3 次，唇色暗紫，舌体有瘀斑，舌边有齿痕，苔白，寸关脉沉滑，尺脉沉涩。

辅助检查： 精液常规检查示精液量 1.6mL，60 分钟不液化，浓度 15.2×10^6/mL，精子总活力 28%，向前运动 20%，正常形态率 4.5%。前列腺液检查示卵磷脂小体（++），白细胞（2～6）个 /HP。生殖器、泌尿系彩超未见明显异常。

西医诊断： 精液不液化症。

中医诊断： 精滞。

辨证： 气虚痰阻，瘀血阻络证。

治法： 补气化痰，化瘀通络。

方药： 化痰通络方加减。

法半夏 9g，橘红 12g，茯苓 15g，苍术 15g，厚朴 10g，五灵脂 9g，党参 12g，黄芪 30g，防风 10g，炒白术 15g，车前子 15g（包煎），生姜 12g，炙甘草 6g，怀牛膝 12g，蜈蚣 2 条，水蛭粉 3g（冲服）。水煎取汁 400mL，日 1 剂，分早晚 2 次温服，共 7 剂。

2018 年 7 月 8 日二诊：患者咳痰减轻，语音低微、动则汗出未缓解，下腹部依旧刺痛，小便色清，大便溏泄不成形，唇色暗紫，舌体有瘀斑，舌边有齿痕，苔白，寸关脉沉滑，尺脉沉涩。在前方的基础上加肉桂 6g，益智仁 10g，继服 14 剂。

2018 年 7 月 22 日三诊：患者咳痰减轻，汗出减少，面色红润，下腹部刺痛胀满，小便次数减少，大便溏泄不调，唇色暗紫，舌体有瘀斑，舌边有齿痕，苔白，寸关脉沉滑，尺脉沉涩。在前方的基础上加木香 10g，继服 14 剂。

2018 年 8 月 5 日四诊：患者现在只是偶尔咳痰，一般活动也不会出汗，下腹部胀满减轻但刺痛加重，小便恢复正常，大便溏泄，唇色暗紫，舌体瘀斑减少，舌边齿痕消失，苔白，寸关脉应指和缓，力度适中，尺脉沉涩。精液常规检查：精液量 2.3mL，液化时间 40 分钟，浓度 $21.6×10^6$/mL，精子总活力 35%，向前运动 28%，正常形态率 6.0%。前方加三棱 15g，莪术 15g，川芎 10g，当归 12g，继服 14 剂。

2018 年 8 月 19 日五诊：患者下腹部刺痛减轻，面色红润，双目有神，声音洪亮，小便正常，大便偏稀，唇色淡红，舌体瘀斑消失，苔白，寸关脉应指和缓，力度适中，尺脉沉涩。患者病情在逐步好转，再继续应用上次处方，继服 20 剂。

2018 年 9 月 8 日六诊：患者下腹部偶尔刺痛，大小便恢复正常，舌色淡红，苔薄白，寸关尺三脉均应指和缓，力度适中。精液常规检查：精液量 3.3mL，液化时间 20 分钟，浓度 $28.5×10^6$/mL，精子总活力 42%，向前运动 33%，正常形态率 6.5%。患者身体已经恢复正常未再开具处方，嘱患者多进行体育锻炼。

半年后回访，未再复发，其妻子已经怀孕 2 个月。

按：患者青年男性，主因"不育，气短乏力 2 年"前来就诊，结合患者的症状、体征和精液常规检查结果，西医诊断为精液不液化症，属于中医的"精滞"范畴。此患者属于严重气虚型，气虚无力推动血液的运行，所以在化痰通络方的基础上加大剂黄芪以益气固表，同时配合防风、白术、党参来益气推动血液运行。二诊时，在上方的基础上加肉桂、益智仁温阳以化痰。三诊时，下腹部突然发胀，故在上方的基础上加木香以理气消胀。四诊时，患者刺痛加重，在上方的基础上加三棱、莪术、川芎、当归以加强破血化瘀之功。五诊时，效不更方，继续服用 20 剂以收功。唐容川在《血证论》说："旧血不去，则新血断然不生。"瘀血壅积，尤其是离经之瘀血或痰瘀互结之死血，瘀滞日久不能及时清除，则可化毒侵犯人体的正常功能。精液不液化症就是痰瘀互结不能及时消除，导致精液的液化功能丧失进而导致不育的发生。

第十节　少、弱精子症

少精子症是指成年男性在禁欲 2 ～ 7 日内进行精液检查，3 次及以上精液化验精子浓度皆少于 $15×10^6$/mL 或每次射精精子总数小于 3900 万，其他精液参数基本正常。弱精子症与其不同，指精子浓度或精子总数在正常范围，而精子活力下降。世界卫生组织（WHO）第 5 版《人类精液检查和处理实验室手册》指出，若 3 次以上精液常规发现精液采集后 60 分钟内，前向运动（PR）级与非前向运动（NP）级精子比率之和低于 40%，或 PR 级精子比率低于 32%，则可诊断为弱精子症。

　　在导致男性不育的病症中，少、弱精子症常并见，是男性不育的主要原因之一。本病多无明显临床症状，只是在因不育就医时，检查精液常规提示精子数量低于正常或精子活力降低而被诊断。少精子症减少了可用精子的数量，弱精子症则降低了受精过程中精子对卵子的机械穿透能力，两者都极大地影响了自然受孕的机会，因而是我们研究的重点。

一、诊断依据

（一）临床表现

　　患者多因超过 1 年未使女方受孕而就诊，一般无明显不适症状。但也有许多患者因多年不育而感到紧张焦虑，或具有与原发性少、弱精症有关原发病的症状，如中重度精索静脉曲张可引起睾丸坠胀疼痛，泌尿生殖系统慢性炎症可引起排尿不适、小腹胀满、腰骶疼痛等。因长期不育而精神沮丧，可引起性功能减退、阳痿、早泄等。

（二）辅助检查

　　精液分析、生殖系彩超、性激素检查、染色体核型及 Y 染色体微缺失可以明确诊断，了解病情严重程度，寻找病因，有助于鉴别诊断。

二、谈古论今

（一）疾病溯源

　　中医虽无少、弱精子症病名，但可将之归为"精少""精薄""精冷""无子"等范畴。早在《周易》中就出现了"不育"之名，《黄帝内经》称亦有"无子"。正如《素问·上古天真论》所言，"丈夫八岁，肾气实，发长齿更。二八，肾气盛，天癸至，精气溢泻，阴阳和，故能有子。三八，肾气平均，筋骨劲强，故真牙生而长极。四八，筋骨隆盛，肌肉满壮。五八，肾气衰，发堕齿槁。六八，阳气衰竭于上，面焦，发鬓颁白。七八，肝气衰，筋不能动。

八八，天癸竭，精少，肾脏衰，形体皆极，则齿发去。"此论首次提出了以"肾"为轴心的男性生殖理论，强调肾中精气的盛衰决定了男性的生育能力。汉代张仲景的《金匮要略》曰"男子脉浮弱而涩，为无子，精气清冷"，从而指出了精气亏虚的典型脉象。隋代巢元方的《诸病源候论》提出无子病由虚劳精少、精清如水而冷、精不射出等原因引发。唐代孙思邈的《备急千金要方》云："凡人无子当为夫妻俱有五劳七伤、虚羸百病所致，故有绝嗣之患"。清代陈士铎在《辨证录》中云："凡男子不能生育有六病，六病何谓？一精寒，二气衰，三痰多，四相火盛，五精稀少，六气郁。"傅山则在《傅青主女科》云，"脾为后天，肾为先天，脾非先天之气不能化，肾非后天之气不能生，补肾而不补脾，则肾之精何以遂生也"，强调了补脾在资肾中的重要作用。由此可见，历代先贤多认为"肾虚"或"脾肾两虚"是造成男性少、弱精子症的根本原因，故而将"调补脾肾"作为治疗本病的基本大法。

（二）守正创新

历代医家虽对男性不育症提出不同见解，然从宏观来讲，大多仍以"肾虚"或"脾肾亏虚"立论，以"调补脾肾"为基本治法。葛建立教授在认真总结、科学验证历代先贤宝贵经验的基础上，发现"瘀血阻络"当为男性少、弱精子症不可忽视的病因。然诚如《医林改错》所言："元气即虚，必不能达于血管，血管无气，必停留而瘀。"由于肾主生殖，肾藏精气，故而肾中元气亏虚亦可致瘀。肾阴不足则火旺，煎灼津血，致血枯络滞而为瘀；肾阳虚失于鼓荡推动气血亦可致瘀。瘀血阻络，肾之阴阳不得外达全身，反过来影响肾之功能发挥。故而葛建立教授提出"补肾活血"为治疗少、弱精子症的基本大法，在此基础上组成治疗少、弱精子症的经验方"补肾活血生精汤"（菟丝子12g，雄蚕蛾12g，沙苑子12g，五味子12g，蛇床子12g，巴戟天12g，车前子12g，桑椹12g，红景天15g，当归15g，丹参15g，鸡血藤15g，红藤15g，生黄芪20g）。菟丝子、蚕蛾补肾益精，阴阳双补，当归、丹参养血活血，化瘀通络，四者共为君药。沙苑子、五味子、蛇床子、巴戟天、桑椹补肾益精，鸡血藤、红藤活血化瘀，七者共为臣药。红景天益气清热，黄芪补脾益气，车前子补肾泄浊，三者共为佐药。诸药合用，共奏补肾活血之功，使肾精得补，肾阳得助，中气得培，经络得畅，内邪得清，因此是一张标本兼治的处方。前期临床观察也证实，补肾活血生精汤疗效明显高于单纯补肾的方药。在临床使用过程中，如见肾精明显亏虚者，加熟地黄、山茱萸、山药等。如见肾阳虚损严重者，加韭菜子、淫羊藿、肉苁蓉、肉桂等。如血瘀情况明显者，可加三棱、莪术、水蛭等。如见肝郁气滞者，加柴胡、香附、青皮等。如脾胃虚弱情况较为明显，加炒麦芽、鸡内金、焦山楂等。如兼见湿热症状明显者，可加苍术、黄柏、牛膝、薏苡仁等。

三、病案举隅

病案 1

李某，男，32 岁，2018 年 4 月 1 日初诊。

主诉：未避孕 2 年未育。

患者 2 年前，准备生育二胎，遂忌烟酒，规律性生活，备孕 1 年未使女方怀孕，遂于 2017 年 5 月 1 日就诊于当地某三甲医院生殖科。查精液分析显示精子浓度 $7.5×10^6/mL$，活力 15%，前向运动 8%。遂诊断为少弱精子症，予麒麟丸、还少胶囊治疗半年，未见明显疗效。其后又就诊于某男科医院，口服"补肾生精"中药（具体药物不详）5 个多月未见明显疗效。患者丧失治疗信心，在其妻子的劝说下，同意来我院男科就诊。现主症：患者心情抑郁，沉默寡言，少腹偶有胀痛不适，偶有阴囊坠胀，房事过频，精力较差，易腰膝酸软，耳鸣时作。舌质偏暗有瘀斑，苔薄白，脉沉细涩。

辅助检查：精液分析示精液量 3.4mL，液化时间 20 分钟，浓度 $6.5×10^6/mL$，精子总活力 18%，向前运动 9%，正常形态率 6%。性激素五项未见异常。泌尿系彩超未发现异常。

西医诊断：少弱精子症。

中医诊断：精薄。

辨证：肾虚肝郁，瘀血阻络证。

治法：补肾活血，益气疏肝。

方药：补肾活血生精汤加减。

菟丝子 12g，雄蚕蛾 12g，沙苑子 12g，五味子 12g，蛇床子 12g，巴戟天12g，车前子 12g，桑椹 12g，红景天 15g，当归 15g，丹参 15g，鸡血藤 15g，红藤 15g，生黄芪 20g，柴胡 15g。水煎取汁 400mL，日 1 剂，分早晚 2 次温服，共 14 剂。

2018 年 4 月 15 日二诊：患者精力改善，腰膝酸软、耳鸣时作略有减轻，少腹仍时有胀痛不适，阴囊仍觉坠胀，舌质偏暗有瘀斑，苔薄白，脉沉弦细涩。前方加香附 15g，继续服用 14 剂。

2018 年 5 月 1 日三诊：患者精力进一步改善，腰膝酸软继续减轻，耳鸣时声音有所减少，少腹胀痛不适、阴囊坠胀略有减轻，舌质暗有瘀斑，苔薄白，脉沉细涩。精液检查：精液量 3.7mL，液化时间 25 分钟，浓度 $10.5×10^6$/mL，精子总活力 26%，向前运动 15%，正常形态率 6.5%。2018 年 4 月 15 日方加醋青皮 9g，继服 21 剂。

2018 年 5 月 25 日四诊：患者微笑步入诊室，自述精力旺盛，腰膝酸软情况已不明显，耳鸣明显好转，少腹胀痛不适、阴囊坠胀明显减轻，效不更方，继服 2018 年 5 月 1 日方药 14 剂。

2018 年 6 月 8 日五诊：患者精力旺盛，腰膝酸软、耳鸣痊愈，少腹胀痛不适、阴囊坠胀明显减轻，舌质偏暗，瘀斑减少，苔薄白，脉沉弦细。查精液分析：精液量 4.1mL，液化时间 30 分钟，浓度 $18.5×10^6$/mL，精子总活力 50%，向前运动 34%，正常形态率 6.5%。继服 2018 年 5 月 1 日方药 30 剂。

1 个月后电话随访，得知其妻已怀孕。

按：患者系青年男性，主因"未避孕 2 年未育"前来就诊，结合精液分析、性激素五项、泌尿系彩超结果，西医诊断为少、弱精子症，属中医"精薄"范畴。患者平素因房事过频，导致肾中精气亏虚，故而出现精力差、腰膝酸软、耳鸣时作。患者长期罹患不育之苦，导致肝气郁滞，故而心情抑郁、沉默寡言、少腹胀痛、阴囊坠胀。肾中元气不足，气血推动无力，肝气郁滞，疏泄失常，皆造成瘀血阻络，故而出现舌暗、有瘀斑。结合舌脉，故而辨证为肾虚肝郁、瘀血阻络证，法当补肾活血、疏肝益气。故一诊在补肾活血生精汤基础上加柴胡疏肝理气。二诊少腹胀痛不适、阴囊坠胀缓解不明显，故而加入香附，增强疏肝行气之效。三诊腹胀痛不适、阴囊坠胀略有减轻，可见肝气郁滞现象仍较严重，故而加入疏肝破气之青皮。四诊、五诊因症状皆有明显减轻，故而继续守方治疗。经过 3 个多月的治疗，最终获得成功。

葛建立教授强调，治疗少、弱精子症时，虽有肝郁气滞表现，亦不能过用疏肝破气之品，每于方中参以 2～3 味即可，防止耗伤正气。

病案 2

李某，男，36 岁，2018 年 9 月 1 日初诊。

主诉：未避孕 3 年未育。

患者婚后 10 年，育有 1 女。3 年前开始备孕，性生活正常，一直未育。遂于 2016 年 12 月就诊于某三甲医院，诊断为少弱精子症，予复方玄驹胶囊、麒麟丸、左卡尼汀口服液等药物治疗 1 年，化验指标略有好转，但始终未育。遂于 2018 年 2 月转求中医治疗，口服"补肾健脾中药"（具体药物不详）治疗 5 个月，精子质量未见明显改善。现为求系统治疗，遂就诊于我院男科。现主症：患者平素房事频繁，精神萎靡，面鬑瘦削，失眠多梦，腰膝冷痛，耳鸣、脱发、性欲减退，口淡不渴，喜热饮，纳食、大便尚可，小便清长，舌淡暗苔白，脉沉细涩无力。

辅助检查：精液分析示精液量 2.1mL，液化时间 30 分钟，浓度 $11.2×10^6$/mL，精子总活力 26%，向前运动（PR）18%，精子正常形态率 4.5%。性激素五项未见异常。生殖系彩超未见异常。

西医诊断：少、弱精子症。

中医诊断：精薄。

辨证：阳虚精亏，瘀血阻络证。

治法：温阳益精，活血通络。

方药：补肾活血生精汤加减。

菟丝子 12g，雄蚕蛾 12g，沙苑子 12g，五味子 12g，蛇床子 12g，巴戟天 12g，车前子 12g，桑椹 12g，红景天 15g，当归 15g，丹参 15g，鸡血藤 15g，红藤 15g，生黄芪 20g，韭菜子 15g，淫羊藿 15g。水煎取汁 400mL，日 1 剂，分早晚 2 次温服，共 14 剂。

2018 年 9 月 15 日二诊：患者精神萎靡好转，失眠多梦较前略有好转，仍性欲减退、腰膝冷痛、耳鸣、脱发，口淡不渴，小便清长，舌淡暗苔白，脉沉细涩无力。前方加肉苁蓉 12g，继服 21 剂。

2018 年 10 月 8 日三诊：患者精神萎靡已不明显，失眠多梦进一步好转，仍性欲低下，腰膝冷痛、耳鸣、脱发、小便清长等未有明显改善，舌淡暗苔白，脉沉细涩无力。查精液分析：精液量 2.3mL，液化时间 30 分钟，浓度 $14.2×10^6/mL$，精子总活力 32%，向前运动（PR）25%，精子正常形态率 4.5%。2018 年 9 月 15 日方继服 21 剂。

2018 年 11 月 1 日四诊：患者精神萎靡、失眠多梦已愈，性欲增强，腰膝冷痛、耳鸣、脱发、小便清长等略有缓解，舌淡暗苔白，脉沉细。2018 年 10 月 8 日方加肉桂 6g（后下），继服 14 剂。

2018 年 11 月 16 日五诊：腰膝冷痛、耳鸣、脱发、小便清长等皆已痊愈，无其他不适，舌淡暗苔白，脉沉。2018 年 10 月 8 日方继服 21 剂。

2018 年 12 月 12 日六诊：无明显不适。查精液分析：精液量 2.8mL，液化时间 30 分钟，浓度 $23.2×10^6/mL$，精子总活力 55%，向前运动（PR）35%，精子正常形态率 7%。原方继服 28 剂以巩固疗效。

半年后随访告知其妻已怀孕 3 个月。

按： 患者系青年男性，主因"未避孕 3 年未育"前来就诊，结合精液分析、性激素五项、泌尿系彩超结果，西医诊断为少、弱精子症，属中医"精薄"范畴。患者平素房劳过度，导致肾精亏虚，故而出现精神萎靡、失眠多梦、耳鸣、脱发等表现。阴阳互根，久病伤及肾阳，故而出现性欲减退、腰膝冷痛、口淡不渴、小便清长等。肾阳不足，失于鼓荡推动，气血凝滞而为瘀，故而舌暗。结合舌脉，辨证为阳虚精亏、瘀血阻络证，治疗当以补阳益精为主，兼以活血化瘀。一诊在补肾活血生精汤基础上加韭菜子、淫羊藿补肾助阳，益火之源。二诊、三诊腰膝冷痛、小便清长等症改善不明显，故加肉苁蓉温阳益精。四诊腰膝冷痛、小便清长等症略有改善，可见肾阳不足之证较为严重，故加肉桂以温阳散寒。五诊、六诊病情持续好转，遂效不更方，继续服药。

葛建立教授强调临床遇到不育伴肾阳亏虚明显者，切忌滥用附子、干姜、肉桂等大辛大热之品，而应优先使用韭菜子、淫羊藿等温而不燥之品，意在少火生气，徐徐而图。如果阳虚症状持续得不到缓解，可酌加少量肉桂以温阳散寒。过用大辛大热之品，不仅对病情无益，反而使变证丛生。

病案 3

罗某，男，26 岁，2018 年 6 月 3 日初诊。

主诉：结婚 2 年余未育。

患者于 2 年前结婚，婚后性生活正常，未避孕未育。于 2017 年 1 月到某男科医院就诊，诊断为少精子症，投以麒麟丸、龟龄集、参茸丸等治疗，患者因无法承受高昂的治疗费用，故而未接受此治疗方案。后听从某中医大夫建议，服用五子衍宗丸治疗 6 个月，精子浓度略见改善，仍未使配偶怀孕。现为求系统诊治，求治于我院男科。现主症：患者面色黧黑，口唇紫暗，小腹部、会阴部及睾丸常有刺痛感，精神萎靡，偶有腰酸乏力，脱发，舌暗红，有瘀斑，苔薄白，脉细涩。

辅助检查：精液分析示精液量 2.4mL，液化时间 30 分钟，浓度 3.2×10^6/mL，精子总活力 32%，向前运动（PR）28%。性激素五项未见异常。染色体核型及 Y 染色体微缺失未见异常。泌尿系彩超未见异常。

西医诊断：少、弱精子症。

中医诊断：精薄。

辨证：肾虚精亏，瘀血阻络证。

治法：补肾填精，活血通络。

方药：补肾活血生精汤加减。

菟丝子 12g，雄蚕蛾 12g，沙苑子 12g，五味子 12g，蛇床子 12g，巴戟天 12g，车前子 12g，桑椹 12g，红景天 15g，当归 15g，丹参 15g，鸡血藤 15g，红藤 15g，生黄芪 20g，三棱 12g，莪术 12g。水煎取汁 400mL，日 1 剂，分早晚 2 次温服，共 14 剂。

2018 年 6 月 18 日二诊：患者精神萎靡、腰酸乏力、脱发略有缓解，但小腹部、会阴部及睾丸刺痛感缓解不明显，舌暗红，有瘀斑，苔薄白，脉细涩。前方加水蛭 3g，继服 21 剂。

2018 年 7 月 9 日三诊：患者精神萎靡、腰酸乏力、脱发明显缓解，小腹部、会阴部及睾丸刺痛感略有缓解，舌暗红，有瘀斑，苔薄白，脉细涩。2018 年 6 月 18 日方，水蛭改为 6g，继服 30 剂。

2018 年 8 月 8 日四诊：患者精神萎靡、腰酸乏力、脱发已痊愈，小腹部、会阴部及睾丸刺痛明显减轻，舌暗红，瘀斑，苔薄白，脉涩。查精液分析：精液量 3.5mL，液化时间 30 分钟，浓度 $11×10^6$/mL，精子总活力 42%，向前运动（PR）31%。2018 年 7 月 9 日方继服 30 剂。

2018 年 8 月 9 日五诊：患者现无不适，舌暗红，苔薄白，脉涩。效不更方，2018 年 7 月 9 日方继服 30 剂。

2018 年 9 月 10 日六诊：患者无不适，舌暗红，苔薄白，脉弦缓。精液分析：精液量 4.3mL，液化时间 30 分钟，浓度 $25×10^6$/mL，精子总活力 57%，前向运动（PR）40%，精子正常形态率 6.5%。将 2018 年 7 月 9 日方打粉，制成丸药，每服 6g，每日 3 次，继续服用 2 个月。

2019 年 3 月随访，其妻已怀孕。

按： 患者系青年男性，主因"结婚 2 年余未育"前来就诊，结合精液分析、性激素五项、泌尿系彩超及染色体核型、Y 染色体微缺失结果，西医诊断为少、弱精子症，属中医"精薄"范畴。患者精神萎靡不振，腰酸乏力，脱发，皆为肾中精血亏虚之象。面色黧黑，口唇紫暗，小腹部、会阴部及睾丸常有刺痛感，皆为瘀血阻络之象。参考舌脉，辨证为肾虚精亏、瘀血阻络，法当补肾填精、活血通络。故一诊在补肾活血生精汤基础上加用三棱、莪术，以助活血化瘀、通络止痛。二诊小腹部、会阴部及睾丸刺痛感缓解不明显，故加水蛭以破血通络，化瘀止痛。《神农本草经》云，"水蛭，味咸平，主逐恶血，瘀血，月闭，破血瘕积聚，无子，利水道"，可见此药治疗不育伴血瘀者恰为合拍。三诊小腹部、会阴部及睾丸刺痛感略有缓解，足见其血瘀程度较重，故而增加水蛭用量，增强活血化瘀力度。五诊、六诊患者症状皆不明显，故而效不更方，巩固治疗。

葛建立教授提醒，对于严重的少、弱精子症，一定要完善性激素五项、染色体核型、Y 染色体微缺失等检查，排除中医中药无法进行治疗的情况，这既是对患者负责，也能给患者节省不必要的花费。

第十一节　畸形精子症

据 WHO 调查，全世界大约 15% 的育龄夫妇存在不育问题，而发展中国家某些地区可高达 30%，其中男女双方原因各占 50%。有报道显示我国男性的精液整体质量正以每年 1% 的速度下降，在我国约 10% 的夫妇发生不育，属于男方因素的约为 40%，而男性精子异常情况所占比例最大。精子形态是评价男性生育力的一个重要参数。精子形态异常可引起精子功能异常，从而导致精子受精潜能降低。

根据第 5 版 WHO《人类精液检查与处理实验室手册》，男性具备正常的性功能和射精功能，在禁欲 2～7 日后，3 次以上精液检查发现正常形态精子小于 4%，其他参数基本正常，称为畸形精子症。该症可导致男性不育，可伴有少精子症和弱精子症。畸形精子症严重影响自然受孕的概率，因此，也是我们临床工作者研究的重点之一。

一、诊断依据

（一）临床表现

患者多因不能生育前来就诊，一般无特异性不适症状，若合并附属性腺炎症或精索静脉曲张等，可出现相应症状。在诊疗过程中，医者应仔细询问既往生育史、不育时间、既往检查报告及治疗方案、全身性疾病史、服药史、手术史、泌尿生殖道感染和性传播疾病史，有无附睾炎、睾丸炎和睾丸外伤史等，以便更全面地掌握患者病情资料。

（二）辅助检查

精液分析、睾丸和附睾彩超、精索静脉彩超、生殖道病原体检测、基因检测、染色体核型检测及精子 DNA 碎片率（DFI）等检查，可以明确诊断，有助于寻找畸形精子症病因，了解病情严重程度。

二、谈古论今

（一）疾病溯源

中医古籍虽无"畸形精子症"的病名，但因其能最终引起男性不育，故仍属中医"无子""不育"范畴。《素问·上古天真论》所言，"丈夫八岁，肾气实，发长齿更。二八，肾气盛，天癸至，精气溢泻，阴阳和，故能有子……八八，天癸竭，精少，肾脏衰，形体皆极，则齿发去"，首次提出了"肾气"对男性生殖能力的决定作用。隋代巢元方的《诸病源候论》提出无子病由虚劳精少、精清如水而冷、精不射出等原因引发。唐代孙思邈的《备急千金要方》云："凡人无子当为夫妻俱有五劳七伤、虚赢百病所致，故有绝嗣之患。"清代傅山则在《傅青主女科》云，"脾为后天，肾为先天，脾非先天之气不能化，肾非后天之气不能生，补肾而不补脾，则肾之精何以遂生也"，强调了补脾在治疗男性不育中的重要作用。故历代先贤多以"肾气亏虚"或"脾肾两虚"立论，多用"补肾填精""调补脾肾"治疗本病。

（二）守正创新

历代医家以"补肾填精"或"调补脾肾"作为本病的基本治法，虽然取得了一定疗效，但多为临床经验的总结，缺乏系统的科学论证，疗效也欠稳定。葛建立教授在总结历代先贤经验基础上，发现"湿热血瘀"同样也为畸形精子症不可忽视的病机。肾主水，肾气亏虚，不能司主水之职，故而造成水邪停聚，湿邪蓄积日久，郁而化热，形成湿热之证。此外，现代人多饮食不节，过食辛辣刺激食物、肥甘厚味，亦导致体内湿热内生。湿热凝聚体内，阻滞气血运行，久之必导致瘀血阻络。现代医学认为生殖道及附属性腺感染、精索静脉曲张是造成畸形精子症的常见原因，这与"湿热血瘀"之病机暗自相合。故"肾虚血瘀，湿热下注"才是畸形精子症的基本病机，"补肾活血，解毒利湿"是治疗本病的基本治法。在此基础上，葛建立教授组成治疗畸形精子症经验方"补肾活血泄浊汤"（菟丝子12g，枸杞子12g，五味子12g，车前子12g，覆盆子12g，当归15g，丹参15g，鸡血藤15g，虎杖15g，蒲公英20g）。菟丝子、枸杞子补阳填精，当归、丹参养血活血，四者共为君药；覆盆子、五味子补肾益精，鸡血藤活血通络，三者共为臣药；虎杖清利湿热，蒲公英解毒利湿，二者共为佐药。诸药合用，使肾虚得补，经络得通，湿热得清，共奏"补肾活血，解毒利湿"之效。验之于临床，除遗传因素导致的精子畸形率过高者，其他情况多能取得良好疗效。临床应用中，若见湿热较重者，可加苍术、黄柏、牛膝、薏苡仁等；若见血瘀较重者，加三棱、莪术、水蛭、蜈蚣等；若出现肾阳虚明显者，可加韭菜子、巴戟天、淫羊藿等；若出现肾精亏虚明显者，可加熟地黄、何首乌、雄蚕蛾、黄精等。

三、病案举隅

病案 1

韩某，男，30 岁，2018 年 3 月 4 日初诊。

主诉：婚后 3 年不育。

患者结婚 3 年，婚后性功能及性生活频率皆正常，未采取避孕措施而未育。2017 年 3 月就诊于某生殖门诊部，诊断为畸形精子症，予大剂"补肾健脾"中药治疗 5 个月，未见明显疗效。后于 2017 年 10 月就诊于某三甲医院生殖科，精液分析示精子正常形态率 2%，予麒麟丸、复方玄驹胶囊、勃锐精治疗 3 个月，收效甚微。现经过其友介绍，来我院男科就诊。现主症：患者性欲、勃起正常，性生活频率每周 2～3 次，口干口渴，腰酸腰痛，下肢沉重麻木，阴囊潮湿，平素暴饮暴食，过食辛辣刺激之品，舌红暗，苔黄腻，脉滑略数，尺沉。男科查体：睾丸、附睾、精索皆未扪及明显异常。

辅助检查：精液分析示精液量 3.4mL，液化时间 20 分钟，浓度 $37.6×10^6$/mL，精子总活力 66%，向前运动 46%，正常形态率 2.5%。生殖系彩超未见异常。生殖道病原体检测未见异常。

西医诊断：畸形精子症。

中医诊断：无子。

辨证：肾虚湿热，瘀血阻络证。

治法：补肾活血，清利湿热。

方药：补肾活血泄浊汤加减。

菟丝子 12g，枸杞子 12g，五味子 12g，车前子 12g，覆盆子 12g，当归 15g，丹参 15g，鸡血藤 15g，虎杖 15g，蒲公英 20g，苍术 12g，黄柏 12g。水煎取汁 400mL，日 1 剂，分早晚 2 次温服，共 14 剂。

2018 年 3 月 18 日二诊：口干口渴、腰酸腰痛略有减轻，下肢沉重麻木略有缓解，阴囊潮湿，舌红暗，苔黄腻，脉滑略数，尺沉。前方加薏苡仁 30g，牛膝 15g。继服 30 剂。

2018 年 4 月 17 日三诊：口干口渴、腰酸腰痛明显减轻，下肢沉重麻木缓解，阴囊潮湿减轻，舌红暗，苔略腻，脉滑，尺沉。2018 年 3 月 18 日方再服

30剂。

2018年5月19日四诊：患者无明显不适，舌红暗苔白，脉滑，尺沉。2018年3月4日方去苍术、黄柏，继服14剂。

2018年6月4日五诊：患者无不适，舌红暗苔白，脉滑，尺沉。查精液分析：精液量3.9mL，液化时间20分钟，浓度40.6×10^6/mL，精子总活力68%，向前运动47%，正常形态率5%。效不更方，将2018年3月4日方制成丸药，继服2个月，以巩固疗效。

半年后随访。其妻已怀孕3个月。

按：患者系青年男性，主因"婚后3年不育"前来就诊，结合精液分析、生殖系彩超、生殖道病原体检测结果，西医诊断为畸形精子症，属中医"无子"范畴。患者肾精素虚，故见腰酸腰痛、尺脉沉弱；患者饮食不节，导致湿热内生，阻滞气血运行，故而出现阴囊潮湿、下肢沉重麻木等症。舌红暗，苔黄腻，脉滑略数，尺沉皆为肾虚血瘀、湿热阻滞之象。因本患者湿热较重，故而在一诊时加二妙散燥湿清热。二诊仍阴囊潮湿未见缓解，可见湿热较盛，难以速愈，故加薏苡仁、牛膝增强化湿之力。四诊症状皆无，湿热大减，故去四妙散。五诊诸症皆愈，故改丸剂常服以善后。

葛建立教授强调，治疗精子畸形率过高的患者，一定要鼓励患者坚持治疗，因为精子生长周期大概为2～3个月，因此，服药周期也当为3个月。

病案2

张某，男，38岁，2018年10月1日初诊。

主诉：未避孕2年未育。

患者结婚12年，育有1子，2年前开始备孕2胎，性功能及性生活频率正常，但始终未使女方怀孕。曾于2018年2月就诊于某男科医院，诊断为畸形精子症、慢性前列腺炎、双侧精索静脉曲张，建议其手术，患者拒绝，遂予麒麟丸、还少胶囊、前列疏通胶囊治疗5个月余，未见明显好转。现欲得到规范系统诊治，遂就诊于我院男科。现主症：患者性功能正常，性生活规律，每周2～3次，双侧睾丸坠胀疼痛，会阴、腹股沟部憋胀刺痛，休息后可减轻，腰酸腿软、阴囊潮湿，舌暗有瘀斑，苔黄略腻，脉弦数，尺沉。男科查体：双侧睾丸17mL，附睾未扪及异常，阴囊内可触及迂曲扩张的静脉，瓦氏试验阳性，输精管未扪及异常。

辅助检查: 精液分析示精液量 4.1mL,液化时间 30 分钟,浓度 31.3×10⁶/mL,精子总活力 56%,向前运动 41.3%,正常形态率 1.5%。生殖系彩超示双侧精索静脉曲张,左侧精索静脉内径 3.9mm,右侧 3.5mm。前列腺液检查未见异常。生殖道病原体检测未见异常。

西医诊断: 畸形精子症,精索静脉曲张。

中医诊断: 无子。

辨证: 肾虚湿热,瘀血阻络证。

治法: 补肾利湿,活血通络。

方药: 补肾活血泄浊汤加减。

菟丝子 12g,枸杞子 12g,五味子 12g,车前子 12g,覆盆子 12g,当归 15g,丹参 15g,鸡血藤 15g,虎杖 15g,蒲公英 20g,三棱 12g,莪术 12g。水煎取汁 400mL,日 1 剂,分早晚 2 次温服,共 10 剂。

2018 年 10 月 11 日二诊:腰酸腿软、阴囊潮湿减轻,双侧睾丸坠胀疼痛及会阴、腹股沟部憋胀刺痛未见缓解,舌暗有瘀斑,苔黄略腻,脉弦数,尺沉。前方加水蛭 3g,蜈蚣 2 条,继服 30 剂。

2018 年 11 月 10 日三诊:患者腰酸腿软、阴囊潮湿明显减轻,双侧睾丸坠胀疼痛及会阴、腹股沟部憋胀刺痛缓解,舌暗有瘀斑,苔黄略腻,脉弦数,尺沉。效不更方,前方继服 30 剂。

2018 年 12 月 14 日四诊:患者腰酸腿软、阴囊潮湿痊愈,双侧睾丸坠胀疼痛及会阴、腹股沟部憋胀刺痛明显缓解,舌暗有瘀斑,苔白,脉弦数,尺沉力增。前方继服 30 剂。

2019 年 1 月 16 日五诊:患者会阴、腹股沟部憋胀刺痛痊愈,睾丸仍轻度坠胀,舌暗有瘀斑,苔薄,脉弦。查精液分析:精液量 4.5mL,液化时间 30 分钟,浓度 37.5×10⁶/mL,精子总活力 60%,向前运动 48.4%,正常形态率 4.5%。生殖系彩超:双侧精索静脉曲张,左侧精索静脉内径 3.5mm,右侧 3.0mm。2018 年 12 月 14 日方加荔枝核 20g,继服 21 剂。

2019 年 2 月 7 日六诊:患者已无明显不适,舌暗、瘀斑减轻,脉弦缓。2019 年 1 月 16 日方制成丸药,继服 2 个月。

按： 患者系青年男性，主因"未避孕2年未育"前来就诊，结合精液分析、精索静脉彩超结果，西医诊断为畸形精子症、精索静脉曲张，属中医"无子"范畴。患者肾气亏虚，遂出现腰膝酸软、尺脉沉而无力之象；湿热停聚，故而阴囊潮湿；久病不育，气滞血瘀，故而出现双侧睾丸坠胀疼痛及会阴、腹股沟部憋胀刺痛；舌暗有瘀斑，苔白，脉弦数，尺沉无力皆为肾虚湿热、瘀血阻络之象。因患者血瘀较甚，遂在补肾活血泄浊汤中加三棱、莪术、水蛭、蜈蚣等，以增活血化瘀、通络止痛之力。该患者辨证准确，坚持治疗6个月左右，终获良效。

葛建立教授提醒，虽然不少研究证实精索静脉曲张是造成精子质量变差及精子畸形率升高的原因之一，但临床中发现精索静脉曲张的程度并不与精子畸形率成正比，与精子质量成反比，而行精索静脉高位结扎术后精子质量也未必会得到改善。因此，在临床上见到不育症伴精索静脉曲张者，不要一味通过手术解决，只有那些药物干预无效的情况下，才考虑手术治疗。

第十二节　慢性附睾炎

慢性附睾炎是青壮年男性的常见疾病，是指感染、梗阻等因素导致的以患侧阴囊疼痛、坠胀且疼痛常牵扯到下腹部及同侧腹股沟为主要临床表现的男性泌尿生殖系统炎症性疾病。本病多由急性附睾炎未彻底治愈转化而成，或由慢性前列腺炎、慢性精囊炎蔓延所致。体格检查可触及患者附睾部位的异常，或结节，或肿块，或变硬，多局限于附睾尾部，伴轻中度压痛，或见病变同侧输精管迂曲、增粗等，对男性的身心健康具有严重的危害性。同时，附睾受到致病微生物的感染时，可发生不同程度的炎症，导致附睾管腔充血水肿，影响精子成熟的环境，使精子的顶体及尾部发育不良，精子畸形率明显增高，从而增加患者罹患不育症的风险。

一、诊断依据

（一）临床表现

患侧睾丸疼痛、下坠或胀感，疼痛可放射至下腹部及大腿根部。可有急性附睾炎或急性睾丸炎病史。

体格检查可触及附睾尾部增大、较硬、伴有结节形成及轻度触痛，患侧输精管粗硬。

（二）辅助检查

前列腺液或精液常规检查可见白细胞或脓细胞，超声检查可发现附睾增大，内部回声不均。

二、谈古论今

（一）疾病溯源

中医学虽无"慢性附睾炎"这一名称，但有大量关于其临床表现的描述。附睾属于中医"肾子"部位，现大多将慢性附睾炎归入"㿉疝""子痈"的范围。《灵枢·经脉》记载："肝足厥阴之脉……是动则病腰痛不可以俯仰，丈夫㿉疝……足厥阴之别，名曰蠡沟……其别者，经胫上睾，结于茎。其病气逆则睾肿卒疝。"文中"㿉疝"主要表现为睾丸肿胀坚硬、重坠作痛或麻木不知痛痒，类似于慢性附睾炎。汉代首见"子痈"之名，《华佗神医秘传》中云："子痈者谓肾子作痛，溃烂成脓，不急治愈，有妨生命。"清代王洪绪于《外科证治全生集·阴症门》中再次提及子痈之名："子痈肾子作痛，下坠不能上升，外现红色者是也。迟则成患，溃烂致命；其未成脓者，用枸橘汤一服即愈。"

《灵枢·经筋》载"足太阴之筋……上循阴股，聚于阴器……其病……阴股引髀而痛，阴器扭痛"，"足厥阴之筋……上循阴股，结于阴器，络诸筋。其病……阴股痛转筋，阴器不用"，指出了足太阴之筋、足厥阴之筋病可导致阴器"扭痛""不用"。宋代陈自明《外科精要》曰："囊痈，湿热下注也。"清代高秉钧《疡科心得集》曰："囊痈者，阴囊痈肿。乃足厥阴肝经所主，由肝肾二经阴亏湿热下注而成。"此论认为囊痈由肝经湿热注于下焦所致。《华氏中藏经·论痈疽疮肿第四十一》："夫痈疽疮肿之所作也，皆五脏六腑、畜毒不流则生矣，非独因荣卫壅塞而发者也。"此论认为毒邪聚积脏腑可发为痈肿。宋代陈无择在《三因极一病证方论·痈疽叙论》中说："发背痈疽者，该三因而有之。曰：痈疽瘰疬，不问虚实寒热，皆由气郁而成。亦云：气宿于经络，与血俱涩而不行，壅结为痈疽。不言热之所作而后成痈者，此乃因喜怒忧思有所郁而成也……故知三因备矣。"此论认为慢性附睾炎由气滞血瘀所致。

当代医家学者对本病之病因病机的阐释各有发挥。王琦认为本病由急性子痈失治误治、迁延不愈，或情志不舒、肝气郁结，郁而化热，痰瘀互结，蕴结附睾而成。秦国政认为急性子痈失治误治可转为慢性子痈，病多虚证、寒证，或本虚标实，肝肾经气不和、气血瘀阻为基本病机。李冀等提出，本病多因素体阳虚，复感寒湿，寒凝则血滞，痰聚则络阻，或久病不愈，伤及阳气，阳虚生寒，寒凝痰聚，故睾丸、附睾可触及硬结，痰阻脉络，气机不畅，故疼痛不已。陈德宁认为本病的发生与肝、脾、肾三脏关系密切，尤以肝为最，主张"分期论治，不离乎肝"。崔云认为：附睾炎的发生多与先天禀赋不足、外感时邪、饮食不当、情志内伤、劳逸失度等因素有关；病位在外肾，与肝、脾、肾三脏关系密切，尤以脾为要；病性在急性期一般属实热或湿热证，慢性期本虚标实、虚实夹杂、寒热互见；脾虚失运、肾子失养是病理基础；肝郁、浊毒是主要致病因素；湿热下注于肝肾、败精浊毒壅阻肾子是其病理关键，久病多伤阴致瘀。

近代医家研究认为，此病最基本的病因是湿热、毒邪、气滞、痰凝、血瘀，病变之间有机联系，互为因果，共同作用。然近代诸多医家一直认为，慢性附睾炎皆以湿热为主，治疗清热利湿之剂，然临床采用此法见效甚微，甚至适得其反。诸多医家认为慢性附睾炎发病多与正虚邪实的病机本质有关；病位上以脾肾两虚为本，肝郁为标；病性多以正虚为本，气滞、血瘀、湿热、寒凝、痰瘀，兼夹浊毒等为标。

（二）守正创新

古代医家多从肝论治本病，认为本病初期以肝经湿热、寒凝肝脉、痰瘀互结为主要病因病机，病久则累及于肾，以肝肾两虚、气血不足为主。现代中医学认为本病的病因主要由邪郁肝经，湿热下注，气滞痰凝所致。基本病机为肝肾气机不利，气血阴阳失和，气血阻于肾子而致子痈。

根据多年的临床经验葛建立教授认为慢性附睾炎虚实夹杂，发病虚实有别，在当代社会，以实证为主。气、血、湿、热、寒、痰皆为病理因素，并皆可久病化瘀，与瘀血互结，从而产生气滞血瘀、湿热血瘀、痰浊血瘀等病机分型，导致慢性附睾炎迁延反复。故其基本病机为气血瘀阻。瘀血为关键所在，为本，湿、热、寒、痰为其标。临证中，葛建立教授以"久病入络、络脉瘀阻"为切入点，以湿热血瘀为主要病机，治疗慢性附睾炎以清利湿热、化瘀通络为大法。

葛建立教授在总结前贤的基础上，认为慢性附睾炎基本病机为瘀血阻络，法当活血通络止痛，总结出"活血通络止痛汤"，处方组成：柴胡 12g，川楝子 12g，泽兰 12g，鸡血藤 15g，大血藤 12g，桃仁 9g，乌药 12g，僵蚕 12g，蜈蚣 3 条，乳香 6g，没药 6g，败酱草 15g，川牛膝 12g。

方中柴胡、川楝子、乌药条达舒畅肝经气之郁滞；僵蚕、蜈蚣秉虫类搜剔之性，活血逐瘀疏通络脉，以增其力；泽兰、鸡血藤、大血藤、桃仁、败酱草活血解毒清热；乳香、没药为破血消癥之对药；川牛膝为使，祛瘀通脉，引血下行。

若兼有面色晦暗，痛处固定，舌紫暗有瘀斑，脉涩等瘀血疼痛表现者，可加全蝎、延胡索、赤芍活血止痛；若兼有病程日久，可触及附睾结节者，可加橘核、荔枝核行气散结；若兼有头目胀痛，耳鸣，失眠多梦，口干口苦，急躁易怒，目赤尿黄，大便秘结等肝火炽盛表现者，加龙胆草、栀子清泻肝火；若兼有两胁少腹疼痛憋胀、走窜不定等气滞表现者，加青皮、枳壳宣畅气机，疏理气血；若兼有午后痛甚，虚热内扰者、可加地骨皮、牡丹皮清泻虚热。

三、病案举隅

病案 1

王某，男，31 岁，河北承德人，2019 年 5 月 24 日初诊。

主诉：右侧附睾疼痛 1 年，加重 1 周。

患者于 1 年前饮酒后出现右侧附睾疼痛，呈持续性灼痛，冰袋冷敷可缓解，伴发热、尿频、尿痛，就诊于当地医院急诊。做血常规示白细胞计数 15×10^9/L，中性粒细胞比值 80%。B 超示右侧附睾体积增大，呈高血流信号。诊断为急性附睾炎，予盐酸左氧氟沙星 200mg，静脉滴注，2 次/日，治疗 10 天，病情得以控制。其后每逢酒后或过度劳累则右侧附睾出现轻度隐痛，自服左氧氟沙星片可缓解。1 周前因过量饮酒再次复发，自服抗生素无效，求治于我院男科。现主症：患者双侧附睾中度隐痛，呈间断性，无发热，伴腹股沟不适，无尿频、尿急、尿痛。患者头晕耳鸣，胸胁胀满。舌红苔黄腻，脉弦数。男科查体：阴囊潮湿；双睾丸 17mL，质地中等，无包块；右侧附睾头部有结节，按之压痛明显。

辅助检查：血常规未见异常。尿常规未见异常。生殖系彩超示右侧附睾增大，有 0.5cm×0.5cm 结节。

西医诊断：慢性附睾炎。

中医诊断：子痈。

辨证：湿热血瘀证。

治法：清利湿热，活血通络。

方药：活血通络止痛汤加减。

柴胡 10g，川楝子 10g，延胡索 12g，败酱草 20g，桃仁 10g，乌药 12g，僵蚕 12g，蜈蚣 3 条，乳香 6g，没药 6g，薏苡仁 15g，牛膝 15g，龙胆草 10g，炒栀子 10g。7 剂，水煎，日 1 剂，分 2 次口服。

2019 年 5 月 31 日二诊：患者自述附睾压痛明显减轻，阴囊潮湿减轻。舌暗红，苔黄腻，脉滑数。原方加全蝎 3g。10 剂继服。

2019 年 6 月 11 日三诊：患者自诉疼痛未作，阴囊潮湿消失，舌淡红，苔薄黄，脉细滑。上方全蝎减量至 2g，龙胆草减量至 6g，继服，以固其效。

按：患者为中青年男性，主因右侧附睾疼痛 1 年，加重 1 周前来就诊，结合体格检查及生殖系彩超检查结果，西医诊断为慢性附睾炎，属中医"子痈"范围。本案患者平素嗜食肥甘厚味，酗酒无常，导致体内湿热内生，湿热下注子系，阻滞气血运行，不通则痛，故而子系压痛明显，饮酒后湿热更盛，故而酒后加重，阴囊潮湿，结合舌暗苔黄腻，辨证为湿热血瘀证，治疗当以清利湿热、活血通络为主，方用活血通络止痛汤。湿热循经上扰，故见头晕耳鸣，胸胁胀满，阴囊潮湿。此湿热为标，血瘀为本，临床上葛建立教授强调标本兼治，注重病及血分、病在经络，治疗上以活血化瘀通络消癥为本。二诊，附睾压痛减轻，故加全蝎 3g，增强通络止痛之力。三诊，考虑血瘀消则经络畅通而痛减，湿热去则肝经条达而证消，故全蝎、龙胆草减量。原方诸药合用，使湿热去，瘀血散，血脉畅通，则诸症皆除。

病案 2

王某，男，31 岁，河北保定人。2019 年 7 月 12 日初诊。

主诉：左侧睾丸及腹股沟坠痛反复 3 年，加重 1 周。

患者于 3 年前因课外剧烈活动时受外伤出现左侧睾丸红肿疼痛，呈持续性，未见其他明显不适，就诊于学校医务室。查体：左侧阴囊红肿如鹅蛋大小，无明显伤口，触痛明显，质韧，边界不清。彩超提示右侧附睾体积增大，呈高血流信号。诊断为急性附睾炎，建议卧床休息，24 小时内冰袋冷敷，予盐酸左氧氟沙星，200mg，静脉滴注，2 次 / 日，治疗 1 周。1 周后睾丸疼痛明显缓解，附睾仍肿大如硬结，触痛，可累及左侧腹股沟，先后给予抗生素（名称及用量不详）、云南白药口服治疗，疼痛次数减少，但每逢剧烈活动、生气着急、着凉或阴雨天气，左侧睾丸及腹股沟坠痛反复，休息及保暖后缓解。1 周前因淋雨半小时出现左侧睾丸及腹股沟坠痛反复，休息及保暖后症状缓解，但 1 周来疼痛发作频数及程度明显加重，经人介绍，遂就诊于我院男科门诊。现主症：患者左侧睾丸及腹股沟坠痛，情志不畅，无发热恶寒，无尿频、尿急、尿痛。纳可，寐安，大小便基本正常。舌质暗红，苔薄稍腻，脉弦细。专科检查：双睾丸 15mL，质地中等，无包块，左侧附睾肿大，按之压痛明显。

辅助检查：血常规未见异常。尿常规未见异常。阴囊彩超示右侧附睾增大，有 0.5cm×0.5cm×2.5cm 结节。

西医诊断：慢性附睾炎。

中医诊断：子痈。

辨证：肝郁寒凝，瘀血阻络证。

治法：疏肝理气散寒，活血通络止痛。

方药：活血通络止痛汤加减。

柴胡 12g，乌药 15g，橘核 15g，荔枝核 15g，延胡索 12g，败酱草 20g，桃仁 10g，炒僵蚕 12g，蜈蚣 3 条，乳香 6g，没药 6g，薏苡仁 15g，牛膝 12g。7 剂，水煎，日 1 剂，分 2 次口服。

2019 年 7 月 20 日二诊：患者自述附睾压痛及腹股沟坠痛明显减轻，心情好转，但服药后第 4 天出现轻度腹痛，大便不成形，日 2～3 次，舌暗红，苔薄，边有齿痕，脉弦细。原方加干姜 9g，7 剂继服。

2019 年 7 月 28 日三诊：患者自诉疼痛未作，大便基本正常，舌淡红苔薄，脉细。处方不变，继服，以固其效。

按：患者为青年男性，主因"左侧睾丸及腹股沟坠痛 3 年，加重 1 周"前来就诊，结合体格检查及阴囊彩超检查结果，西医诊断为慢性附睾炎，中医诊断为子痈病。本案患者有外伤病史，伤其气血，久病入络，阻滞气血运行，不通则痛，经络不通，阳气不达，易受外寒侵袭，寒凝血瘀互结，疼痛反复不愈，结合舌脉，辨证为肝郁寒凝、瘀血阻络证，治以疏肝理气散寒、活血通络止痛，方用活血通络止痛汤。葛建立教授喜用橘核、荔枝核行气散结止痛而入肝经，认为其为治疗肝经寒凝血瘀之佳品。二诊，患者附睾压痛及腹股沟坠痛明显减轻，但出现轻度腹痛、腹泻症状，考虑伤血耗气，中焦受损，故加入干姜以温补中阳，并且活血通络之品，尤其虫类走窜，容易损伤脾胃，亦需要干姜温补中焦，缓解活血太过伤中之弊。三诊，遵循前方，使肝气条达，寒气得散，经络已通。

第十三节　慢性血精性精囊炎

精囊炎是指精囊腺的非特异性感染性疾病，多伴有血精表现，分为急性精囊炎和慢性精囊炎两种。慢性血精性精囊炎多表现为血精反复发作、迁延难愈，精液呈咖啡色、红褐色、暗红色或黑红色，含血凝块或夹有血丝，伴有尿频、会阴部不适或下腹、直肠及腹股沟胀痛不适等症状，久则导致性欲减退、性功能障碍、射精恐惧等症。

一、诊断依据

（一）临床表现

血精反复发作，颜色暗红，或精液中夹有血丝或血块，可伴耻骨区隐痛、会阴部不适，部分患者伴性欲减退、性功能障碍，可有急性精囊腺炎发作史，少数与慢性前列腺炎伴发。

体征：直肠指检精囊腺肿大、变硬，甚至变形，可有压痛，与前列腺界限不清。

（二）辅助检查

精液检查有红细胞及脓细胞，精子数减少，甚至死精、无精。精液中红细胞多少通常反映炎症的程度。经直肠超声、CT、MRI及精囊腺造影可协助诊断，并可与精囊腺肿物相鉴别。

二、谈古论今

（一）疾病溯源

传统医学认为，慢性血精性精囊炎属于"血症""血精"等范畴，病位在下焦精室，基本病机为精室络脉受损，血溢脉外。血精是指精液中混有血液。中医学论述的血精，是指肉眼血精。本病以精液中含有血液为特征，称之为"血精"。

中医古籍中关于血精一病的记载最早见于隋代巢元方所著之《诸病源候论》，其在《诸病源候论·虚劳血精出候》中描述："此劳伤肾气故也。肾藏精，精者血之所成也。虚劳则生七伤六极，气血俱损，肾家偏虚，不能藏精，故精血俱出也。"此处记载之"精血"即为病理性肉眼血精，乃肾气亏损、气血俱伤所致。继巢氏之后，明代医家对血精病因又有了进一步的认识，一为肾虚所致，另则火热之邪伤及血络，迫血妄行亦可引起血精。如明代李中梓《医宗必读·赤白浊》记载："浊病即为精病，非溺病也……精者血之所化，浊去太多，精化不及，赤未变白，故成赤浊，此虚之甚也。所以少年天癸未至，强力行房，所泄半精半血；少年施泄无度，亦多精血杂出……虚滑者，血不及变，乃为赤浊。"明代戴思恭《证治要诀·遗精》："失精梦泄，见赤浊亦自然而得。"这里记载的"赤浊"，就是指的血精。明代张介宾《景岳全书》云："精道之血，必自精宫血海而出，多因房劳，以致阴虚火动，营血妄行而然。"此论指出血精之血来自下焦精宫，由火热之邪伤及冲任而得。

中医认为血精基本病机为精室络脉受损，血溢脉外。其发病与过度劳累、久病体虚、纵欲过度、房事不节、饮食无制、饮酒过度、嗜食肥厚，久骑久坐、小便忍持，起居无常、着凉熬夜等有着密切联系。

王迅等认为血精病变与肝肾相关，主张从肝肾论治，虚则补其肾，实则泻其肝，治疗以知柏地黄丸与龙胆泻肝汤为代表方。曾庆琪等认为血精病肝肾阴虚是其本，湿热蕴结、瘀血阻络为其标，脾肾两虚乃其失精失血之结果，治疗重视恢复精室的"藏泄"功能，以滋阴降火为治疗血精之常，清热化湿为治疗血精之变，补益气血为治疗血精之本，凉血止血为治疗血精之标。

中医学认为"冲脉起于少腹之内胞中，夹脐左右上行"，"任脉起于少腹之内，胞室之下，出会阴之分"。从经脉走形来看，血精病尚与冲任失调相关。精囊镜操作发现射精管开口位于精阜两侧，紧邻前列腺小囊开口。精阜内部的前列腺小囊，即"前列腺子宫"，深 4～6mm，是中肾管（苗勒氏管）的遗留物，它在女性可形成子宫、输卵管等。从现代医学男女生殖器衍化的对比关系可以证实"胞"即现代医学的子宫，而对男性而言，"胞"当为精囊腺及前列腺，血精病与冲任失调相关。李波等认为陈旧性血精迁延不愈的根本原因是射精管梗阻，并借鉴妇科治疗崩漏下血的经验，基于"破血逐瘀，通因通用"的治疗思路，采用加味桂枝茯苓丸治疗陈旧性血精 36 例，疗效满意，提出"六腑以通降为顺，精路亦然"的治疗观点，为丰富临床治疗提供新思路。

袁焯生在《女科精华》中有描述："所谓精室，在男子为精囊，在女子为子宫，精囊为藏精之所，子宫为受孕之所。"《王劲松中医精室论》提出男性的前列腺、精囊腺、睾丸等生殖器官与女性的女子胞相对应，属于"精室"范畴，为奇恒之腑，主张辨病与辨证相结合，首当活血止血，或寒热并举，或补泄合用，收效较为显著。

（二）守正创新

慢性血精性精囊炎病位在下焦精室，基本病机为精室络脉受损，血溢脉外。中医学认为，血出脉外即为离经之血，离经之血长期（数月甚至数年）积于精囊而不能吸收，说明久病已经成瘀，瘀血阻滞阴络，而致血精经年不愈。瘀血是血精形成后的病理产物，但瘀血形成后又是致病因素，瘀血败精内停，阻滞血络，又可加重出血或发生新的病理改变，故活血化瘀之法贯穿始终。

现代医学对慢性血精性精囊炎的认识尚不全面，至今尚无定论。大多数学者认为其发病与精囊内压力骤然改变有关，性交达到性高潮时射精管节律性强烈收缩、精囊腺痉挛性收缩使精囊内压力瞬间急剧上升，射精时突然排空，使排空前后的精囊内压力骤然变化，从而导致精囊腺黏膜毛细血管受损或其通透性发生改变，血液因此渗入精囊液中随着精液排出体外而表现为血精。

葛建立教授认为慢性血精性精囊炎患者迁延难愈、反复发作的根本原因是精络瘀阻。血精患者精室络脉受损，血溢脉外则为离经之血，积于精囊数月甚至数年而不能吸收，久病已经成瘀，瘀血阻滞阴络，而致血精经年不愈。中医学认为，脾为气血生化之源，气为血之帅，其不足则血失其统；脾主统血，脾具有统摄血液在脉道中运行的作用，血为气之母，其不足则气无所依附。如沈目南《金匮要略注》所云："五脏六腑之血，全赖脾气统摄。"若脾气亏虚，血失固摄，则血溢于脉外。基于临床研究，葛建立教授明确提出治疗慢性血精性精囊炎不应一味止血，而是补气活血，行气逐瘀，使精路之气血畅达才能从根本上治愈血精，与叶天士"精瘀当先理其离宫腐浊"相吻合。

葛建立教授在总结前贤的基础上，基于气血同源的中医理论，总结出"补气活血，行气逐瘀，气血同调"的治疗思路，临床采用补阳还五汤合少腹逐瘀汤化裁，疗效满意，为丰富临床治疗提供新思路。补阳还五汤合少腹逐瘀汤化裁基本方如下：黄芪15g，桂枝10g，干姜9g，炒桃仁10g，当归15g，赤芍15g，地龙10g，川芎15g，茯苓20g，牡丹皮15g，泽兰15g，茺蔚子10g，川牛膝10g。方用黄芪补气健脾，桂枝温通经脉，干姜温补中焦，《金匮要略注》云，"五脏六腑之血，全赖脾气统摄"，三药味辛而性温，补气温经通脉而行瘀滞。当归补血活血柔肝，赤芍酸苦微寒，益阴养血和营，二者活血行瘀，防祛瘀伤阴耗血之弊。川芎、延胡索行肝气，助血运，活血理气。上四药皆肝经之品，气行则血活为臣。桃仁清化瘀热，地龙化瘀活血力强，二者合为活血消癥之力。《神农本草经》言桃仁"主瘀血，血闭癥瘕"，《名医别录》曰"主破癥瘕，止痛"，《珍珠囊》曰其"治血结"，足见一味桃仁，功善逐瘀。地龙秉虫类搜剔走窜之性，破血逐瘀，疏通络脉，以增其力，为消瘀散癥之要药。泽兰活血祛瘀，利水消肿；茺蔚子辛散苦泄，通络逐水。清代何本立《务中药性》明茺蔚子"去瘀生新"，朱震亨曰其"行血祛瘀，行中有补"。二者合力活血利湿通络。川牛膝味苦善降，行肝肾二经，引药下行，直达病所，既能祛下焦瘀血而活血通经，又能补益肝肾，强健筋骨，通利血脉关节。《医学衷中参西录》中描述其"善引气血下注，是以用药欲其下行者，恒以之为引经"。综上所述，以上诸药共奏补气活血、行气消癥之功，紧扣慢性血精性精囊炎的气瘀内阻的病机，从行气化瘀、补气活血、清化瘀热、消癥散结多方面起效。本方既不同于一般清热解毒之剂难除瘀阻之根本，又不同于一般活血化瘀之品耗阴伤正，具有良好的临床价值。

血精病根据其病机虚实有别，结合中医学辨证论治的基本原则可大致分为兼有湿热证、阴虚火旺证及脾肾亏虚证。若兼有脘腹胀闷、口黏口苦、大便黏腻、舌苔厚腻、脉濡等湿热表现者，治宜清热利湿、化瘀止血，加龙胆草、栀子苦寒清热为要。若兼有腰膝酸软、潮热盗汗、咽干颧红、舌红少苔、脉细数等阴虚火旺表现者，治宜滋阴降火、化瘀止血，合知母、黄柏等。若兼有久泄久利、腰腹部冷痛、完谷不化、舌淡胖、苔白滑、脉沉迟等脾肾亏虚表现者，法当补肾健脾、气瘀同调，加沙苑子、女贞子等。

三、病案举隅

病案 1

张某，男，26 岁，石家庄人，2016 年 3 月 23 日初诊。

主诉：患者血精间断发作 1 年，加重 2 周。

患者于 1 年前同房时用力过猛，出现精液带血，为鲜红色伴有射精疼痛，曾就诊于当地某诊所，给予云南白药口服治疗，疼痛明显减轻，之后精液颜色逐渐加深，继续口服云南白药未见明显效果，1 年来患者曾多方诊治不愈，后经人介绍求治我院。现主症：精液暗褐色，小腹隐痛，勃起功能正常，性欲淡漠，周身疲乏，舌淡暗，苔薄白，边有齿痕，脉弦细。

辅助检查：精液常规示精液量 3.9mL，液化时间 30 分钟，精子浓度 31×10^6/mL，精子总活力 16%，前向运动 12%，红细胞（100～120）个/HP。精囊核磁检查示精囊腺左侧 52.9mm×45.6mm×26mm，右侧 56.8mm×47mm×26mm，右侧精囊出血，双侧精囊壁增厚。

西医诊断：血精。

中医诊断：血精。

辨证：气血内阻。

治法：补气活血，行气逐瘀。

方药：补阳还五汤合少腹逐瘀汤加减。

黄芪 15g，桂枝 10g，干姜 9g，炒桃仁 10g，当归 15g，赤芍 15g，地龙 10g，川芎 15g，茯苓 20g，牡丹皮 15g，泽兰 15g，茺蔚子 10g，川牛膝 10g。每日 1 剂，水煎服。10 剂。

2016 年 4 月 2 日二诊：精液浅褐色，腹痛减轻，舌脉同前。原方加全蝎 2g 以助逐瘀消癥，继服 10 剂。

2016年5月13日三诊：治疗1个月后复查精液常规示精液量3.8mL，乳白色，液化时间10分钟，精子浓度51×10^6/mL，精子总活力28%，前向运动18%，未发现红细胞。复查核磁示精囊腺左侧32.6mm×13.0mm×15.0mm，右侧33.0mm×18.5mm×15.0mm。一个半月后告知其妻已孕，血精从未复发。

按： 患者青年男性，主因"血精发作1年，加重2周"前来就诊，结合精液分析、精囊核磁检查结果，西医诊断为血精，属于中医"血精"范畴。该患者血精经年不愈，久病成瘀，瘀血阻络。精液血色褐黑，舌质偏暗皆瘀血阻络、血不归经之象；病程日久伤血耗气，舌淡苔薄，边有齿痕，性欲淡漠，周身疲乏一派脾气亏虚之象。辨证为气血内阻证，治以补气活血、行气逐瘀，方用补阳还五汤合少腹逐瘀汤。精囊核磁提示双侧精囊腺扩张，精囊壁增厚，可见精囊腺引流不畅，腺体上皮修复缓慢。一诊，补气行气促进上皮细胞修复，活血化瘀消癥促进腺体引流通畅。二诊，原方加全蝎增逐瘀通经之力。方药合用，补气血，逐瘀血，效果显著。

病案2

朱某，男，53岁，河北衡水人，2018年8月3日初诊。

主诉：血精发作2个月。

患者于2个月前同房时出现精液带血，为鲜红色，无血块，伴有尿道痛，就诊于当地某医院，给予消炎药治疗（具体药物名称及用法用量不详），无明显改善，遂求治予我院男科门诊。刻下症：精液红色偏暗，勃起功能正常，性欲可，睡眠差，喜卧恶动，平素常饮酒，纳呆，小便黄，大便不成形，舌淡暗，苔白腻，脉濡细。肛门指诊：前列腺稍大，质偏软，中央沟变浅，精囊有触痛。

辅助检查：精液常规示精液量5.1mL，液化时间45分钟，精子浓度22×10^6/mL，精子总活力21%，前向运动15%，红细胞（160～220）个/HP。前列腺液检查示白细胞（16～22）个/HP，卵磷脂小体（++）。精囊核磁检查示精囊腺左侧51.8mm×45.2mm×26mm，右侧57.1mm×47.7mm×26mm，右侧精囊出血，双侧精囊壁增厚。

西医诊断：血精，慢性前列腺炎。

中医诊断：血精，精浊。

辨证：气血内阻，湿热伤络证。

治法：补气活血，祛湿通络。

方药：补阳还五汤合少腹逐瘀汤加减。

黄芪 15g，桂枝 10g，干姜 9g，炒桃仁 10g，当归 15g，赤芍 15g，地龙 10g，川芎 15g，茯苓 20g，牡丹皮 15g，泽兰 15g，茺蔚子 10g，川牛膝 10g，苍术 12g，黄柏 10g。每日 1 剂，水煎服。7 剂。嘱其忌酒。

2018 年 8 月 10 日二诊：精液颜色变浅，睡眠仍差，余症皆有改善，舌淡暗，苔白腻，脉细。原方加生龙骨 20g，生牡蛎 15g，进服 10 剂，嘱其忌酒。

2018 年 8 月 19 日三诊：治疗 1 个月后复查精液常规示精液量 4.9mL，乳白色，液化时间 25 分钟，精子浓度 $31×10^6$/mL，精子总活力 26%，前向运动 21%，未发现红细胞。复查前列腺液示白细胞（4 ～ 8）个 /HP，卵磷脂小体（++）。复查核磁示精囊腺左侧 33.1mm×15.0mm×15.2mm，右侧 34.0mm×17.6mm×15.0mm。继服 30 剂，2 个月后告知血精消失，血精未复发。

按：患者中老年男性，血精 2 个月，结合精液分析、前列腺液检查以及精囊腺核磁结果，西医诊断为血精、慢性前列腺炎，属中医“血精”“精浊”范围。《素问·上古天真论》：“丈夫八岁……六八，阳气衰竭于上，面焦，发鬓颁白。七八，肝气衰，筋不能动。八八，天癸竭，精少，肾脏衰，形体皆极。”该患者年过五旬，气血虚衰，久则生瘀，阻于经络。精液血色暗红，舌质偏暗皆瘀血阻络之象。又患者查前列腺液有炎症，有湿热之邪，且平素喜饮酒，酒乃湿热之品，易袭下焦，阻滞经络，气血不行，则喜卧恶动，纳呆食少。故辨证为气血内阻、湿热伤络证，用补气活血、祛湿通络之法，方用补阳还五汤合少腹逐瘀汤。二诊，患者睡眠差，加入龙骨、牡蛎重镇安神。三诊，遵循前方，补气血，清湿热，使患者得以痊愈。

第十四节　阴茎硬化性淋巴管炎

阴茎硬化性淋巴管炎是指阴茎局部在病原体感染或外伤及局部不良刺激等因素下，引起淋巴管阻塞，回流障碍，而致阴茎淋巴管组织纤维性增生。临床症状以阴茎皮下条索状肿块为特征，组织病理以淋巴管炎为主，又名硬化性淋巴管炎、阴茎包皮硬化性淋巴管炎、阴茎背浅闭塞性淋巴管炎。

本病多见于 20～40 岁青壮年，一般无自觉症状。病程有自限性，大多数可自行消退吸收，因此本病一般不引起患者的重视。本病的好发部位为冠状沟或阴茎背部，临床上可见一条或数条弯曲的、蚯蚓状的、软骨硬度的索状物或结节状团块，不与表面的皮肤粘连，可在皮下滑动，一般紧贴在皮下，有时轻度疼痛，偶尔可形成溃疡。

本病一般发生于局部轻度机械损伤、手淫，或过频、过度用力的性交引起的局部磨损之后，局部创伤导致阴茎皮下组织内的淋巴管阻塞，形成局部损害；阴茎局部的感染与本病也有一定联系，已发现病毒感染如单纯疱疹病毒、衣原体和结核杆菌感染均可引起本病；近期发现尖锐湿疣可引起硬化性淋巴管炎，提示人乳头瘤病毒也可能是本病的一个病因。

一、诊断依据

（一）临床表现

1. 好发部位为阴茎冠状沟和阴茎背侧，一般无自觉表现，或自觉局部紧胀感，或有轻度疼痛。多发生于青壮年，发病前有频繁的手淫、粗暴性交、性交时间延长史。

2. 典型皮损为弯曲、蚯蚓状、软骨硬度条索状物或结节状团块，长 2～3.5cm，不与表面皮肤粘连，紧贴于皮下，质地稍硬似软骨，可滑动，表面发亮紫色有光泽，半透明，偶可形成溃疡。大多数患者的皮损可自行吸收消退。

3. 本病有自限性，4～6 周后大多数可自行消退，个别患者长达数年才能消退，偶尔可形成溃疡。

（二）辅助检查

本病诊断主要依据病史和临床表现，实验室检查几乎无特殊异常，血常规、血小板计数、尿常规均正常。患者阴茎冠状沟或阴茎背侧，可见皮下弯曲匍行的索状肿物，如软骨状硬度，稍有触痛。肿块不与表皮粘连，可在皮下滑动。阴茎其余部分无明显异常。病理检查可见淋巴管管壁增厚、大淋巴管纤维组织增生，淋巴管扩张，淋巴液淤积，淋巴管呈硬化和肥厚性改变，无或少许淋巴细胞浸润。

二、谈古论今

（一）疾病溯源

阴茎硬化性淋巴管炎是见于中年男性的较为少见的病证。中医古籍文献中无阴茎硬化性淋巴管炎的病名记载。根据患者症状表现，应属"玉茎结疽"，可以归纳为"阴肿""龟头肿痛""阴头痛""阳物缠痛"等范畴。中医认为前阴为宗筋所聚，太阳阳明之所合，肝主筋，足厥阴肝经入毛际绕阴器。肝郁气滞，气机失调，饮食不节，脾胃虚弱，脾失健运，湿浊内生或外感湿热，内外合邪，下注宗筋，脉络瘀血阻滞凝结而发为本病。气滞血瘀、湿热凝结、脉络瘀阻为本病的病理基础，故本病与厥阴痰湿结聚、气滞血瘀、玉茎损伤阻络有关。

刘澄波对 28 例阴茎硬化性淋巴管炎患者应用外洗中药进行治疗，认为外用中药可以直接作用于病变部位，解毒活血通络，可以消除淋巴管局部炎症，疏通淋巴管内的瘀滞，并改善淋巴管周围的微循环，对淋巴管炎有很好的治疗效果。李鑫等报道保守治疗疗程长，治疗后复发率高，给患者造成较大精神负担，影响夫妻性生活。宋伟等认为该病病机是气滞血瘀，津液失运，经脉闭阻，应用黄柏、黄芪、丹参、大黄、牡丹皮、红花治疗。邱实等报告 3 例患者采用病变局部 X 线照射治疗（放疗），每周 1 次，每次 16Gy，经 2～4 次后 3 例索状硬结均消失病愈。赵家荣报道对 6 例阴茎硬化性淋巴管炎患者采用口服四环素、维生素 E 和维生素 C 加病变局部微波治疗、热敷等效果满意。南勋义等主张采用中西药结合治疗，中药方剂立方原则以活血化瘀、益气通络为主，兼顾软坚散结消炎作用，由丹参、桃仁、红花、泽兰、益母草、昆布、露蜂房、黄芪、党参、金银花、蒲公英等 16 味中药组成。邱云桥等认为阴茎硬化性淋巴管炎病因病机是由于频繁的性活动，阴茎受损，下焦外感湿热毒邪，或肝失疏泄，气滞血瘀，水液不行，化湿生热，毒邪结聚下焦，是为肝经湿热，可选用龙胆泻肝汤泻肝火、清湿热，对 37 例辨证属肝胆湿热的阴茎硬化性淋巴管炎患者，采用龙胆泻肝汤内服治疗，同时配合飞针放出积聚淋巴液使邪毒外泄。宋嘉言主张以活血化瘀、改善循环为主，采用迈之灵、盘龙七片及维生素 E 软胶囊口服，康复新液外敷治疗。

（二）守正创新

中医学认为肝脉络阴器，阴茎属肝，为宗筋所聚。葛建立教授认为该病病在下焦，湿热下注，循经至厥阴之络，厥阴肝经多气而少血，气机不畅，湿热壅滞，久而气滞血瘀，筋脉瘀阻，湿聚成块而发病；或由于外伤血络，瘀血阻滞，宗筋不畅，形成索状肿块。

临证中葛建立教授擅用柴胡疏肝散化裁治疗该病，具体处方：柴胡 12g，川芎 15g，赤芍 15g，枳壳 12g，陈皮 15g，香附 12g，鸡血藤 15g，延胡索 12g，当归 15g，小茴香 6g，甘草 6g。方中柴胡疏解肝经郁滞，条达少阳为君。延胡索、香附理气疏肝而止痛，当归、川芎活血行气止痛，共为臣药，助柴胡疏理肝经瘀滞，活血通络。陈皮、枳壳理气行滞，气行则血行；芍药、鸡血藤养血柔肝，通络止痛；小茴香引经至厥阴之络；甘草调和诸药。全方共奏疏肝理气，活血通络之功。

葛建立教授认为机械性刺激（性交或手淫过频、用力过度，手术刺激）造成的局部创伤为本病第一病因，选择治疗方案时还应考虑患者的心理状态，尊重患者的意见。本病虽有一定的自限性，但部分患者疗程较长。对病程短、病情轻，思想负担轻者，可禁欲观察，待其自愈；对病程较长、留观无效或病情及思想负担较重者，建议采用活血化瘀的药物保守治疗；对病程长、保守治疗疗效不佳、精神压力大、焦虑不安者，或保守治疗后又复发者，必要时可行手术切除。同时，要重视对患者的宣教和心理护理，消除恐惧焦虑等不良情绪，嘱其避免不正常的性行为，防止本病复发。纠正不健康的性行为和习惯，不要刻意追求延时或频繁的性生活。除此之外，包皮环切术后毛细淋巴管网重建及侧支循环形成需要一个过程，建议患者在手术后一个月内不要急于进行性活动，三个月内性生活次数也应减少，同时切忌用力过猛。必要时做病原微生物检查，积极防治泌尿生殖系统感染，排除性传播疾病。包皮过长者性交时皮下淋巴管损伤的机会更大，且包皮过长容易诱发局部感染性疾病，因此包皮过长会增加本病发病机会，建议包皮过长者尽早行包皮环切术。

三、病案举隅

病案 1

刘某，男，39 岁，2019 年 4 月 2 日初诊。

主诉：发现阴茎冠状沟条索状物伴疼痛 2 个月余。

患者平素性功能一般，为追求满意的性生活质量，2 个月前自行口服大剂量"伟哥"类药物，与妻子进行激烈的长时间性生活后出现阴茎勃起疼痛，可耐受，阴茎冠状沟可见条索状物，约"花生"大小，患者无其他明显不适，且羞于启齿，未予以重视亦未行任何治疗。戒欲 1 周，1 周后皮损逐渐消退，同房后再次出现条索状肿物。2 个月来皮损逐渐增大，长度约 2cm，且阴茎勃起时疼痛，惧怕房事，心情抑郁，甚至出现勃起困难。纳可寐安，二便基本正常，舌暗红苔薄，脉细弦。患者既往体健，否认肝炎、结核病史，否认遗传病史，家族中无类似疾病患者。体格检查：患者一般状况良好，心肺未发现明显异常。专科检查：阴茎冠状沟可见一弯曲的索状物，软骨硬度，不与表面的皮肤粘连，可在皮下滑动，紧贴在皮下，皮损颜色半透明。

辅助检查：血、尿常规检查未见异常。分泌物未检出滴虫、霉菌，未培养出衣原体、支原体。梅毒快速血浆反应素环状卡片试验（RPR）阴性。

西医诊断：阴茎硬化性淋巴管炎。

中医诊断：阴肿。

辨证：气滞血瘀证。

治法：理气通络，活血止痛。

方药：柴胡疏肝散加减。

柴胡 12g，川芎 15g，赤芍 15g，枳壳 12g，陈皮 15g，香附 12g，鸡血藤 15g，延胡索 12g，当归 15g，小茴香 6g，甘草 6g。7 剂，水煎服，日 1 剂，分早晚 2 次温服。嘱其禁欲 1 周，清淡饮食。

2019 年 4 月 9 日二诊：患者自诉未同房，晨勃未见疼痛，心情好转。条索状肿物触之质地稍软，大小未见明显改变。效不更方，继服 7 剂。嘱其减少同房次数至每周 1 次，清淡饮食。

2019 年 4 月 17 日三诊：患者自诉同房 1 次，勃起未见疼痛，但勃起不坚，插入后 2 分钟未射精而疲软，条索状肿物触之质地稍软，大小未见明显改变，上方加炒蒺藜 10g，蜈蚣 2 条，其余不变，继服 14 剂。嘱其减少同房次数至每周 1 次，清淡饮食。

2019 年 5 月 3 日四诊：患者自诉同房 3 次，勃起硬度可，性生活基本满意，疼痛未作，条索状肿物消失，建议患者继服 14 剂，以固其效。患者因中药口苦，难以忍受，拒绝，要求尝试中成药治疗，遂予以迈之灵（2 粒，口服，每日 2 次）、疏肝益阳胶囊（4 粒，口服，每日 3 次），14 天，不适随诊。半年后微信随访，诸症未作。

按：患者为中年男性，主因"发现阴茎背侧冠状沟条索状物伴疼痛 2 个月"就诊，结合专科检查结果，西医诊断为阴茎硬化性淋巴管炎，属中医"阴肿"范围。中医学认为肝脉络阴器，阴茎属肝，为宗筋所聚。患者阴茎勃起时疼痛，惧怕房事，心情抑郁，加之舌脉，一派气机郁滞之象，辨证为气滞血瘀证，治以理气通络、活血止痛，方用柴胡疏肝散。方中柴胡疏解肝经郁滞，条达少阳为君；延胡索、香附理气疏肝而止痛，当归、川芎活血行气止痛，共为臣药，助柴胡疏理肝经瘀滞，活血通络；陈皮、枳壳理气行滞，气行则血行，赤芍、鸡血藤养血柔肝，通络止痛，小茴香引经至厥阴之络，甘草调和诸药。二诊，肿物稍软，其余症状无变化，继服原方，嘱其减少性生活。三诊，肿物未见明显改变，考虑疏肝活血之力偏弱，故加入蒺藜、蜈蚣以增强疏肝解郁活血通络之力。四诊患者肿物虽消失，但要重视对患者的宣教和心理护理，消除恐惧焦虑等不良情绪，嘱其避免不正常的性行为，防止本病复发。故予口服迈之灵以促进阴茎淋巴液回流，防治组织水肿；疏肝益阳胶囊疏肝补肾，振奋阳道。

第十五节 阴茎硬结症

阴茎硬结症是一种以阴茎白膜形成纤维样、非顺应性硬结为特征的男科常见疾病。

本病多见于 40～60 岁的成年男性，是指遗传易感者阴茎外伤后愈合过程紊乱导致阴茎白膜形成纤维化病变，使阴茎背侧或外侧出现单个或数个斑块或硬结，亦称阴茎纤维性海绵体炎、结节性阴茎海绵体炎、海绵体纤维化等。斑块逐渐增大可导致阴茎勃起时各种畸形（如弯曲、短缩）、勃起功能障碍和阴茎疼痛。起病初期为活动期，持续 6 ～ 18 个月，以勃起时疼痛、可触摸到的阴茎硬结和（或）阴茎弯曲为临床特征，此后进入相对静止期，硬结发展为成熟瘢痕，以持续弯曲变形为临床特征。此病因阴茎弯曲、勃起疼痛影响性生活而给患者带来较大痛苦。

本病局部病变硬结如核，推之不移，不热不溃，平常阴茎可有酸痛感，重者患者勃起时阴茎弯曲、掣痛，中医称为"阴茎痰核"。

一、诊断依据

（一）临床表现

1. 局部硬结。阴茎上出现无痛的硬斑块，硬结多位于阴茎背侧。小者如花生大小，大者可及整个阴茎背侧，呈圆形、索条状或斑块状，质地坚硬，固定、不活动、皮肤及皮下组织多不受累。

2. 阴茎弯曲。绝大多数患者只在勃起时出现阴茎弯曲，出现在阴茎上侧的硬块会使阴茎向上弯曲，而出现在阴茎下侧的硬块会使阴茎向下弯曲。弯曲多为 30°～ 120°。

3. 阴茎缩短和变形。有些患者的硬块同时出现在阴茎的上侧和下侧，并使阴茎缩短和变形。

4. 勃起痛。阴茎勃起时感到不舒服或疼痛。

5. 勃起功能障碍。

6. 性交困难。因勃起疼痛和弯曲，部分患者因巨大斑块影响海绵体血液供应，使勃起不坚导致性交困难或失败。

（二）辅助检查

依据局部硬结、阴茎弯曲、性交困难等典型症状，结合体格检查、B 超检查、阴茎海绵体造影检查等可进行诊断。体格检查可在阴茎背侧触及条索状物或斑块、结节，质较硬，表面不光滑，不能移动。X 线片示阴茎可见钙化或骨化影。主要病理表现为局部白膜组织发生玻璃样变性或正常组织被纤维瘢痕代替，伴有纤维细胞增生及慢性炎性细胞浸润，长期发展可钙化或骨化，为良性的慢性病变。

二、谈古论今

（一）疾病溯源

中医无阴茎硬结症病名，在明代汪机的《外科理例·囊痈》中记载"一弱人，茎根结核，如豆大许，劳则肿痛"，故现多将本病归于"阴茎痰核""玉茎结疽"等范畴。该病属于前阴疾病，发病部位在阴茎。阴茎为宗筋之所汇，肝主筋；又阴茎内有精道通过，足少阴之筋并太阴之筋上循阴股，结于阴器，有"肾主阴器"之说；清代余景和《外证医案汇编·流痰》中也有记载："痰阻于皮里膜外，气多肉少之处，无血肉化脓，有形可凭，即成痰块、痰包、痰核、痰疬等症。"《素问·厥论》指出："前阴者，宗筋之所聚。"张景岳说："宗筋聚于前阴，前阴者，足三阴、阳明、少阳及冲、任、督、跷九脉之所合也。九者之中，则阳明为五脏六腑之海，冲脉为经脉之海，此一阴一阳，总乎其间，故曰阴阳总宗筋之会也。"故前阴为肾窍之一，宗筋所聚，太阴阳明之所合。《灵枢·经脉》曰："经脉者，所以能决死生，处百病，调虚实，不可不通。"如果宗筋受伤，脉络不畅，血瘀凝聚成结；或肝肾阴虚，痰浊化热，痰热瘀结于宗筋；或脾胃失运，内生痰浊，下注凝聚宗筋成结。因而该病的发生与肝、脾、肾的脏腑功能失调有关。

王琦认为外感寒湿等造成气机失调，脾失健运，痰浊内生，或肝郁气滞，饮食不节，脾胃虚弱，皆可凝结而成痰核，或久病入络，瘀血阻滞，痰瘀互结，阻滞宗筋而为病。王琦将该病分为三型：浊痰凝结证、痰瘀互阻证、阴虚痰火证。徐福松将该病分为两型：痰浊凝聚证、血脉瘀滞证。李海松等认为该症的病因病机主要与肝、脾、肾三脏关系密切，气滞痰凝、痰瘀互结为该病的基本病理变化。张立国等认为，从中医学理论分析，本病当责之肝、脾、肾三经相合为患。情志不遂令肝郁气滞，血行不畅，气滞血瘀于阴器；纵欲无度，伤耗肾精，致阴虚而行迟缓，血瘀于阴器；喜食肥甘，饮酒过度，损伤脾胃，蕴生痰湿，痰湿下注，凝结于阴器。治疗上当以祛湿除痰、理气通络、化瘀软坚为法。周少虎认为，本病多属于实证，由气血不畅，脉络不通，瘀血聚结而成，多属血瘀阻滞为患，治疗当以活血通络、化瘀散结为主，自拟验方"化瘀消结汤"治疗，取得了显著的疗效。白中山根据该病的病机特点确立了行气活血、化痰散结、滋补肝肾的治法，用橘核丸加减治疗。丁辉俊等认为理气活血、化痰散结是中医药治疗阴茎硬结症的一种有效方法，口服自拟中药方加减治疗 32 例患者，并取得肯定的临床疗效。霍东增基于气滞、痰凝、血瘀的病机特点应用自拟方疏肝化瘀散结汤治疗阴茎硬结症 11 例内服并用药液熏洗患处，临床疗效满意。

（二）守正创新

本病属中医"阴茎痰核"范畴。其发生是由于机体水液的代谢失常，化为痰浊，积聚于肝脉和宗筋；或气血虚损，阴茎局部屡受损伤，气血瘀滞，阻于宗筋；或者下焦阳虚，寒凝经络而成。病位在宗筋，与肝密切相关，寒凝、瘀浊相互影响，交错发病。治法以温阳散寒、理气活血、化痰通络为主。葛建立教授总结前贤经验，结合"痰饮""瘀血"病因学说，基于中医"痰瘀互结""气血津液""标本虚实"及"久病入络"等理论，打破"阳虚寒凝血瘀"的固化思维，提出"癥积阻络"的发病观。葛建立教授认为"痰饮""瘀血"二者虽来源不同，形成各异，但均为有形之邪，随气机升降，无处不到，且痰可生瘀，瘀可生痰，痰中有瘀，瘀中有痰，常相互影响，互为因果，二者常停留于经络之中，阻碍气机运行，正如朱丹溪所倡"窠囊"之说，"痰和瘀均为阴邪，同气相求，既可因痰生瘀，亦可因瘀生痰，形成痰瘀同病"，"自气成积，自积成痰，痰挟瘀血，遂成窠囊"。葛建立教授在"痰瘀互结"基础上，总结多年临床经验，指出"阴茎痰核"大多年老发病，由于素体禀赋不足，肾虚精弱，气阴两虚，饮食劳倦，气虚推动无力，脾失健运，气血津液输布异常，津凝为痰，血滞为瘀，痰瘀互结则为癥，日久最终导致癥积阻络，经脉不通而发病。可见，阴茎痰核是气阴两虚为本，经络癥积瘀结为标，然瘀血易消，癥积日久难化，为本虚标实之证，其病位在血脉，病机关键为"癥积阻络"。

肝脏之经脉绕阴器，肝主疏泄，若情志不遂，或暴怒伤肝，肝郁气滞，则气血运行不畅，瘀血阻于阴茎脉络，可致该病发生；肾主前阴，肝肾不足，感受寒湿，侵入厥阴之络；脾肾阳虚，聚湿生痰，痰瘀凝结，流注经络而发病；此外，阴茎损伤，交媾不洁也可致瘀血，痰湿滞留经络而发为该病。疾病后期耗伤肝肾阴精，肝肾同源，精血互用，肝肾阴虚不能涵养寓寄于肝肾之相火，

导致相火妄动，虚火炼液为痰，灼伤血液，加重痰凝血瘀的病理改变。综上所述，该病与肝、脾、肾密切相关，

葛建立教授临证特别强调病机的重要性，指出"阴茎痰核"的病机关键既然是"癥积阻络"，那么在治疗上，单纯"化痰散结"或单纯"活血化瘀"均不能使癥积得化、经脉畅通，唯有两法合用即"消癥"的方法，才能使"癥消络通"，达到治疗目的。因此，葛建立教授提出"消癥通络"为治疗"阴茎痰核"的基本大法，在此基础上组成治疗阴茎硬结症的经验方（醋三棱 9g，醋莪术 9g，玄参 12g，浙贝母 12g，当归 15g，鸡血藤 15g，土鳖虫 9g，延胡索 12g，黄芪 20g，黄精 12g，牛膝 9g）。本方将三棱、莪术、玄参、浙贝母、牡蛎五药作为君药，其中醋三棱和醋莪术两药相须为用，加强破血祛瘀散结，玄参、浙贝母、牡蛎为消瘰丸乃治疗瘰疬痰核经典方化痰散结，五药合用共奏消癥通络之功；当归、土鳖虫、延胡索协助主药增强活血化瘀之效为臣药；黄芪、黄精益气养阴固本为佐药；使以牛膝引血下行。诸药合用，标本兼治，共奏疏肝通络、活血祛瘀、理气止痛之效，使癥积得化，经络畅通，诸症悉除。

三、病案举隅

病案 1

刘某，男，49 岁，2018 年 10 月 25 日初诊。

主诉：发现阴茎硬结 1 年，加重 1 个月。

患者自诉 1 年前性生活时用力过猛，阴茎受伤，疼痛持续数小时休息后缓解，未进行任何诊断与治疗，无意中发现阴茎左侧有一结节，如黄豆粒大小，勃起时阴茎向左上轻度弯曲，偶有局部牵扯性疼痛。因症状不明显，无其他明显不适，当时未引起重视，亦未行任何检查和治疗。患者 1 个月前性生活后发现勃起时硬结疼痛加剧，触痛明显，勃起弯曲，甚至出现性生活时阴茎勃起困难，为求系统治疗，遂来我处就诊。现主症：阴茎硬结，如黄豆大小，勃起时向左上轻度弯曲、疼痛，排尿正常，纳眠可，舌质暗，有瘀点，脉细涩。二便基本正常。专科检查：阴茎左侧可触及一结节，如黄豆粒大小，稍扁圆形，质硬，触压时痛，表面皮色不变，皮温正常。

西医诊断：阴茎硬结症。

中医诊断：阴茎痰核。

辨证：癥积阻络，经脉不通证。

治法：消癥通络，通经止痛。

方药：醋三棱 9g，醋莪术 9g，玄参 12g，浙贝母 12g，当归 15g，鸡血藤 15g，土鳖虫 9g，延胡索 12g，黄芪 20g，黄精 12g，牛膝 9g。14 剂，水煎服，日 1 剂，分早晚 2 次分服。

2018 年 11 月 10 日二诊：患者自述勃起时阴茎仍有轻度弯曲，但勃起时疼痛减轻，硬结触压痛减轻，但因近来工作压力大，食欲差，偶尔打嗝，胃中不适，大便量少，不成形。查舌质暗红有瘀斑，苔薄白，脉沉涩。上方加百合 20g，乌药 12g，继服 14 剂。

2018 年 11 月 25 日三诊：患者胃部不适消失，仍偶尔打嗝，晨起恶心，自觉硬结较前缩小，变软，无勃起疼痛和触压痛，纳眠佳，二便调。上方去百合、乌药，加木香 12g，紫苏叶 15g，续服 14 剂。

2018 年 12 月 9 日四诊：硬结较原先缩小 90%，勃起无弯曲畸形，效不更方，续服 14 剂。

后复诊，患者自述阴茎硬结消失，勃起弯曲畸形和疼痛等症状未出现。

按：患者为中年男性，主因"发现阴茎硬结 1 年，加重 1 个月"前来就诊，结合体格检查，西医诊断为阴茎硬结症，中医诊断为阴茎痰核。阴茎硬结症常发生在中老年男性，起病较慢，一般不易被病人注意，常因为勃起弯曲或性交引起疼痛时才被重视。患者阴茎硬结，勃起时向左上轻度弯曲、疼痛，结合脉诊、舌诊，此证为典型的癥积阻络、经脉不通证。患者同房后，损伤络脉，伤其气血，气血津液输布异常，久之气虚推动无力，气虚津伤，津凝为痰，血滞为瘀，痰瘀互结则为癥，日久最终导致癥积阻络，经脉不通而发病。结节既成，瘀阻气机，不通则痛，故阴茎结节触痛，阴茎勃起疼痛及弯曲变形。舌质暗红有瘀斑，苔薄白，脉沉涩，为癥积阻络之象。治以消癥通络、通经止痛。二诊，患者出现胃脘不适的症状，故加入百合乌药散以益气养阴，行气活血。三诊，患者胃脘不适消失，但仍打嗝恶心，故加入木香、紫苏叶理气降气。后遵原方，症状皆除。

病案 2

范某，男，54 岁，河北沧州市人，2019 年 7 月 9 日初诊。

主诉：发现阴茎硬结半年，加重 2 个月。

患者自诉于半年前发现阴茎勃起时阴茎发生轻度弯曲，偶有牵扯痛，未予重视，症状逐渐加重，于 2 个月前手淫时发现阴茎右侧有一硬结，触摸疼痛，遂就诊于我院男科门诊。现主症：阴茎右侧有一硬结，椭圆形，似花生粒大小，勃起时疼痛，纳眠可，善太息，胸闷，嗳气，两胁疼痛，二便可。舌暗红，苔薄白，脉弦涩。专科检查：阴茎右侧可触及一硬结，花生粒大小，椭圆形，质硬，触压时疼痛，表面皮肤颜色温度无改变。

西医诊断：阴茎硬结症。

中医诊断：阴茎痰核。

辨证：癥积阻络，肝郁气滞证。

治法：消癥通络，疏肝行气。

方药：柴胡 15g，赤芍 9g，枳实 9g，醋三棱 9g，醋莪术 9g，玄参 12g，浙贝母 12g，当归 15g，鸡血藤 15g，土鳖虫 9g，延胡索 12g，黄芪 20g，黄精 12g，牛膝 9g，炙甘草 6g。7 剂，水煎取汁 400mL，日 1 剂，分早晚 2 次温服。

2019 年 7 月 16 日二诊：患者自述勃起时仍疼痛，但感觉弯曲程度比以前角度小，仍有触痛，胁痛减轻，太息、嗳气好转，纳可，二便可，舌暗，苔薄白，脉弦细。上方加川楝子 10g，7 剂，水煎取汁 400mL，日 1 剂，分早晚 2 次温服。

2019 年 7 月 23 日三诊：患者自觉硬结较前缩小、变软，勃起疼痛和触压痛减轻。胁痛消失，太息、嗳气减轻，纳眠佳，二便可，效不更方，续服 14 剂。

2019 年 8 月 7 日四诊：硬结消失到几乎没有，勃起无弯曲畸形，续服 7 剂。后随访，患者自述阴茎硬结消失，其他症状也没有出现。

按：患者为中老年男性，主因"发现阴茎硬结半年，加重 2 个月"前来就诊，结合体格检查，西医诊断为阴茎硬结症，属于中医"阴茎痰核"范畴。患者平素善太息，乃肝气郁滞之表现，肝喜条达，若肝气不疏，则气机不畅，气能行血，气行则血行，故而出现胸闷胁痛、嗳气、舌暗等症状。此患者有手淫史，损伤阴茎，气血瘀滞，则津液输布异常，津凝为痰，血滞为瘀，痰瘀互结成癥，癥积阻络，形成硬结，硬结阻滞气机加上本来患者就气滞，所以气滞更甚，阴茎脉络不通则痛，故阴茎硬结触痛，阴茎勃起疼痛。舌质暗红，苔薄白，脉弦涩，为肝气郁滞，癥积阻络之象。患者阴茎右侧有一硬结，善太息，胸闷，嗳气，两胁疼痛，结合舌诊，辨证为肝郁气滞、癥积阻络证，治以消癥通络、疏肝行气。二诊，弯曲程度虽变小，但仍有触痛，故加入川楝子行气止痛。三诊、四诊，皆遵循原思路，方药按照此法配伍，疗效颇佳。

第十六节　精索静脉曲张

精索静脉曲张是一种常见的男性生殖系统血管疾病，表现为精索内蔓状静脉丛的异常扩张、伸长和迂曲，伴有睾丸、腹股沟及小腹部疼痛不适以及进行性睾丸功能减退甚至出现睾丸萎缩。精索静脉曲张影响睾丸的静脉回流以及动脉供血，导致精子发生障碍，临床可表现为少弱精子症和畸形精子症，是男性不育的常见原因之一，多见于青壮年，发病率占正常男性人群的 10% ～ 15%，在男性不育症中占 19% ～ 41%。

一、诊断依据

（一）临床表现

患者常常由于缺乏自觉症状而得不到及时诊治，导致部分患者生殖能力受损，甚至丧失生殖能力。少数患者站立位时出现阴囊坠胀疼痛、隐痛和钝痛，可伴有下腹部、腹股沟区不适，劳累或行走时症状加重，平卧症状减轻或消失。体格检查可触及或看到患侧迂曲静脉丛，睾丸体积缩小，质地没有弹性。所以，如果青壮年男性出现上述症状应及时来男科检测评估曲张的程度以及睾丸的生殖功能状况，以免丧失最佳治疗时机。

（二）辅助检查

1. 彩色多普勒超声检查　可以测量睾丸的体积和精索静脉的内径。一般认为生精功能正常的双侧睾丸体积至少 15mL，睾丸变小、变软是睾丸功能不全的征象，可使用彩色多普勒超声测量睾丸体积大小并计算睾丸萎缩指数。睾丸萎缩指数（AI）=（一侧睾丸容积 – 另一侧睾丸容积）/ 一侧睾丸容积 ×100%。通过 AI > 15% 来判定睾丸是否有萎缩。

根据超声检测精索静脉的内径以及血液返流时间状况，可以诊断精索静脉曲张的程度。①亚临床型：临床触诊阴性而超声平静呼吸检查静脉内径1.8～2.1mm，但无返流，在 Valsalva 动作时有返流 1～2s。② Ⅰ 度：临床触诊阳性且超声平静呼吸检查静脉内径 2.2～2.7mm，在 Valsalva 动作时有返流2～4s。③ Ⅱ 度：临床触诊阳性且超声平静呼吸检查静脉内径 2.8～3.1mm，在 Valsalva 动作时有返流 4～6s。④ Ⅲ 度：临床可看见曲张静脉且超声平静呼吸检查静脉内径 ≥ 3.1mm，在 Valsalva 动作时有返流 ≥ 6s。

2. 精液检查 对不育患者或有生育要求者推荐精液检查，建议 3 周内连续 2 次检查。检查项目应包括精液量、液化时间、精子浓度、精子总数、活动率、精子形态、精子携带遗传物质的完整性等。精子形态学采用 Diff-quik 染色的方法严格按照 WHO 标准进行精子形态学分析，有助于对不育患者生育力受损程度进行评价；采用染色质扩散法检查可了解精子遗传物质完整性以及妻子怀孕后胎儿的质量、流产概率等情况。

3. 血清睾酮 男人的性格、肌肉发达程度、体力、精力乃至性能力都取决于血液中睾酮的水平，精索静脉曲张影响睾丸内睾酮的分泌，所以进行血清总睾酮检查是非常必要的，有条件的还可行血清游离睾酮或生物活性睾酮检查。

二、谈古论今

（一）疾病溯源

中医没有精索静脉曲张病名，其临床表现属于中医学"筋疝""筋瘤"等范畴。《灵枢·刺节真邪》指出，"茎垂者，身中之机，阴精之候，津液之道也。故饮食不节，喜怒不时，津液内溢，乃下留于睾，血道不通，日大不休，俯仰不便，趋翔不能"，"筋屈不能伸，邪气居其间而不反，发于筋瘤"。清代张璐《张氏医通》记载："筋疝者，肝经湿火旺也，龙胆泻肝汤。"《医林改错》记载："青筋暴露，非筋也，血管青者，内有瘀血也。"

现代医家研究认为，精索静脉曲张病位在肝、脾、肾。肝气郁滞，肾气虚损，脾失运化，日久则血瘀湿滞，阻于络道，以致脉络怒张，弯曲如蚯蚓盘曲成团。同时，脉络瘀阻，肾子失养，则生精无能，使精子数量减少，精子活力下降，造成死精症、少精症，成为男性不育的原因之一。其最基本的病变是肝郁、肾虚、湿浊、血瘀，其中肝郁是疾病的起始，血瘀是主要的病变特点，湿热是主要的病变趋势，肾虚是最终的病变结局，而且四者有机联系，互为因果，共同作用。然当代诸多医家一直认为，精索静脉曲张皆以肾虚血瘀为主，治疗当用补益活血之剂，然临床采用此法见效不明显。

（二）守正创新

现代中医学认为本病的病因主要有劳伤久病，饮食不节，七情所伤，外邪侵袭。基本病机为肝肾亏虚，脾虚湿阻，经络失畅，导致气滞血瘀而发为精索静脉曲张。葛建立教授根据多年的临床经验认为本病是由于精索静脉迂曲而发病，因瘀血阻络而表现为阴囊坠胀疼痛，因局部水湿内停而影响睾丸的生精状况，因此考虑本病的病机关键是瘀血阻络，水湿内停。精索静脉曲张影响睾丸的静脉回流，局部瘀血内生，导致睾丸内部代谢产物蓄积和水湿停留。中医认为气为阳，瘀血水湿为阴，气行则血行津布，血瘀、湿阻则气滞，睾丸内瘀血水湿停留进一步损伤局部阳气，表现为瘀血阻络，影响睾丸内部血液循环，睾丸逐渐萎缩，导致生精能力下降，临床表现为少精子症、无精子和精子形态学异常。基于此，葛建立教授以"久病入络，络脉瘀阻"为切入点，以"瘀血""水湿"为主要病机，从而制定了温阳化湿、活血通络为治疗大法。

《素问·脉要精微论》记载："夫脉者，血之府也，长则气治，短则气病，细则气少。"葛建立教授认为精索静脉曲张是脉的病变，不仅影响睾丸静脉回流，而且导致睾丸动脉狭窄。在总结前贤的基础上，葛建立教授认为睾丸动静脉功能的恢复，不仅需要阳气的温煦，而且需要阴血的濡养，认为精索静脉曲张基本病机为瘀血阻络、水湿内停，法当温阳化湿、活血通络，总结出"通络化湿汤"。处方组成：柴胡 12g，川楝子 9g，醋延胡索 12g，醋乳香 6g，醋没药 6g，炒桃仁 9g，炒僵蚕 9g，蜈蚣 2 条，桂枝 12g，茯苓 20g，泽兰 12g，鸡血藤 15g，大血藤 12g，当归 12g。柴胡、川楝子、醋延胡索，疏肝行气，使气机调达；乳香、没药、桃仁活血化瘀；僵蚕、蜈蚣逐瘀通络；桂枝、茯苓、泽兰温阳化气，利水化饮；鸡血藤、大血藤、当归养血以防阴血有伤。诸药合用，利水行血而不伤阴，共达通络化湿之效。

肝郁较重者加乌药、青皮、枳壳以增行气之功；血瘀较重者加败酱草、马鞭草以助散瘀之能；湿热较重者加苍术、黄柏以清利下焦湿热；夹杂肾虚者加枸杞子、桑椹、车前子轻补又不增其浊。临床上，根据患者是否伴有不育或精液质量异常，有无临床症状以及静脉曲张程度等情况给予合适的治疗。亚临床型如果没有临床症状可不用药物或手术治疗；Ⅰ度、Ⅱ度曲张可单独采取中草药治疗；Ⅲ度曲张主要治疗方法是手术，但术后生精功能恢复需要结合中草药治疗。

三、病案举隅

病案 1

李某，男，21 岁，石家庄赵县人，2016 年 5 月 16 日初诊。

主诉：左侧睾丸坠胀疼痛 2 个月。

患者 2 个月前与女友吵架后出现左侧睾丸坠胀疼痛，休息后可自行缓解，久坐及性冲动后症状加重，就诊于当地诊所，怀疑睾丸炎，予消炎药（具体药物不详）口服治疗 7 天，患者服药期间症状有所缓解，但每于久坐及性冲动后复发，为求系统诊疗，遂来我院男科就诊。现主症：患者左侧睾丸坠胀疼痛，触痛明显，伴有焦虑紧张，小便黄，大便黏腻不爽，舌淡暗，苔腻微黄，脉细数。查体：阴茎、阴毛成人型，双侧睾丸约 15mL，未见红肿，双侧附睾未触及明显异常，左侧睾丸触痛明显，左侧精索静脉触及柔软团块，阴囊略潮湿。

辅助检查：前列腺液检查示白细胞（2～6）个 /HP。阴囊彩超示双侧睾丸、附睾、输精管未见明显异常，双侧睾丸 15mL，左侧精索静脉内径 2.4mm，右侧精索静脉内径 1.8mm。

西医诊断：精索静脉曲张。

中医诊断：筋瘤。

辨证：湿热内停，瘀血阻络证。

治法：清热化湿，活血通络。

方药：通络化湿汤加减。

柴胡 12g，川楝子 9g，醋延胡索 12g，醋乳香 6g，醋没药 6g，炒桃仁 9g，炒僵蚕 9g，蜈蚣 2 条，桂枝 12g，茯苓 20g，泽兰 12g，鸡血藤 15g，大血藤 12g，当归 12g，乌药 12g，青皮 10g，苍术 10g，黄柏 10g。7 剂，水煎分服，一日 1 剂，一日 2 次。嘱患者多运动，避免久坐，清淡饮食，畅情志。

2016年5月24日二诊：患者诉睾丸坠胀疼痛缓解，紧张情绪减轻，小便可，大便仍黏腻不爽，舌淡暗，苔腻微黄，脉细。处方如下：薏苡仁30g，川牛膝12g，柴胡12g，川楝子9g，醋延胡索12g，醋乳香6g，醋没药6g，炒桃仁9g，炒僵蚕9g，蜈蚣2条，桂枝12g，茯苓20g，泽兰12g，鸡血藤15g，大血藤12g，当归12g，乌药12g，青皮10g，苍术10g，黄柏10g。7剂，水煎分服，一日1剂，一日2次。嘱患者多运动，避免久坐，清淡饮食，畅情志。

2016年6月1日三诊：患者睾丸坠胀疼痛消失，仅在性冲动后略有不适，小便可，大便顺畅成形，舌淡暗，苔腻微黄，脉细。上方继服10剂。嘱患者多运动，避免久坐，清淡饮食，畅情志，不适随诊。

按：根据患者睾丸坠胀疼痛、精索静脉触及团块等临床表现，及彩超、前列腺液等指标的变化，故而诊断为筋瘤。患者青年男性，与女友吵架后肝郁气滞，气血津液运行迟滞，水停为湿，血留为瘀，不通则痛，肝经络阴器，故而睾丸坠胀疼痛。水湿血瘀，久而化热，故而出现大便黏腻，情绪波动。舌淡暗，苔腻微黄，脉细数皆为湿热血瘀之象，故而用通络化湿汤加减治疗。本方重用金铃子散以缓其疼痛，柴胡以调其情志，四妙散以除其湿热，桃仁、鸡血藤等以活血散瘀诸药合用，共奏其效，缓其疼痛。

一诊患者焦虑紧张，大便黏腻，故在通络化湿方基础上加乌药、青皮调理气机，苍术、黄柏清理湿热。二诊患者疼痛症状改善，说明辨证方向准确，但仍大便黏腻不爽，故而加薏苡仁、川牛膝，以合四妙散之意，以除其下焦之湿热。三诊患者已无明显不适，效不更方，继服10剂以收功。

葛建立教授临床治疗精索静脉曲张而导致的诸多病症，着重辨病与辨证相结合，以通络化湿方为主方，辨证加减，虽已扩张的精索静脉内径不易缩小，但化其饮，逐其瘀，亦可解决大多数患者的问题，疗效满意。

病案2

张某，男，26岁，邯郸武安人，2018年9月13日初诊。

主诉：未避孕1年未育。

患者正常性生活1年来未采取避孕措施而未育。2个月前其妻子于武安市第一人民医院体检示各项检查结果均正常。为求系统诊疗，遂来我院男科就诊。现主症：患者左侧睾丸偶有不适，自觉阴囊潮湿，自述曾有过度手淫史，精力不足，腰区酸楚不适，二便可，饮食不规律，纳少，寐可，舌淡暗，苔白腻，脉沉细。查体：阴茎、阴毛成人型，左侧睾丸较右侧明显小，缺乏弹性，左侧精索静脉可触及柔软团块，双侧附睾以及右侧睾丸及精索未触及明显异常。阴囊潮湿。

辅助检查：性激素五项未见明显异常。前列腺液检查示白细胞（0～4）个/HP。精液常规示精液量 2.7mL，液化时间 20 分钟，PH 7.3，浓度 $11×10^6$/mL，精子活力 12%，前向运动 9%，正常形态精子 1.5%。阴囊彩超示左侧睾丸 10mL，右侧睾丸 15mL，左侧精索静脉内径 2.8mm，右侧精索静脉内径 1.8mm。

西医诊断：男性不育症，精索静脉曲张。

中医诊断：精薄，筋瘤。

辨证：肾虚血瘀，湿浊阻络证。

治法：益肾活血，通络化湿。

方药：通络化湿汤加减。

处方如下：柴胡 12g，川楝子 9g，醋延胡索 12g，醋没药 6g，炒桃仁 9g，炒僵蚕 9g，蜈蚣 2 条，桂枝 12g，茯苓 20g，泽兰 12g，鸡血藤 15g，枸杞子 10g，桑椹 12g，车前子 12g，木香 12g，黄连 9g。10 剂，水煎分服，一日 1 剂，一日 2 次。嘱患者适量运动，均衡规律饮食，畅情志。

2018 年 9 月 23 日二诊：患者诉睾丸未出现不适，饭量增加，腰区酸楚感减轻，但仍自觉阴囊潮湿，二便可，寐安，舌淡暗，苔白腻，脉沉细。处方如下：苍术 12g，黄柏 10g，柴胡 12g，川楝子 9g，醋延胡索 12g，醋没药 6g，炒桃仁 9g，炒僵蚕 9g，蜈蚣 2 条，桂枝 12g，茯苓 20g，泽兰 12g，鸡血藤 15g，枸杞子 10g，桑椹 12g，车前子 12g，木香 12g，黄连 9g。10 剂，水煎分服，一日 1 剂，一日 2 次。嘱患者适量运动，均衡规律饮食，畅情志。

2018 年 10 月 5 日三诊：患者睾丸未出现不适，腰区酸楚感消失，阴囊潮湿明显减轻，二便可，纳寐可，舌淡暗，苔薄白，脉沉细。给予上方继服 10 剂。嘱患者适量运动，均衡规律饮食，畅情志。

2018 年 10 月 16 日四诊：患者无不适，精神状态可，二便可，纳寐可，舌淡暗，苔薄白，脉沉细，查体阴囊不潮湿。精液常规示精液量 3.1mL，液化时间 20 分钟，PH 7.4，浓度 $13×10^6$/mL，精子活力 26%，前向运动 22%，正常形态精子 2.5%。上方去苍术、黄柏继服 30 剂。嘱患者适量运动，均衡规律饮食，畅情志。

2018 年 11 月 17 日五诊：患者无不适，精神状态可，二便可，纳寐可，舌淡暗，苔薄白，脉沉细。精液常规示精液量 2.9mL，液化时间 15 分钟，PH 7.4，浓度 $15 \times 10^6/mL$，精子活力 37%，前向运动 30%，正常形态精子 3.5%。上方继服 30 剂。嘱患者适量运动，均衡规律饮食，畅情志，可以尝试自然受孕。

2018 年 12 月 18 日六诊：患者无不适，精神状态可，二便可，纳寐可，舌淡暗，苔薄白，脉沉细。精液常规示：精液量 3.3mL，液化时间 15 分钟，PH 7.4，浓度 $16 \times 10^6/mL$，精子活力 41%，前向运动 34%，正常形态精子 4.5%。上方继服 30 剂。嘱患者适量运动，均衡规律饮食，畅情志，可以尝试自然受孕。

患者服药第 105 天自述妻子怀孕，1 年后随访，夫妻得一子，体健。

按：根据患者不育年限及彩超、精液常规等检查结果，诊断为精薄、筋瘤。患者青年男性，体型偏瘦，过度手淫而致肾气虚损，气机不行则血瘀湿滞，久则导致肾子失养，肾精受损，故而出现阴囊潮湿，精力不充，腰区酸楚，加之饮食不规律，脾胃虚弱，后天失养，最终导致精薄无子，舌淡暗，苔白腻，脉沉细皆为肾虚血瘀湿浊之象，故而用通络化湿汤加减治疗。

一诊者精力不充，腰区酸楚，纳少，故在通络化湿方基础上加枸杞子、桑椹、车前子以补肾填精，木香、黄连以调理脾胃，有后天补先天之意，共奏种子之效。二诊患者诸症改善，但仍阴囊潮湿，故而加苍术、黄柏化其下焦湿热。三诊患者已无明显不适，考虑生精周期，继服 10 剂以待查。四诊患者诸症全消，精液参数好转，去苍术、黄柏以防清热太过。五诊、六诊患者精液参数稳步提升直至达到正常水平，最终得子。

葛建立教授强调，治疗不育症必排万因，究其本，确定病因，把握病机，则水到渠成，药到子来。

第七章　乳房疾病

第一节　急性乳腺炎

急性乳腺炎是发生在乳房的最常见的急性化脓性疾病。临床特点是乳房结块，红肿热痛，溃后脓出稠厚，伴恶寒发热等全身症状。本病好发于产后 1 个月以内的哺乳妇女，初产妇多见，相当于中医学中的"乳痈"。

一、诊断依据

（一）临床表现

本病以局部症状为主，伴有全身症状。

1. 淤乳期　常有乳头皲裂，哺乳时乳头刺痛，伴有乳汁排泄不畅或结块，乳房局部肿胀疼痛，皮色不红或微红，皮肤不热或微热。或伴有全身不适，恶寒发热，食欲不振。

2. 成脓期　患乳肿块逐渐增大，局部疼痛加重，或有鸡啄样疼痛，皮肤焮红灼热，同侧腋窝淋巴结肿大压痛。病情进一步发展，肿块中央渐渐变软，按之应指有波动感，穿刺抽吸出脓液，有时脓液可从乳窍中流出。全身症状加剧，壮热不退，口渴思饮，小便短赤。

3. 溃脓期　脓肿成熟，可破溃出脓，或手术切开排脓。若脓出通畅，则肿消痛减，寒热渐退，疮口逐渐愈合。若溃后脓出不畅，肿势不消，疼痛不减，身热不退，可能形成袋脓，或脓液波及其他乳络形成传囊乳痈。亦有溃后乳汁从疮口溢出，久治不愈，形成乳漏者。

本病有外吹乳痈、内吹乳痈、不乳儿乳痈之分。

（二）辅助检查

B 超可明确深部脓肿的定位。血常规可见白细胞总数及中性粒细胞数显著增加。血液或脓液细菌培养及药敏试验有助于明确致病菌种类，指导选用抗生素。

二、谈古论今

（一）疾病溯源

本病为中医学"乳痈"范畴，为痈肿之发于乳房者，又名妒乳、乳毒、吹乳、内吹、外吹、乳根痈、乳疯等。乳痈最早记录见于《针灸甲乙经》，"乳痈有热，三里主之"。晋代葛洪《肘后方》曰："凡乳汁不得泄，内结名妒乳，乃急于痈。"《圣济总录》"疼痛有核，皮肤掀赤，寒热往来，谓之乳痈"，描述了乳痈的临床症状。《妇人大全良方》曰"夫产后吹奶者，因儿吃奶之次，儿忽自睡，呼气不通，乳不时泄，蓄积在内"，"夫妒乳者，由新产后儿未能饮之，及乳不泄，或乳胀，捏其汁不尽，皆令乳汁蓄结，与血气相搏，即壮热大渴引饮，牢强掣痛，手不得近是也"，提出乳汁蓄积是发生乳痈的根本原因。清代《医宗金鉴》描述乳痈症状较为具体，指出脓成宜早期切开，否则有传囊之变。《疡科心得集》中说"有因所乳之子，膈有滞痰，口气热，贪乳而睡，热气吹入乳房，凝滞不散，乳汁不通，以致结核化脓而成者"，指出感受外邪亦为乳痈发病原因之一。《傅青主女科》说"乳吹，乃小儿饮乳，口气所吹，乳汁不通，壅结作痈，不急治则成痈"，指出乳痈需早期治疗，并提出了治疗方剂"瓜蒌散"。

现代医家对急性乳腺炎采用多种方法进行治疗。阙华发等认为乳痈治疗贵在于"通"，"通"法是治疗乳痈主要基本法则：其一疏通乳络以消积乳；其二为疏通表邪以通卫气，既解表又可解毒；其三为疏通肝气以消气结，使乳络通畅而避免乳汁郁积；其四为通利血脉以消淤滞，促使乳痈消散吸收；其五为通腑实以泻胃热，起釜底抽薪之效；其六为温通辛散以消肿。李东梅将乳痈分为郁滞期和成脓期，郁滞期以疏肝解郁、消肿通乳为法，成脓期以清热解毒、托里排脓为法，自拟乳痈汤，并随症加减。谢黎从以下方面治疗乳痈：清热解表、通乳消积、疏肝解郁、消气结、通腑实、泻胃热、温阳通络、消肿、清热排脓、消痈。李彩云运用体针配合刺络拔罐治疗早期急性乳腺炎，体针取穴膻中、乳根、肩井，胃热壅盛者加丰隆、合谷，肝气郁结者加太冲，刺络拔罐法前取阿是穴（患处），后取患处对应之背部，均取得较好疗效。

（二）守正创新

葛建立教授从《诸病源候论》"亦有因乳汁蓄结，与血相搏，蕴积生热，结聚而成乳痈者"出发，结合经络循行，提出乳痈病机为肝郁胃热、浊毒内蕴。肝主调达，产妇分娩精神紧张，或情志内伤，肝失疏泄，气机郁滞，或产后进补过甚，阳明积热，气血运行失常，痰浊瘀血内停，浊毒内生，循经蕴结于乳房之络，导致乳络不畅，经络阻隔，乳汁阻塞，排泄不利，故乳房结块，乳络不通，"不通则痛"，发为本病。因此，乳痈病机关键为"郁热毒蕴"。

葛建立教授认为，气郁为百病之本，乳痈病的治疗，不论何因，均须通畅乳络，排出乳汁，庶几尚有消散之希望。故制疏肝清胃、清热解毒为乳痈病治疗大法，组成治疗乳痈病之基本方（柴胡9g，青皮9g，枳壳9g，天花粉10g，金银花15g，蒲公英15g，全瓜蒌10g，丝瓜络10g，路路通10g，茯苓10g，麦芽60g，甘草3g）。诸药相配，共奏疏肝和胃、清热解毒之功，疗效颇佳。

葛建立教授认为，郁热毒蕴贯穿于疾病的始终，故对于本病的治疗，辨明疾病所处时期尤为重要。如乳痈初起，乳汁郁滞，乳房疼痛，热象不显，此为郁乳期，以肝郁为主，故可去金银花、蒲公英，加香附、佛手、山慈菇加强疏肝解郁散结之力；若病情进展，红肿热痛明显者，为毒邪炽盛，去枳壳，重用柴胡，加白花蛇舌草、败酱草以解毒清热、消肿定痛；若溃后创口脓水淋漓不断，脓水清稀，或乳汁从创口流出，或低热不退，伴全身乏力、面色少华、饮食减少、舌淡、苔薄、脉细者，去金银花、连翘，伍以黄芪、白术、当归等以益气和营，托毒外出，必要时配伍麦芽以回乳。若患者病情已失治误治，僵块形成，可酌情配伍鹿角片、肉桂、炮山甲。

葛建立教授指出本病早期以"乳汁郁滞"为主要表现，乳络阻滞尚不严重，主要表现为乳房结块者，单用外治即可奏效，故提出了"通乳三穴拔罐配合耳穴压豆"治疗早期乳腺炎的方法。其方法如下：①耳穴压豆：左耳取胸、胃、肝、乳腺、三焦、神门等穴，王不留行子固定在所选耳穴的敏感点上，轻轻按压，以耳郭有发热胀痛为度，嘱患者每天自行按压10次左右，每次共按5分钟，每次贴1耳，每日1换，双耳交替，3次为1个疗程。②火罐治疗：患者仰卧，充分暴露胸部，玻璃火罐常规消毒。取左乳通乳三穴：屋翳穴（胸部，当第 2 肋间隙，距前正中线 4 寸）、乳根穴（胸部，当乳头直下，乳房根部，当第 5 肋间隙，距前正中线 4 寸）、乳通穴（胸部，第 3 肋间隙，前正中线旁开 5 寸）。3 号玻璃火罐，左手持罐，右手持夹 95% 酒精棉球的止血钳，点燃后使火在罐内环绕 1 ～ 2 圈，迅速退火，将火罐拔在穴位上。屋翳穴、乳根穴、乳通穴各拔一罐，留罐 12 ～ 15 分钟，以局部潮红充血为好，每日 1 次，3 次为 1 个疗程。本法中，拔罐可疏通经络、行气活血、消肿止痛，使局部肌肤充血，毛细血管扩张，增强局部血液供应，从而改善血液循环，并可使淋巴循环加强，使淋巴细胞的吞噬能力活跃。配合采用耳部穴位压豆，共奏清热化滞、疏理气机、活血化瘀之效，以收乳房局部气血通畅、瘀结消散之功。本法运用于临床，取得了良好效果。若乳房红肿热痛明显，可外敷金黄膏。肿块溃后，若腐肉较多，予以溃疡 1 号方外敷；若腐肉已尽，疮面新鲜，则予以溃疡 2 号方外敷。

三、病案举隅

病案 1

高某，女，32 岁，2019 年 4 月 8 日初诊。

主诉：左乳肿胀约 2 天。

患者产后 1 个月，2 天前因家庭琐事，情志波动后，感左乳乳汁分泌不畅，双乳房肿胀、结块，自行热敷及自服抗生素后，疗效不明显故来我院就诊。现主症：左乳肿胀，胸胁胀满不适，嗳气频繁，胸闷，喜太息。查体：左乳肿胀，结块硬韧，无波动感，皮温、皮色不变，双腋下未及明显肿块。舌边红，苔薄白，脉弦。

辅助检查：乳腺彩超示双乳腺积乳。血常规示白细胞 5.9×10^{12}/L，中性粒细胞 75%。

西医诊断：急性乳腺炎（郁滞期）。

中医诊断：乳痈。

辨证：郁热毒蕴证。

治法：疏肝清胃。

方药：通乳三穴拔罐配合耳穴压豆。

1. 耳穴压豆。左耳取胸、胃、肝、乳腺、三焦、神门等穴，王不留行子固定，按压，以耳郭有发热胀痛为度，嘱患者每天自行按压 10 次左右，每次共按 5 分钟。每次贴 1 耳，每日 1 换，双耳交替，3 次为 1 疗程。

2. 火罐治疗操作。患者仰卧，充分暴露胸部，玻璃火罐常规消毒。取左乳通乳三穴：屋翳穴、乳根穴、乳通穴。3 号玻璃火罐，左手持罐，右手持夹 95% 酒精棉球的止血钳，点燃后使火在罐内环绕 1～2 圈，迅速退火，将火罐拔在穴位上。留罐 12～15 分钟，以局部潮红充血为好，每日 1 次，3 次为 1 个疗程。

2019 年 4 月 9 日二诊：乳汁自溢，结块渐软，疼痛明显减轻，胸胁闷胀、嗳气等诸症减轻，情绪较平和。治疗有效，继续本法。此后按时就诊。

2019 年 4 月 12 日三诊：诸症基本消失，查体未及明显肿块。嘱其充分授乳，局部可适当按摩。

半年后随访，未见复发。

按：患者青年女性，因"左乳肿胀疼痛约 2 天"就诊，查体乳房肿胀、结块，结合病史、辅助检查，西医诊断为急性乳腺炎（郁滞期），中医诊断为乳痈。患者情志不畅，气机阻滞，胃经气血运行受阻，引起乳汁郁积，乳络阻塞，故辨证为热郁毒蕴证。此阶段虽有西医"炎症"表现，但并非真正的炎症，而是由于乳汁淤积在乳腺导管内引起的组织反应，出现充血等临床表现。乳腺络脉以通为顺，以塞为因，故治疗当以消为贵，当以疏肝清胃通络为治疗大法。本患者乳痈初起，毒蕴不显，故初诊选用左乳屋翳穴、乳根穴、乳通穴拔罐，配合左耳胸、胃、肝、乳腺、三焦、神门诸穴压豆，以收疏通肝胃气机、清泻胃热之效。二诊，诸症减轻，则效不更法。此后按法治疗，收痊愈之功。

病案 2

赵某，女，37 岁，2018 年 7 月 10 日初诊。

主诉：右乳肿痛 5 天。

患者产后 6 个月，5 天前右乳无明显诱因出现肿块、红肿疼痛、无发热，在当地医院以抗生素静滴治疗，自觉疼痛稍减，而肿块仍存，今来我院就诊。现主症：右乳肿块，红肿疼痛，无发热，纳可，小便正常，大便干结。查体：

右乳外侧可及一肿块，约 2.0cm×1.5cm 大小，质中硬，边界欠清，活动度差，触痛，局部皮肤暗红，皮温正常，无橘皮样变及酒窝征，腋下淋巴结未触及。舌红，苔黄腻，脉数。

辅助检查：乳腺彩超示左乳哺乳期乳腺，右侧乳腺炎考虑，右侧腋窝淋巴结未探及。血常规：白细胞计数 $9.5×10^{12}$/L，中性粒细胞百分比 84%。

西医诊断：急性乳腺炎。

中医诊断：乳痈。

辨证：郁热毒蕴证。

治法：清热解毒，佐以疏肝清胃。

方药：柴胡 15g，青皮 9g，天花粉 10g，金银花 15g，蒲公英 15g，全瓜蒌 10g，丝瓜络 10g，路路通 10g，茯苓 10g，麦芽 60g，甘草 3g，败酱草 12g，白花蛇舌草 9g。水煎取汁 400mL，每日 1 剂，分 2 次温服。共 7 剂。肿块外敷金黄膏。

2018 年 7 月 17 日二诊：自诉服药 7 剂后右乳肿块疼痛已消，硬块变软，缩小至 1.5cm×1.0cm 大小，大便较前好转，但仍感干结。上方加玄参 9g，7 剂。

2018 年 7 月 24 日三诊：右乳肿块明显缩小，无疼痛及压痛，余诸症皆消，诉自汗、畏风。上方去败酱草，改柴胡为 9g，加白术 10g，生黄芪 15g，防风 10g，10 剂。

2018 年 8 月 5 日四诊：患者诸症消失，无不适主诉，停止用药。

随访 3 个月，未再发。

按：患者青年女性，以"右乳肿痛 5 天"而就诊，结合病史、查体及辅助检查，西医诊断为急性乳腺炎，中医诊断为乳痈。患者情志不畅，肝失调达，气血不行，浊毒内蕴，瘀而化热，故辨证为郁热毒蕴证。治疗当清热解毒，佐以疏肝清胃。故初诊在基本方上去枳壳，重用柴胡，加白花蛇舌草、败酱草以加强清热解毒之力。二诊症状减轻，唯大便仍感干结，此为阳明经热邪蕴结、肠道失于濡润所致，故加玄参以清热滋阴。三诊诸症明显减轻，大便正常，唯自汗、畏风，此为产后气虚、卫外不固所致，故去败酱草，改柴胡为 9g，加黄芪、防风、白术，仍治以疏肝解郁，肿块消散。

病案 3

孙某，女，31 岁，2019 年 5 月 4 日初诊。

主诉：左乳乳腺炎切排术后切口不愈 2 个月。

患者产后 4 个月，约 2 个月前左乳外中带受撞击，次日左乳出现肿块、红肿热痛、发热（最高体温 37.9℃），在当地医院诊为急性乳腺炎，以抗生素静滴治疗 2 天，体温恢复正常，而肿块仍进行性增大，故于当地医院行脓肿切开引流术，术后规律换药。2 个月来，肿块不消，切口不愈合，伴全身乏力、面色少华、饮食减少。现主症：左乳肿块，破溃不愈，渗流脓水。查体：左乳外侧见约 10cm×7cm 肿块，边界不清，质地较硬，压痛，上见 2 个溃疡，肉芽高出皮肤，上结白色苔痂，渗流清稀脓水，时见稀薄白色乳汁。舌淡，苔薄，脉细。

辅助检查：血常规示白细胞 5.1×10^{12}/L，中性粒细胞 65%。

西医诊断：急性乳腺炎。

中医诊断：乳痈。

辨证：郁热毒蕴，气血两虚证。

治法：疏肝解毒，佐以益气养血。

方药：柴胡 9g，青皮 9g，枳壳 9g，天花粉 10g，金银花 15g，蒲公英 15g，全瓜蒌 10g，丝瓜络 10g，路路通 10g，茯苓 10g，麦芽 60g，甘草 3g，黄芪 30g，白术 12g，当归 12g。

水煎取汁 400mL，每日 1 剂，分 2 次温服，共 15 剂。疮面清创后给予自制溃疡 1 号外敷，每日 1 次。

2019 年 5 月 19 日二诊：药后肿痛明显减轻，疮面部分高突肉芽平复，部分疮面肉芽仍有高突，脓水稀薄，夜寐不佳，上方加茯神 12g，五味子 10g，15 剂。疮面继续给予溃疡 1 号方外敷。

2019 年 6 月 4 日三诊：肿块软小，疮面肉芽新鲜，脓水稠厚，未见乳汁渗流，夜寐已安，但纳食不香，舌淡红，苔薄白，脉沉细。上方去茯神、五味子，加神曲 12g，山楂 10g，15 剂。清创后溃疡 2 号方外敷。

2019 年 6 月 19 日四诊：药后疮面部分已经愈合，部分肉芽新鲜，肿块软小，原方继续服用 15 剂。疮面继续应用溃疡 2 号方。

2019年7月3日五诊：疮面完全愈合，肿块大部分消散，唯外下象限仍可及2.0cm×2.0cm韧硬肿块，纳食香，夜寐佳，舌淡红，苔薄白，脉沉缓。上方加鹿角胶9g，15剂，2日1剂。

2019年7月18日六诊：乳房无明显疼痛，未触及明显肿块，溃疡愈合良好。

按：患者为产后青年女性，因"左乳乳腺炎切排术后切口不愈2个月"而就诊，结合病史、症状、体征及实验室检查，西医诊断为急性乳腺炎，中医诊断为乳痈。患者患病日久，毒邪虽去，但仍有肝郁胃热毒蕴，致乳络不通，肉芽高突，而气血已虚，乳络失养，致疮面渗流稀薄脓水，久而不敛，缠绵难愈，故辨证为热郁毒蕴、气血两虚证。《外科医案汇编·乳证》中指出"肝胆木气郁，则为疽；气虚不摄，为漏"，故以疏肝解毒、佐以益气养血为治疗大法。初诊在基本方上加黄芪、白术、当归以健脾益气、活血养血。二诊仍有稀薄渗液，夜寐差，故加茯神以安神，五味子以敛湿。三诊纳差，去茯神、五味子，加神曲、山楂以健胃消食。后复诊随症加减，此后诸症消失，唯余韧硬肿块，为寒阻乳络，故加鹿角胶以温阳通络、活血养血，诸症消失。

第二节　浆细胞性乳腺炎

浆细胞性乳腺炎是发生在非哺乳期或非妊娠期的乳房慢性化脓性疾病，是一种以乳腺导管扩张、浆细胞浸润为病变基础的慢性非细菌性感染的乳腺化脓性疾病，相当于中医学中的"乳癖""乳漏""乳衄"。本病的临床特点是非哺乳期或非妊娠期发病，常有乳头凹陷或溢液，初起肿块多位于乳晕部，化脓溃破后脓中夹有脂质样物质，易反复发作形成瘘管，经久难愈，全身炎症反应较轻。其发病率约占乳房良性疾病的4%～6%，发病年龄多在40～60岁，大多发生于绝经期后的妇女。

一、诊断依据

（一）临床表现

本病的临床表现为非哺乳期、非妊娠期发病，多有先天性乳头凹陷，可单侧或双侧乳房先后或同时发病，病变呈慢性，病程长达数月或数年，临床表现复杂多样。其主要表现为乳头溢液、乳房肿块和乳瘘。

乳头溢液多表现为间歇性、自发性，并可持续较长时间。溢液性状多为浆液样。先天乳头凹陷者乳窍多有白色粉刺样物分泌，并带有臭味。

乳房肿块起病突然，发展迅速。肿块多位于乳晕区，可向某一象限伸展。肿块大小不等，直径大多小于3cm，形状不规则，质地硬韧，表面可呈结节样，边界欠清，常与皮肤粘连。乳房局部疼痛不适，一般无发热等全身症状。

此外，在某一病变阶段，肿块表面皮肤红、肿、疼痛，可形成脓肿，切开引流后疮面不易愈合，可形成瘘管。病情反复，病史可达10年之久。

（二）辅助检查

1.乳腺X线钼靶摄片可见在乳晕周围及其他部位密度不均匀性增高，边界不清，形态不规则，其中夹杂有条索状致密影，偶尔见片状钙化灶，乳晕周围皮肤增厚。

2.B超可见病灶处有不规则片状低回声，内见增强光点，如有多处低回声可互相连通。

3.乳腺肿块细针穿刺细胞学检查可发现多种细胞混杂，浆细胞较多见，还有其他炎性细胞。

4.乳头溢液细胞学检查。在脓血性和乳汁样溢液涂片中，可见到大量的白细胞、吞噬细胞、组织细胞、淋巴细胞及浆细胞，腺上皮细胞可因炎症而有形态上的改变。

5.乳管镜和乳管造影可显示扩张的乳腺导管。

二、谈古论今

（一）疾病溯源

中医学古代文献对本病并无明确记载，考虑其临床特点，多被包含于"不乳儿乳痈"或"乳漏"等范畴。张从正《儒门事亲》中"俗呼曰吹乳"，"吹者，风也"，实际可能为不乳儿乳痈，并提出病因病机为"风热结薄于乳房之间，血脉凝注，久而不散，溃腐为脓也"。申斗垣《外科启玄·卷之五·乳痈》记载"有养螟蛉子为无乳，强与吮之，久则成疮，经年不愈，或腐去半截，似破莲蓬样，苦楚难忍，内中败肉不去，好肉不生，乃阳明胃中湿热而成，名曰乳疳"，描述妇人无子且长期"强与儿吸吮"久而成疮，日久难愈，从中可以看出，乳疳实际就是不乳儿乳痈的一种情况。《寿世保元》中提出"内吹""外吹"之名，前者多指怀孕期乳痈，后者多指哺乳期乳痈。《疡医大全·卷二十·胸膺脐腹部·乳痈门主论》引"《心法》曰：又有内未怀胎，外无哺乳，而生肿痛者，系皮肉为患，未伤乳房，此肝胃湿热凝结也"，内未怀胎外无哺乳而肿痛者，实为不乳儿乳痈，提出不乳儿乳痈的病因病机为肝胃湿热凝结。《疡科心得集·卷中·辨乳痈乳疽论》认为乳痈"亦有忧郁暴怒伤肝，肝气结滞而成者；又有肝胃湿热凝聚，或风邪客热壅滞而成者"，"又有湿火挟肝阳逆络，或时疫，或伏邪聚结而成者……此湿火乳痈也"，系首次将时疫、伏邪的概念引入不乳儿乳痈的病因病机中。《外科证治全书》认为乳房属足阳明胃经，乳头属足厥阴肝经，乳痈是"由忿怒郁结，或多食浓味，致厥阴之气不行、窍不通，阳明之血壅怫于内故也"，提示乳房病变与足厥阴肝经及足阳明胃经两条经络密切相关，且气滞血瘀为发病之因。顾伯华将本病命名为"粉刺性乳痈"。

现代医家从不同理论出发，对本病提出了不同治法。陆炯认为浆细胞性乳腺炎的发病机制多为肝气郁结，痰瘀交阻，结聚成块，郁久化热，蒸酿肉腐，最终形成局部红肿，破溃流脓，临床辨证当属痰，在治疗上主张应以清热活血为主，辅以化痰。舒然晞等认为痰浊是浆细胞性乳腺炎形成的病理基础，瘀血是浆细胞性乳腺炎发展的关键因素，毒邪是浆细胞性乳腺炎病机演变的核心，痰毒瘀贯穿浆细胞性乳腺炎的始终，肝脾之气是浆细胞性乳腺炎发病的内在根本。

（二）守正创新

各位医家从各自的认识出发，提出粉刺性乳痈的病机为肝郁胃热、痰浊阻络，并在此基础上提出了相对应的治法方药。葛建立教授结合朱丹溪"诸病之因，皆由血瘀"等学说，提出粉刺性乳痈的病机主要为"瘀毒互结"的观点。粉刺性乳痈患者，平素饮食不节，损伤脾胃，脾失健运，胃失和降，气机壅滞，湿盛则浊聚，日久为毒。乳头凹陷者，乳腺正常的分泌物亦较难正常排出，加之素体阳盛，胃气壅实，复因情志不畅，肝失条达，而致乳管内分泌物滞而不出，久致乳络扩张，乳络瘀滞，营血不从而为瘀血，瘀血与浊毒相搏结，乳络阻塞，外发为乳房肿块，乳络不通故疼痛，故本病关键病机为"瘀毒互结"。

"血气不和，百病乃变化而生。"葛建立教授指出本病病机为瘀毒互结，在治疗时，不可重视一方，而忽视另一方，当活血、解毒并用，方可达到"瘀血自消、浊毒自去"之目的。在此基础上，葛建立教授提出了"活血解毒"为本病的治疗大法，并以此为指导，组成治疗粉刺性乳痈的基本方：川芎12g，丹参10g，郁金10g，天花粉10g，金银花15g，蒲公英15g，瓜蒌10g，当归10g，皂角刺9g，茯苓10g，陈皮9g。全方共奏活血解毒、消肿散结之功。

葛建立教授治疗本病时，注重疾病不同时期、不同兼证的治疗，常在基本方的基础上，根据病情加减运用。他认为，疾病初发，乳络不通，毒邪未聚，肿块无明显红肿，此期血瘀为重，当重用活血药物，减少解毒之药，如加延胡索，去金银花、蒲公英，并可在活血解毒基础上，酌加温阳之品，如炮姜、鹿角胶等以温阳活血、疏通乳络。本病发展到中期，毒邪炽盛，当减少活血之品如川芎、丹参、郁金，加重清热解毒药物。若乳房肿块发热、疼痛明显，皮肤色红，无明显应指感时，去川芎、丹参、郁金，酌加连翘、炒僵蚕、威灵仙等以清热、消肿、止痛；若乳房红肿热痛、局部中软应指，此为脓肿形成，去川芎、郁金，重用黄芪，并伍以白芷托毒排脓。脓肿溃后，毒邪虽泄，气虚益甚，创面失去气血濡养，难以收敛，当注重补益气血、温阳和血，去天花粉、蒲公英、皂角刺，酌加黄芪、白术、白芍。葛建立教授还提出，应据兼症不同而调整治疗药物。如肿块疼痛，伴急躁易怒、胸胁胀满、口苦、舌红、苔黄、脉弦数，当去金银花、蒲公英，选配赤芍、夏枯草、牡丹皮、栀子、柴胡等品；若肿块肿硬不消者，酌加化痰软坚之品，如海藻、昆布、煅牡蛎、半夏、穿山甲等。因本病溃破后，疮面难收难敛，故治疗时当尽力阻断病情进展，使病程回返，避免病情达到自然破溃或需切开引流的地步。

葛建立教授在临床注重外治，常根据疾病的不同时期选用不同外治药物。他认为，在本病中期，热毒炽盛，可于患部外敷金黄膏以清热解毒。后期脓肿溃后，若腐肉较多，予以溃疡1号方外敷；若腐肉已尽，疮面新鲜，则予以溃疡2号方外敷。

葛建立教授在临证时，注重辨病与辨证相结合。他指出，浆细胞性乳腺炎为乳腺慢性炎症的一种，乳腺慢性炎症尚包括肉芽肿性乳腺炎、乳腺导管周围炎及单纯的乳腺慢性炎症，其分类多以组织细胞学界定。各病虽病名不同，但其发病机制与中医辨证基本相同。根据中医"异病同治"的理论，即不同的疾病，只要具有相同的病机，其治疗方法也相同，故基本方既可以治疗浆细胞性乳腺炎，亦可治疗其他乳腺慢性炎症。

三、病案举隅

病案1

方某，女，44岁，2018年4月2日初诊。

主诉：左乳肿块2月余，增大疼痛10余天。

患者约2个多月前发现左乳肿物，约1.5cm×1.0cm，无疼痛，无发热，于当地医院就诊，诊断为乳腺增生，经服用中成药（具体药名及剂量不详）及中药汤剂后，肿块消散不明显。10余天前，肿块渐大、灼热，疼痛明显，挤压肿块有白色或黄色液体从乳头溢出。外院乳腺彩超：双侧乳腺腺体增生，左乳实性肿块（3.1cm×2.0cm）。左乳肿块穿刺病检结果：浆细胞性乳腺炎。患者平素神疲乏力，怕冷。现主症：左乳肿块，疼痛明显，无发热，纳可，寐尚安，二便调。查体：左乳内侧可及一肿物，大小约3.3cm×2.5cm，皮色不变，界限不清，活动差，质中偏硬，压痛，无明显波动感，未见酒窝征及橘皮样变，双腋下未及明显肿大淋巴结，挤压肿块有白色或黄色液体从乳头溢出。舌淡暗，苔薄白，脉细。

辅助检查：乳腺彩超示双侧乳腺腺体增生，左乳实性肿块。左乳肿块穿刺病检示浆细胞性乳腺炎。

西医诊断：浆细胞性乳腺炎。

中医诊断：粉刺性乳痈。

辨证：瘀毒互结证。

治法：活血化瘀，佐以解毒散结。

方药：川芎12g，丹参10g，郁金10g，天花粉10g，瓜蒌10g，当归10g，皂角刺9g，茯苓10g，陈皮9g，延胡索15g，鹿角胶10g。水煎取汁400mL，每日1剂，分早晚2次温服，共15剂。嘱患者调节心情，调摄饮食，适量运动。

2018年4月17日二诊：经上述治疗后，左乳肿物范围较前局限，肤色正常，压痛减轻，唯感腹胀。上方加木香9g，连服30剂。

2018年5月20日三诊：左乳肿块明显减小，无腹胀，无明显乏力、怕冷，偶感胸闷，纳食好，二遍调，舌淡，苔薄白，脉弦细。上方去木香，继服30剂。

2018年6月22日四诊：左乳未及明显肿块，无不适主诉。复查乳腺彩超：左乳未见明显异常。前述治法切合病情，疗效明显，继服原方14剂以巩固疗效。

3个月后回访，未再复发。

按：患者青年女性，主因"左乳肿块2月余，增大疼痛10余天"就诊，查体可见左乳肿物，疼痛无明显波动感，舌淡暗，苔薄白，脉细。乳腺彩超示左乳实性肿块。左乳肿块穿刺病检结果示浆细胞性乳腺炎。故西医诊断为浆细胞性乳腺炎，中医诊断为粉刺性乳痈。患者脾胃损伤，气机壅滞，湿浊日久为毒，胃气壅实，复因情志不畅，久致乳络扩张，乳络瘀滞，营血不从而为瘀血，瘀血与浊毒相搏结，乳络阻塞，外发为乳房肿块，血液瘀滞，"不通则痛"，结合舌脉症，辨证为瘀毒互结证，治疗当以活血解毒。在基本方上去寒凉之金银花、蒲公英，加鹿角胶、延胡索等温阳活血之品。二诊，肠道气滞不行，故腹胀，故加木香以理气消胀。三诊，无腹胀，故去木香。四诊，患者乳房肿物缩小明显，故不更方，直至痊愈。

病案2

宋某，女，38岁，2018年9月7日初诊。

主诉：左乳肿物1个月余，疼痛发热2天。

患者约1个多月前因疲劳等诸多因素影响而于左乳下方突发肿块，无疼痛，未发热，未予重视，自服消炎药（具体药名及剂量不详），效果不显。2天前，肿物疼痛伴发热（体温38.1℃），当地医院B超提示左乳低回声区4.3cm×2.0cm，12点位置有1.8cm×1.0cm无回声区。故来就诊。现主症：左乳肿块，灼热疼痛，无明显发热，纳差，寐欠安，二便调。查体：乳头稍凹陷，左乳下方可触及一肿物，约5.0cm×2.5cm，触痛明显，皮温高，皮色稍红，未及明显波动感。舌质红，舌苔黄，边有齿痕，脉滑数。

辅助检查：乳腺彩超示左乳低回声区伴脓肿形成。

西医诊断：浆细胞性乳腺炎。

中医诊断：粉刺性乳痈。

辨证：瘀毒互结证。

治法：清热解毒，佐以活血通络。

方药：天花粉 10g，金银花 15g，蒲公英 15g，瓜蒌 10g，当归 10g，皂角刺 9g，茯苓 10g，陈皮 9g，连翘 10g，炒僵蚕 10g。水煎取汁 400mL，每日 1 剂，分 2 次温服，共 14 剂。红肿处以金黄膏外敷。

2018 年 9 月 21 日二诊：经外敷、内服后，患乳局部皮温正常，肿块缩小变薄，疼痛明显减轻。原方有效，继服 14 剂。金黄膏外敷。

2018 年 10 月 5 日三诊：患乳皮温、皮色正常，僵肿尚存，舌质淡红，苔薄，边有齿痕，脉细。上方去连翘、蒲公英、僵蚕，加川芎 12g，丹参 10g，郁金 10g，煅牡蛎 30g，延胡索 12g，以活血软坚、通络散结。28 剂。

2018 年 11 月 3 日四诊：患者诸症均消，进入康复期，原方依法巩固治疗一月余。

半年后随访，无异常。

按：患者青年女性，因"左乳肿物 1 个月余，疼痛发热 2 天"就诊，根据患者症状、体征及辅助检查，西医诊断为浆细胞性乳腺炎，中医诊断为粉刺性乳痈。患者患病日久，瘀毒化热，热盛肉腐，故肿块触痛明显，皮温高；舌质红，舌苔黄，边有齿痕，脉滑数，一派热毒壅盛之象。故辨证为瘀毒互结证，治疗以解毒活血。在基本方上去川芎、丹参、郁金，加用连翘、僵蚕以加强清热解毒之功，并以金黄膏外敷患处。二诊已有效，故不更方。三诊，热毒已去，患部僵肿尚在，舌质淡，苔薄，边有齿痕，脉细，故去寒凉伤胃之连翘、蒲公英、僵蚕，加川芎、丹参、郁金、煅牡蛎、延胡索。后服此方，效果显著。

病案 3

张某，女，31 岁，2017 年 2 月 20 日初诊。

主诉：右乳肿物 6 个月，破溃不愈 1 个月余。

患者 6 个月前发现右乳肿物，不疼痛，无发热，自服治疗乳腺增生类中成药（具体药名及剂量不详）1 个月，疗效不显。后至当地医院就诊，行乳腺钼靶 X 线摄影及针刺细胞学检查。细胞学检查示浆细胞性乳腺炎，X 线检查排除恶性疾病。诊断为浆细胞性乳腺炎。服用中成药及中药汤剂 2 个月，肿块缩小。后患者自行停药。1 个月前，肿块渐大，红肿、疼痛、破溃，辗转多家医院诊治，疮口始终不敛，头昏乏力、纳谷不香、便溏，今至我院就诊。现主症：右乳肿块，破溃流脓。查体：右乳外侧肿物，约 3.5cm×2.0cm，局部破溃，大小约 2.5cm×1.5cm，渗流清稀脓水，内见腐溃组织，疮口周围组织肿硬。舌淡有齿痕，苔薄白，脉细。

辅助检查：细胞学检查示浆细胞性乳腺炎。

西医诊断：浆细胞性乳腺炎。

中医诊断：粉刺性乳痈。

辨证：瘀毒互结，气血两虚证。

治法：活血解毒，佐以益气养血。

方药：川芎 12g，丹参 10g，郁金 10g，瓜蒌 10g，当归 10g，茯苓 10g，陈皮 9g，白术 12g，白芍 10g，黄芪 30g。水煎取汁 400mL，每日 1 剂，分 2 次温服，共 7 剂。

溃疡清创后，给予自制药溃疡 1 号方外敷。

2017 年 2 月 27 日二诊：疮面分泌物减少，疮面肉芽较前新鲜，续用前方 21 剂。

2017 年 3 月 20 日三诊：疮面分泌物明显减少，疮面肉芽新鲜，右乳肿块缩小，未诉纳差、乏力，舌淡红，苔薄，脉细。原方去白术，加炮姜 10g，煅牡蛎 30g，半夏 10g 以加强温阳化痰之力。继服 21 剂。疮面清创后，给予自制药溃疡 2 号方外敷。

2017 年 4 月 12 日四诊：右乳肿物明显缩小，疮面无分泌物，肉芽红活，缩小至 1.2cm×0.7cm，原方去炮姜、煅牡蛎、半夏，加白术 10g，白芍 12g，以继续益气养血。21 剂。继续予以溃疡 2 号方外敷患处。

2017 年 5 月 4 日五诊：右乳肿物消失，疮面基本愈合，无不适主诉。原方巩固 14 剂。半年后随访，无复发。

按：患者青年女性，因"右乳肿物 6 个月，破溃不愈 1 个月余"就诊。患者右乳肿物僵硬，局部破溃不愈，渗流脓水，见腐烂组织，结合实验室检查，西医诊断为浆细胞性乳腺炎，中医诊断为粉刺性乳痈。患者患病日久，气血已虚，脓肿溃后，毒邪虽泄，气血虚甚，创面失去气血濡养，难以收敛，故疮面缠绵不愈。结合舌脉症，辨证为瘀毒互结、气血两虚证，治疗当活血解毒，佐以益气养血。"未溃重内治，已溃重外治。"故此时应重视外治法的应用，故初诊去损伤气血之天花粉、金银花、蒲公英，伍以白术、白芍、黄芪以益气养血，使气血有源，后天得养，并以溃疡1号外用去腐。三诊，脾运已复，气血充盛，故去白术，加炮姜、煅牡蛎、半夏以加强温阳化痰之力，溃疡2号外敷以促进疮面修复。四诊，效果已显，去炮姜、煅牡蛎、半夏，加白术、白芍充盈气血，继续应用溃疡2号促进疮面愈合。

病案 4

韩某，女，60岁，2017年2月10日初诊。

主诉：右乳浆细胞性乳腺炎术后3个月，肿痛半个月。

患者3个月前大怒后出现右侧乳房肿块、胀痛，至当地医院诊为乳房肿块，行右乳肿块切除术，术后病理检查提示（右乳）浆细胞性乳腺炎，术后好转出院。半个月前暴怒后再次出现右乳胀痛，自行扪及乳房肿块约"鹌鹑蛋"大小，经挤压有白色或黄色液体从乳头溢出，在外院就诊，乳腺彩超示双侧乳腺腺体增生，右乳肿块穿刺病检结果示浆细胞性乳腺炎。伴胸胁胀满、口渴喜冷饮、口苦、吐黄色黏痰。查体：右乳外上方扪及一约3.2cm×2.1cm肿块，边界欠清，触痛明显，表面有色素沉着，皮温高。舌质稍红，苔薄黄，脉弦数。

辅助检查：右乳肿块穿刺病检结果示浆细胞性乳腺炎。

西医诊断：浆细胞性乳腺炎。

中医诊断：粉刺性乳痈。

辨证：瘀毒互结，火客肝脉证。

治法：活血解毒，佐以清肝泻火。

方药：川芎12g，丹参10g，郁金10g，天花粉10g，瓜蒌10g，当归10g，皂角刺9g，茯苓10g，陈皮9g，栀子10g，赤芍10g，柴胡12g。水煎取汁400mL，每日1剂，分2次温服，共10剂。

2017 年 2 月 20 日二诊：肿块较前缩小，皮温、皮色正常，压痛，无口干、口苦，偶吐黄痰，舌淡红，苔薄，脉细。上方去柴胡、栀子、赤芍，加黄芪30g，煅牡蛎 30g，以益气软坚，继服 14 剂。

2017 年 3 月 5 日三诊：诉肿块变薄缩小，皮温、皮色无异常，未诉口干、口苦，无吐痰，查体乳房肿块轻压痛。上方有效，继服 14 剂。

之后每次复诊，以此方为主加减。连服月余。

2017 年 5 月 2 日复诊：右乳肿块消失，无不适主诉，复查乳腺彩超未见明显异常，继服基本方 14 剂巩固疗效。

按： 患者老年女性，因"右乳浆细胞性乳腺炎术后 3 个月，肿痛半个月"就诊。患者乳房肿物，肿痛明显，结合实验室检查，西医诊断为浆细胞性乳腺炎，中医诊断为粉刺性乳痈。患者老年女性，本自气虚，又复术后，乳络瘀阻，又因情绪不畅，致肝失疏泄，气行不畅而加重血液瘀滞，"不通则痛"，久积成块，郁而化热，故辨证为瘀毒互结、火客肝脉证，治疗当以活血解毒、佐以清肝泻火，应"以消为贵"。故初诊以自拟基本方去金银花、蒲公英，加栀子、赤芍、柴胡以疏肝清胃、消肿散结。二诊时，肝火亢盛之症状已消失，故去柴胡、栀子、赤芍，加黄芪、煅牡蛎益气软坚。病程中肿块逐渐消散，在病情近愈时，以原方治愈疾病。

第三节　乳腺纤维瘤

乳腺纤维瘤是由于乳腺组织和纤维结缔组织异常增生而成的一种乳腺良性肿瘤。本病临床以乳中结核、形如丸卵、表面光滑、推之可动为特点，多见于青年女性，以 20 ～ 25 岁青年女性患病率最高，相当于中医学的"乳核"。

一、诊断依据

（一）临床表现

本病在乳腺良性肿瘤中居首位，主要临床表现如下。

乳房内可触及卵圆形肿块，质地坚韧，表面光滑，边缘清楚，与皮肤及周围组织无粘连，活动度大，推动时可有弹跳感，无压痛。肿块多为单发性，也可多发，大小不等。个别肿块直径可超过 10cm，称为巨纤维瘤。肿块一般无疼痛感，少数可有轻微胀痛，但与月经无关。肿块一般生长缓慢，妊娠期可迅速增大，应排除恶变可能。

全身症状多不明显，个别病人可有忧郁易怒、失眠多梦等症状。

纤维瘤很少发生恶变。但具有一定恶变的可能性，如巨纤维瘤可恶变成为分叶状肿瘤。

（二）辅助检查

1.B 超检查可见肿块边界清楚、完整，有一层光滑的包膜，内部回声分布均匀，后方回声多数增强。

2. 钼靶 X 线摄片可见边缘整齐的圆形或椭圆形致密肿块影，边缘清楚，四周可见透亮带，偶见规整粗大的钙化点。

3. 核磁可见肿块轮廓清晰，信号强度随时间呈渐进型增强，强化方式由中心向外围扩散，呈离心样强化，边缘整齐。

4.CT 可见乳腺肿块边缘整齐，轮廓清晰，密度均匀，增强后呈中等程度强化。

二、谈古论今

（一）疾病溯源

乳核，也称"乳癖""乳中结核"等，以乳中结核、形如丸卵、表面光滑、推之可动为特点。中医古籍中，有关乳腺纤维瘤的论述散见于"奶栗""乳中结核"中，记载较少。本病最早记载见于《中藏经》，以后历代医家将本病归属于"乳癖"范畴。《外科正宗》所述"忧郁伤肝，思虑伤脾，积想在心，所愿不得志者，致经络痞涩，聚结成核"，指出本病与情志关系密切。《张氏医通》指出，"乳岩属肝脾二脏久郁，气血亏损，故初起小核结于乳内，肉色如故，其人内热夜热，五心烦热，肢体倦瘦，月经不调，益气养营汤、加味逍遥散，多服渐散。气虚必大剂人参，专心久服，其核渐消。若服攻坚解毒，伤其正气，必致溃败"，说明肝、脾二脏久郁，厥气火郁，气血亏损，乳核有发展为乳岩的可能，并列出了治疗方法。《外科心法要诀》云："乳中结核梅李形，按之不移色不红，时时隐痛劳岩渐，证由肝脾郁结成。"顾世澄《疡医大全·乳痞门主论》引窦汉卿曰"奶病，是十六七岁女子经脉将行……乳上只一核可治，若串成三、四核难治"，观察到本病亦有多发者；"乳内忽肿大如桃，又不疼，色亦不赤"，指出乳核可突然增大。《疡科心得集》专列"辨乳癖乳痰乳岩论"，云"有乳中结核，形如丸卵，不疼痛，不发寒热，皮色不变，其核随喜怒为消长，此名乳癖"，可看作对乳腺纤维瘤的描述。《类症治裁》记载，"乳症多主肝胃心脾，以乳头属肝经，乳房属胃经，而心脾郁结，多见乳核、乳岩诸症"，说明若肝气郁滞，气不行血，致瘀血内停，与痰浊互结阻于乳络亦可产生本病。

近代医者对乳腺纤维瘤病因病机的看法不尽相同。胡思荣等认为肝脾失调为本病发病原因，治以消痰祛湿、疏肝解郁为大法，软坚散结、祛瘀通络为其标，用软坚散结剂治疗本病。张长富从疏肝解郁、化痰祛瘀、散结消块理念出发，运用自拟乳舒胶囊（柴胡、白术、鸡内金、乳香、玄参、天冬、夏枯草、山慈菇、土贝母、黄芪、丹参、莪术、水蛭、壁虎）治疗本病。田昌平等运用红金消结胶囊防止乳腺纤维瘤术后复发。

（二）守正创新

葛建立教授认为，乳核关键病机为"阳虚血瘀"。由于乳核患者多为青年女性，因经带胎产等生理因素的作用，大多素体肾阳不足。肾阳可温养五脏六腑之阳，肾阳不足，温煦乏力，血得温则行，得寒则凝滞，瘀血日久，循足少阴肾经上贯肝膈，聚于乳房，导致乳络不通，乳房结块而发病。因此，本病病机关键为"阳虚血瘀"。

葛建立教授指出，乳癖与乳核病因相同，均为阳虚血瘀所致，所异者，在于体征、症状不同。乳腺增生以疼痛为主要就诊原因，乳房肿块表现不明显；而乳腺纤维瘤主要以乳房肿块为首发症状，患者主观症状不典型。在中医辨证时，二者均以肾阳不足、瘀血阻滞为关键病机，另外，肝郁脾虚亦在本病的发病中起到了一定作用。故治疗时，葛建立教授选用以温肾活血为主，兼具疏肝健脾作用的"调乳达泰方"。方剂组成：菟丝子12g，锁阳9g，狗脊12g，鹿角胶12g，熟地黄9g，延胡索12g，郁金12g，桃仁9g，莪术12g，青皮9g，川楝子12g，茯苓12g，白芍12g，浙贝母9g。方中菟丝子、锁阳、鹿角胶、狗脊温补肾阳，为君药；莪术、桃仁、郁金、延胡索活血化瘀，青皮、川楝子疏肝理气，共为臣药；茯苓、白芍健脾养血，熟地黄兼有补肾和健脾，浙贝母化痰散结，共为佐药。本方诸药合用，既可温肾活血，又能疏肝健脾、化痰散结。

葛建立教授指出，肾阳不足为本病基础，故治疗时温阳当贯穿疾病全程。乳核除主症乳房肿块外，若兼有胸胁胀满、胸闷叹息、舌淡红、苔薄白、脉弦者，酌加柴胡、佛手、栀子、陈皮等；若兼有乳房隐痛，月经延期、畏寒怕冷、腰膝酸软、小便清长、夜尿频多、带下色白质稀如水、舌质淡、苔薄白、脉沉缓者，配伍补骨脂、杜仲、牛膝；若兼有乳房隐痛、面色少华、头昏乏力、月经不调、舌淡、苔薄白、脉弦细或脉细者，加当归、白术、山药等。若病程较久，肿块质韧难消者，可酌加皂角刺、山慈菇、煅牡蛎等。

三、病案举隅

病案 1

杜某，女，23 岁，2018 年 12 月 3 日初诊。

主诉：乳房肿物反复发作约 4 年。

患者 4 年前，无意发现右乳肿物，如小枣大小，无疼痛，不发热，可移动，遂于当地医院就诊，行手术切除肿物，术后病理示乳腺纤维瘤。后分别于 2015 年、2016 年，因乳房肿块 2 次手术治疗，共摘除如大枣、蚕豆大小肿块 10 枚，术后经病理切片确诊为乳腺纤维瘤。今年 11 月再次发现双侧乳房肿块，因畏惧手术，在当地医院断续服药治疗，疗效不明显。近来因双侧乳房疼痛，经他人介绍来诊。现主症：双乳肿物，可移动，无疼痛，不发热，纳可，寐安，二便正常。伴乳房隐痛，月经延期量少、色紫暗夹带血块，畏寒怕冷，腰膝酸软，夜尿频多，带下色白质稀如水，面色晦暗，颜面多发黄褐斑块。查体：双侧乳房外上象限均可触及多枚肿块，最大约 2.0cm×1.5cm，质中偏硬，边界清楚，表面光滑，活动度好，与周围组织无粘连，双腋下未及明显肿大淋巴结。舌质淡暗，苔薄白，脉沉涩。

辅助检查：乳腺彩超示双侧乳腺纤维瘤。针吸细胞学检查示乳腺纤维腺瘤。

西医诊断：乳腺纤维瘤。

中医诊断：乳核。

辨证：阳虚血瘀证。

治法：温肾活血，佐以散寒通络。

方药：调乳达泰方加减。

菟丝子 12g，锁阳 9g，狗脊 12g，鹿角胶 12g，熟地黄 9g，延胡索 12g，郁金 12g，桃仁 9g，莪术 12g，青皮 9g，川楝子 12g，茯苓 12g，白芍 12g，浙贝母 9g，补骨脂 12g，杜仲 10g。水煎取汁 400mL，每日 1 剂，分 2 次温服，共 10 剂。

2018 年 12 月 13 日二诊：夜尿次数减少，余症尚无明显变化。原方有效，继服 14 剂。

2018 年 12 月 27 日三诊：乳房肿块变薄、缩小，乳房无疼痛，夜尿 1～2 次，月经来潮，色稍暗，血块较前减少，畏寒、带下稀薄等症减轻，舌质淡暗，苔薄白，脉沉涩。查体：双乳肿块，质地稍软，活动好。上方加皂角刺 9g，煅牡蛎 30g。21 剂。

2019 年 1 月 18 日四诊：双乳肿块明显缩小，月经恢复正常，面色红润，黄褐斑开始消退，余诸症消失。上方继服 30 剂。

2019 年 2 月 18 日五诊：双乳肿块基本消失，无不适主诉。查体：双乳未及明显肿块。舌淡红，苔薄白，脉稍沉。上方去皂角刺、煅牡蛎，继服月余。

2019 年 3 月 29 日六诊：双乳肿块消失，未诉明显不适。彩超示双侧乳腺无异常。为防再发，嘱继服上方 21 天。

1 年后随访，无复发。

按：患者为青年女性，因"乳房肿物反复发作约 4 年"而就诊。患者双乳肿物，反复发作，结合乳腺彩超及针吸细胞学检查，西医诊断为乳腺纤维瘤，中医诊断为乳核。患者多次手术，损伤正气，加之素体肾阳不足，气血凝滞，积聚为瘀，正如清代王清任云，"元气既虚，必不能达于血管，血管无力，必停留而瘀"；肾阳不足，温煦气化运化功能失常，聚湿为痰；痰瘀结聚，阻滞于乳房而形成肿块。宋代齐仲甫《女科百问》说："血气盛，阴阳和，则形体适本。或外亏卫气之充养，内乏营血之灌溉，血气不足，经候欲行，身体先痛也。"肾阳不足，临床则见各种虚寒之证。故本案辨证为阳虚血瘀证，治疗当以温肾活血、佐以散寒通络。初诊在调乳达泰方基础上加补骨脂、杜仲，以温补冲任。三诊，诸症减轻，唯肿块消散不明显，故加皂角刺、煅牡蛎等以增加理气通络、软坚散结之功。五诊肿块基本消失，故去皂角刺、煅牡蛎。其后，以此方治疗收功。

病案 2

王某，女，26 岁，2019 年 5 月 11 日初诊。

主诉：左乳肿块、疼痛约 1 个月。

患者 1 个月前发现左侧乳房疼痛，可触及肿块，如花生大小，在当地诊所服用中药汤剂 10 余天，效果不明显，后于外院行细胞学检查示乳腺纤维瘤，今至我院就诊。现主症：左乳肿块，胀痛，胸胁胀满、烦躁易怒，纳可，小便黄，大便干。查体：左侧乳房可及一肿块，约 1.5cm×1.0cm，质中，界清，活动度好，压痛。舌淡红、苔薄白、脉弦。

辅助检查：乳腺彩超示左乳纤维瘤。针吸细胞学检查示乳腺纤维瘤。

西医诊断：乳腺纤维瘤。

中医诊断：乳核。

辨证：阳虚血瘀，肝气郁结证。

治法：温肾活血，佐以疏肝理气。

方药：调乳达泰方加减。

菟丝子 12g，锁阳 9g，狗脊 12g，鹿角胶 12g，熟地黄 9g，延胡索 12g，郁金 12g，桃仁 9g，莪术 12g，青皮 9g，川楝子 12g，茯苓 12g，白芍 12g，浙贝母 9g，柴胡 9g，佛手 9g，栀子 9g。水煎取汁 400mL，每日 1 剂，分 2 次温服，共 7 剂。

2019 年 5 月 18 日二诊：患者乳房胀痛、胸胁胀满之症减轻，余症变化不明显。上方加陈皮 10g，7 剂。

2019 年 5 月 25 日三诊：药后乳房胀痛、胸胁胀满、烦躁易怒等症消失，纳可，寐安，二便正常，舌淡红，苔薄白，脉弦。查体：左乳肿块较前变薄变软。上方去柴胡、川楝子、栀子、青皮、陈皮、佛手，加皂角刺 9g，15 剂。

2019 年 6 月 10 日四诊：左乳肿块明显缩小，无不适主诉。上方继服 21 剂。

2019 年 7 月 3 日五诊：左乳肿块消失，诸症均无。乳腺彩超示双侧乳腺无异常。

按：患者为青年女性，以"左乳肿块、疼痛约 1 个月"为主诉，结合病史、体征及实验室检查，西医诊断为乳腺纤维瘤，中医诊断为乳核。患者情志不畅，肝气郁滞，气机不畅，气血津液运行受阻，津聚为痰，血聚为瘀，津血同源，痰瘀互结，又反过来壅遏脉道，循经发于乳房而为肿块。故本案辨证为阳虚血瘀、肝气郁结证。"诸痛痒疮，皆属于火。"治疗当温肾活血，佐以疏肝理气，在调乳达泰方基础上加减。初诊，肝郁之象明显，故原方加柴胡、佛手、栀子以加强理气之力。二诊，症状减轻不明显，考虑为病重药轻，加陈皮以加强疏肝之力。三诊，肝郁之症已消，故处方去柴胡、川楝子、栀子、青皮、陈皮、佛手，加皂角刺以帮助通络。四诊，肿块消散明显，方药对症，效不更方，原方继服。

病案 3

方某，女，23 岁，2019 年 4 月 1 日初诊。

主诉：左乳肿块反复发作 2 年余。

患者 2 年前体检发现左乳肿块，无疼痛，不发热，未予重视。后肿块渐大，故 2017 年于当地医院手术切除，切除肿块 6 枚，术后病理示乳腺纤维瘤。术后 3 个月、9 个月均因左乳肿块而行手术治疗，共切除肿块 10 余枚，病理均为乳腺纤维瘤。3 个月前无意中发现左乳外侧肿块，行乳腺彩超及针吸细胞学检查，仍诊断为乳腺多发纤维瘤，建议患者手术治疗。患者拒绝，故来诊。现主症：患者平素情志不畅，时感双乳胀痛，经前或情绪不佳时明显，经后减轻，时伴体倦。偶有刺痛，心烦，脘闷胁满，胃纳不佳，大便稍溏。查体：左乳可及数枚肿块，最大约 1.5cm×1.0cm，边界清，质地不硬，表面光滑，活动度好，与周围组织不粘连，双乳压痛明显，双腋下未及明显肿大淋巴结。舌淡，苔薄白，脉象沉细。

辅助检查：乳腺彩超示乳腺纤维瘤。针吸细胞学检查示乳腺纤维瘤。

西医诊断：乳腺纤维瘤。

中医诊断：乳核。

辨证：阳虚血瘀，肝郁脾虚证。

治法：温肾活血，佐以疏肝健脾。

方药：调乳达泰方加减。

菟丝子 12g，锁阳 9g，狗脊 12g，鹿角胶 12g，熟地黄 9g，延胡索 12g，郁金 12g，桃仁 9g，莪术 12g，青皮 9g，川楝子 12g，茯苓 12g，白芍 12g，浙贝母 9g，栀子 9g，当归 12g，白芍 10g。水煎取汁 400mL，每日 1 剂，分 2 次温服，共 10 剂。

2019 年 4 月 11 日二诊：药后双乳胀痛有所减轻，经行较畅，大便仍溏，乳房结块似有变软，唯腰膝酸软，神疲乏力，舌淡红，苔薄白，脉濡细。前方去浙贝母、栀子，加焦山药 15g，继服 14 剂。

2019 年 4 月 18 日三诊：左乳肿块稍软，双乳无明显胀痛，时感腰部酸楚，白带增多，纳差，体倦思睡，舌淡苔薄白，脉细。上方加淫羊藿 10g，14 剂。

此后就诊，经前服首诊方药，经净后服用第三诊方药。

2019 年 7 月 3 日末次就诊，患者左乳肿块基本消失，月经正常，无其他不适。彩超示双乳未见明显异常。为巩固疗效，"调乳达泰方"继服半月。

半年后随访，彩超示双乳无异常。

按：患者以"左乳肿块反复发作 2 年余"为主诉，结合症状、体征、实验室检查，西医诊断为乳腺纤维瘤，中医诊断为乳核。患者青年女性，乳房多次手术，致损伤肝、脾之经脉，致肝气郁滞，木抑土遏，肝脾两伤，痰浊内生，痰气瘀血凝结，为瘤为块；脾失健运则脘闷、纳差、便溏。正如李东垣所说："脾胃之气既伤，而元气亦不能充，而诸病之所由生也。"故辨证为阳虚血瘀、肝郁脾虚证，治疗以温肾活血，佐以疏肝健脾，方用调乳达泰方加减。故初诊在调乳达泰方基础上加栀子、当归、白芍以健脾养肝、肝脾同治。二诊，兼症明显，故去寒凉之浙贝母、栀子，加焦山药健脾补肾。三诊，乳房疾病虽在局部，而实在全身，"久病及肾"，故加淫羊藿以补肾阳。患者乳房胀痛与月经有关，故经前以疏肝健脾，经后以温补肾阳。肝脾一体，治疗时宜疏补兼施。健脾同时疏肝，疏肝理气之品应避免大剂量行气破气，以免伤中；同时健脾也要注意避免过补滋腻碍中，影响脾胃运化，加重痰瘀互结。病久者重用补肾之品，通过补先天以补后天。"调其中气，使之和平"，脾健肝和，气血调畅，乳核自消。

第四节　乳腺增生症

乳腺增生症是乳腺主质和间质不同程度地增生及复旧不全所致的乳腺结构

在数量和形态上的异常，又称乳腺结构不良。本病是既非炎症亦非肿瘤的良性疾病，多见于 30～40 岁性功能旺盛期的女性。其发病率占乳腺疾病的首位。近些年来该病发病率呈逐年上升的趋势，年龄也越来越低龄化。本病相当于中医学中的乳癖。

一、诊断依据

（一）临床表现

1.乳房疼痛常为胀痛或刺痛，可累及一侧或两侧乳房，以一侧偏重多见。疼痛严重者不可触碰，甚至影响日常生活及工作。疼痛可向同侧腋窝或肩背部放射，部分可表现为乳头疼痛或痒。疼痛常于月经前数天出现或加重，经后疼痛明显减轻或消失；疼痛亦可随情绪变化、劳累、天气变化而波动。这种与月经周期及情绪变化有关的疼痛是乳腺增生症临床表现的主要特点。

2.乳房肿块可发于单侧或双侧乳房内，单个或多个，一般好发于乳房外上象限。表现为大小不一的片状、结节状、条索状等，其中以片状为多见。边界不明显，质地中等或稍硬，与周围组织无粘连，常有触痛。月经前肿块增大变硬，月经来潮后肿块缩小变软。

3.少数患者可出现乳头溢液，为自发溢液，多为淡黄色或淡乳白色，也有少数患者经挤压乳头可见溢液。如果出现血性或咖啡色溢液需要谨慎。

（二）辅助检查

1.钼靶 X 线摄片可见乳腺呈现较均匀密度增高阴影，可在一个象限或多个象限出现。

2.B 超检查可见乳腺内腺组织回声紊乱或回声增强、欠均匀，有多个大小不等液性暗区。

3.红外线检查可见增生的乳腺组织温度略高，或血管数量略丰富。

4.针吸细胞学检查可见乳腺导管、腺泡不同程度增多、扩张，间质纤维组织增生。

5.核磁可见乳腺内多发大小不等肿物，边缘清晰光滑，内部信号均匀，增强后，肿物边缘可见规则环形强化。

二、谈古论今

（一）疾病溯源

乳腺增生症属于中医学"乳癖"范畴，其病名有又有"奶癖""奶栗""乳痔""乳疬""乳核""隐核"等。乳癖病名最早见于华佗《中藏经》。隋唐之前，尚未将乳癖作为一个独立的疾病来认识，只笼统地将其归入"乳肿痛"中加以论治。《圣济总录》曰，"冲任两脉，上为乳汁，下为月水。妇人以冲任为本，若失之将理，冲任不和，阳明经热，或为风邪所害，则气雍不散，结聚乳间，或硬或肿，疼痛有核"，认识到乳癖的发病与冲任失调密切相关。明清时期，对乳癖的病因病机进行了许多的阐发，认为该病的发生与肝、脾、肾等脏腑以及冲任二脉都有密切的关系。首次将乳癖界定为乳房肿块的是龚居中，《外科活人定本》云"乳癖，此症生于乳之上，乃厥阴、阳明之经所属也……何谓之癖，若硬而不痛，如顽核之类"，提出了乳癖的经络所属。肝郁气滞、脾失健运可导致乳癖的发生，如《疡医大全》曰"乳癖……多由思虑伤脾，恼怒伤肝，郁结而成"，《疡科心得集》曰"乳癖由肝气不舒郁结而成"。邹伍峰在《外科真诠》中指出："乳癖……年少气盛，患一二载者……可消散。若老年气衰，患经数载者不治。宜节饮食，息恼怒，庶免乳岩之变。"此论不仅论述了乳癖的症状，还进一步阐述了病因病机，明确指出了气郁痰饮是致病之因，乳癖长期不愈，老年气衰的患者有恶变的可能，还提出了预防癌变的方法。《外科医案汇编》云"乳中结核，虽云肝病，其本在肾"，表明了肾在本病发病学上的重要地位，并指出了乳癖的治法之关键，"治乳者，不出一气字定之矣……若治乳从一气字着笔，无论虚实新久，温凉攻补，各方之中，夹理气疏络之品，使乳络疏通"。

现代医家中，赵绛波据月经周期不同阶段的气血变化，在月经周期的前半期服用调肝补肾药物，月经周期的后半期服用疏肝活血药物。曹战英将乳腺增生分为4型进行治疗：①肝郁气滞型：治以疏肝解郁，行气化滞。②肝郁痰凝型：治以行气消滞，化痰散结。③肝郁火旺型：治以行气解郁，清肝散结。④肝郁血瘀型：治以行气消滞，化瘀散结。

（二）守正创新

葛建立教授结合中医之整体观念以及"瘀血"病因学说，从"气血津液""肾主温煦"等理论出发，提出乳癖的病机为"阳虚致瘀"。葛建立教授认为，女子为阴柔之体，乳癖患者多为中青年女性，由于经带胎产等生理因素的作用，大多患者素体肾阳不足，致阳虚阴盛，肾之温煦气化功能失职，血寒则凝滞为瘀，水液凝聚为痰，瘀血、痰湿为有形之邪，合而为癥，循足少阴肾经上行乳络，可阻碍气血运行，导致乳络不通，形成有形之物，致乳房结块而发病。可见，乳癖病机关键为"阳虚血瘀"。

王清任《医林改错》云："气无形不能结块，结块者，必有形之血也。"葛建立教授指出，乳癖的发病关键为"阳虚血瘀"，在治疗上，当温肾与活血并用，方能达乳络通畅之效。因此，葛建立教授提出"温肾活血"为乳癖的治疗大法，并以此为依据组成治疗乳癖的经验方"调乳达泰方"。方药组成：菟丝子 12g，锁阳 9g，狗脊 12g，鹿角胶 12g，延胡索 12g，郁金 12g，桃仁 9g，莪术 12g，青皮 9g，川楝子 12g，茯苓 12g，白芍 12g，熟地黄 9g，浙贝母 9g。本方中菟丝子、锁阳、鹿角胶、狗脊温补肾阳，为君药；莪术、桃仁、郁金、延胡索活血化瘀，青皮、川楝子疏肝理气，共为臣药；茯苓、白芍健脾养血，熟地黄兼有补肾和健脾，浙贝母化痰散结，共为佐药。诸药合用，标本兼治，既可温补肾阳，又能活血化瘀、疏肝散结，达乳络畅通之目的。

葛建立教授在临床中，除注重关键病机外，还重视其他发病因素对疾病的影响。在治疗时，常以"调乳达泰方"为基本方，随证加减。若患者除疼痛外，兼见乳房灼热、善叹息、急躁易怒、口苦、苔薄黄、脉弦或弦数等症者，可去菟丝子、锁阳、狗脊、鹿角胶等，配伍醋柴胡、牡丹皮、焦山栀、佛手等。若伴有食欲不振、腹胀便溏、嗳气反酸、面色萎黄、神疲乏力、舌淡胖、边有齿痕、苔薄白、脉细等，当伍以白术、木香、麦芽。若疼痛不明显，乳腺腺体呈结节样改变或增厚，可选用法半夏、牡蛎、三棱、皂角刺。

乳腺增生症虽有小叶增生、囊性增生、纤维腺病、纤维瘤化等不同表现，然其均为同一疾病不同发展阶段的组织学表现，"名虽不同，其实则一"。另有乳腺结节，其发病机制可参照乳腺增生症，在中医治疗上，均可以调乳达泰方加减进行治疗。

三、病案举隅

病案 1

吴某，女，42 岁，2015 年 12 月 13 日初诊。

主诉：双乳肿块 1 年余，加重 1 个月。

患者 1 年前感双乳肿块，时感疼痛，曾服用中成药及中药汤剂，无明显效果。1 个月前，经前乳房肿块增大，胀痛加重，经后胀痛减轻，肿块缩小不消散，伴烦躁易怒，善太息。于外院行钼靶 X 线摄片示乳腺增生，双乳肿块穿刺均提示乳腺增生，为求系统治疗而来我院。患者平素畏寒，近来情志不畅。现主症：双乳肿块，时疼痛。查体：右侧乳房外上象限可触及约 2.0cm×1.5cm 的片块状肿块，质韧，压痛明显，表面光滑，与周围组织无粘连；左乳外下象限可触及约 1.5cm×1.0cm 的肿块，质韧，压痛，表面光滑，无粘连。双侧腋下未触及肿大的淋巴结。舌红，苔薄黄，脉弦。

辅助检查：钼靶 X 线示乳腺增生。双乳肿块穿刺提示乳腺增生。

西医诊断：乳腺增生症。

中医诊断：乳癖。

辨证：阳虚血瘀，火客肝脉证。

治法：温肾活血，佐以清肝泻火。

方药：调乳达泰方加减。

延胡索 12g，郁金 12g，桃仁 9g，莪术 12g，青皮 9g，川楝子 12g，茯苓 12g，白芍 12g，熟地黄 9g，浙贝母 9g，牡丹皮 9g，焦山栀 9g，柴胡 9g，佛手 12g。水煎取汁 400mL，日 1 剂，分早晚 2 次温服，共 7 剂。

2015 年 12 月 20 日二诊：自述烦躁减轻，乳房胀痛较前缓解，包块仍硬。守上方再进 7 剂。

2015 年 12 月 27 日三诊：自述烦躁消失，乳房包块偶有轻微刺痛，包块较前变软变薄。前方去牡丹皮、焦山栀、柴胡、佛手，以调乳达泰方原方继服 30 剂。

2016 年 1 月 28 日四诊：临床症状完全消失，双乳未触及明显包块。查彩超示双乳未见明显异常。原方继服 14 剂以巩固。

半年后随访，无复发。

按： 患者中年女性，主因"双乳肿块 1 年余，加重 1 个月"就诊，查体双乳均可触及肿块，钼靶 X 线摄片示乳腺增生，双乳肿块穿刺均提示乳腺增生，故西医诊断为乳腺增生症，中医诊断为乳癖。患者素来肾阳不足，温煦失职，致血行迟滞，凝滞不散，复因情志失调，气滞不舒，气血周流失度，循经蕴结于乳房，乳络经脉阻塞不通，不通则痛而引起乳房胀痛；肝气郁结，日久化火，故可见烦躁易怒。《疡科心得集》曰"乳中结核，形如鸡卵，不疼痛，不发寒热，皮色不变，其核随喜怒为消长，此名乳癖"，"良由肝气不舒郁结而成"，结合舌脉，辨证为阳虚血瘀、火客肝脉证，故治疗当以温肾活血为主，佐以清泻肝火。在调乳达泰方基础上去菟丝子、鹿角胶、锁阳、狗脊，加用柴胡、牡丹皮、佛手、栀子等清肝泻火之品。复诊见烦躁易怒之症消失，乳房胀痛不明显，故去清肝火之品，以调乳达泰方原方活血养血，肿块消散。

病案 2

李某，女，32 岁，2016 年 3 月 2 日初诊。

主诉： 双乳肿块伴疼痛 6 个月余，加重 20 天。

患者半年前感双乳肿块，伴乳房胀痛，用西药（具体药物及剂量不详）治疗无效。20 天前感肿块增大，乳房疼痛加剧，感刺痛，在当地医院行右乳肿块穿刺，病理示"腺病"（口诉，未见报告单），服用中药汤剂，疗效不明显，来我院治疗。现纳差，食入腹胀，便溏，神疲乏力。查体：双乳外上象限腺体稍厚，右侧范围约 2.0cm×1.5cm，呈片块状，左侧约 1.3cm×0.7cm，呈结节状，均皮色不变，均界清，表面光滑，质硬不坚，与皮肤筋膜不粘连，推之可移，双腋窝未及明显肿大淋巴结。舌淡胖，有瘀点，苔薄白，脉弦细。

辅助检查： 乳腺彩超示乳腺增生伴双乳结节。

西医诊断： 乳腺增生症。

中医诊断： 乳癖。

辨证： 阳虚血瘀，脾虚痰阻证。

治法： 温肾活血，佐以健脾化痰。

方药： 调乳达泰方加减。

菟丝子 12g，锁阳 9g，狗脊 12g，鹿角胶 12g，延胡索 12g，郁金 12g，桃仁 9g，莪术 12g，青皮 9g，川楝子 12g，茯苓 12g，白芍 12g，熟地黄 9g，浙贝母 9g，白术 12g，木香 9g，麦芽 15g。水煎取汁 400mL，日 1 剂，分早晚 2 次温服，共 7 剂。

2016 年 3 月 9 日二诊：乳腺疼痛、纳差、便溏好转，仍有乳腺刺痛，加三棱 10g 以加强活血止痛之力。继服 14 剂。

2016 年 3 月 23 日三诊：乳腺无明显疼痛及刺痛，增厚腺体较前变薄变软，纳可，二便调。上方去麦芽、木香、白术，继服 14 剂。

2016 年 4 月 9 日四诊：乳房无疼痛，查体腺体不厚，纳可，夜寐安，二便自调。彩超示双侧乳腺未见明显异常。

半年后电话随访，病愈后未再复发。

按： 患者青年女性，主因"双乳肿块伴疼痛 6 个月余，加重 20 天"就诊。根据患者症状、体征、细胞学及影像学检查，西医诊断为乳腺增生症，中医诊断为乳癖。患者乳腺腺体较厚，有结节，疼痛，纳差，便溏，神疲乏力，舌淡胖，有瘀点，苔薄白，脉弦细，为肾阳不足、瘀血阻滞、脾虚痰阻之象，辨证为肾阳虚血瘀、脾虚痰阻证，治疗当以温肾活血为主，佐以健脾化痰。初诊，在调乳达泰方基础上加用炒麦芽、木香、白术以健脾。二诊，诸症减轻，唯刺痛不减，考虑活血之力稍逊，故加用三棱以加强活血散瘀之力。三诊，脾运已健，故去麦芽、木香、白术。后守此方，未再复发。

病案 3

朱某，女，31 岁，2016 年 9 月 3 日初诊。

主诉： 双乳间断刺痛 1 年余。

患者 1 年前开始出现双乳间断刺痛，经前加重，经后减轻，按压疼痛，曾在外院行红外线检查示双侧乳腺增生，间断服用中西医药物（具体药名及剂量不详）治疗，效不佳。感胁肋胀痛，情绪急躁，平素怕凉，月经量少色黑有块。乳房触痛明显。现主症：双乳肿块，时刺痛。查体：双乳外侧象限均可及条索状、片块状结节，质中，压痛，与周围组织无粘连，双腋下未及明显肿大淋巴结。舌质暗，苔白腻，脉沉细涩。

辅助检查： 乳腺彩超示双侧乳腺增生。

西医诊断： 乳腺增生症。

中医诊断：乳癖。

辨证：阳虚血瘀，痰气互结证。

治法：温肾活血，佐以化痰理气。

方药：调乳达泰方加减。

菟丝子12g，锁阳9g，狗脊12g，鹿角胶12g，延胡索12g，郁金12g，桃仁9g，莪术12g，青皮9g，川楝子12g，茯苓12g，白芍12g，熟地黄9g，浙贝母9g，法半夏9g，牡蛎30g，皂角刺9g。水煎取汁400mL，每日1剂，分2次温服，共7剂。

2016年9月10日二诊：服药后乳房肿痛有减轻，但结节未消，局部胀感减轻，胸胁自感宽松。上方继用15剂。

2016年9月25日三诊：月经前乳房肿痛感明显缓解，结节体积较前缩小。局部活动时重坠疼痛不适已基本消失。情绪不佳时，偶有胸胁轻度胀满不适。月经来潮，量、色较前明显好转。舌质稍淡暗，苔白稍厚，脉沉，但细涩之象已不明显。上方去莪术、桃仁。10剂。

2016年10月5日四诊：患者先前诸症基本消失，诉不寐多梦。上方去青皮、香附，加黄芪20g，龙眼肉10g。10剂。

2019年10月15日五诊：诸症皆无。

随访半年，未复发。

按：患者青年女性，以"双乳间断刺痛1年余"为主诉，结合病史、体征及辅助检查，西医诊断为乳腺增生症，中医诊断为乳癖。患者素体肾虚，复又急躁，肝木乘脾，脾失健运，痰湿内生，气滞则血瘀，气血痰聚而成邪，蕴于乳房胃络而成。辨证属于阳虚血瘀、痰气互结证，治法应温肾活血、化痰理气。方选调乳达泰方加减。初诊，在调乳达泰方基础上加法半夏、牡蛎、皂角刺以化痰散结、疏通乳络。二诊，乳房肿痛减轻，但硬结仍存，效不更方。三诊，诸症均轻，瘀象好转，但脾气不健，故去破瘀走窜之桃仁、莪术。四诊，寐差为气血两虚，故去行气活血之品香附、青皮，加黄芪、龙眼肉以补脾益气、补血养心。

第五节　乳腺癌

乳腺癌又名乳癌或乳房癌，是发源于乳腺导管和小叶上皮组织的恶性肿瘤，为女性最常见的恶性肿瘤之一，多发于 40～60 岁女性。临床特点为乳房部单发肿块，质地坚硬，表面不光滑，推之难移，溃后状如岩穴，或凸似泛莲或菜花。本病属中医学中"乳岩""乳石""乳石痈""石榴翻花"等。

一、诊断依据

（一）临床表现

本病多见于 40～60 岁女性，男性少见。

早期乳房出现无痛性肿块，边界不清，质地坚硬，表面不光滑，不易推动，常与皮肤粘连，出现病灶中心酒窝征，个别可伴乳头溢液。

后期随着肿块逐渐增大，可产生不同程度的疼痛，皮肤可呈橘皮样改变，乳头内缩或抬高。

晚期，乳房肿块色红高突，溃烂后疮口边缘不整齐，中央凹陷似岩穴，有时外翻似菜花，时渗紫红血水，疼痛明显。

（二）辅助检查

1. 钼靶 X 线摄片可见致密的肿块阴影，范围比实际触诊要小，形状不规则，边缘呈现毛刺状，密度不均匀，可有细小成堆的钙化点，常伴血管影增多增粗，乳头回缩，乳房皮肤增厚或凹陷。

2. B 超检查可见实质性占位病变，形状不规则，边缘不齐，光点不均匀，血流丰富。

3. 病理切片检查可作为确诊的依据。

二、谈古论今

（一）疾病溯源

关于乳岩的早期表现，《诸病源候论·乳石痈候》云："乳石痈之状，微强不甚大，不赤，微痛热……但结核如石。"又云："不痛者……其肿结……至牢有根，核皮相亲。"有助于对乳腺癌的早期诊断。宋代《卫济宝书》首次用

"癌"字，谓"癌疾初发，却无头绪，只是肉热痛"，"乳癌……四十岁以上愈四五，若腐漏者三年死"，此以凹凸不平像岩石来形容乳癌，并说明证候和预后。《妇人大全良方》论述乳癌的病名，认为皆属肝脾郁怒所致。《张氏医通》指出"乳岩属肝脾二脏久郁，气血亏损"，治法有内服、外敷和开刀。《景岳全书》介绍了乳岩形成的原因，认为本病不宜攻伐而应以补益气血为主，兼以解表散邪、疏肝清热，晚期当以归脾汤等药内服。薛己在其所著《女科撮要》中提出本病应以"补法"为主，并提出"大抵男子多由房劳，耗伤肝肾"的观点，认识到此病男女皆可得之。顾世澄在《疡医大全》中认识到乳岩非是毒邪集聚，乃为气血大亏，"今既阴虚而成岩，又因岩而败毒，不亦益虚其虚乎？治法必大补气血，以生其精，不必泄毒"，明确了大补气血的治疗理论，提出勿用攻伐之剂，其中详细地介绍了男子患本病的病因病机，有"内消乳岩、乳癖奇方"记载，以活壁虎（吞服）、生蟹壳（炒脆研末服用）等散结，夏枯草、蒲公英、金银花、漏芦、山慈菇、雄鼠粪、川贝母等制"消乳岩丸方"。高秉钧在《疡科心得集》指出"夫乳岩之起也，由于忧郁思虑积想在心，所愿不遂，肝脾气逆，以致经络痞塞，结聚成核"，治法仍以补益气血为主，让其"静心静养，无挂无碍，不必勉治"。傅青主用益气养荣汤加归脾汤治疗乳岩初起，"间可内消，若用行气破血之剂，速亡甚矣"，若非早期，则更强调扶正、调肝脾的重要性，通过疏肝健脾、益气养血、调摄情志饮食，以延缓症状，延长生命。陈实功《外科正宗》叙述了乳癌早、中、晚期的演变过程中的症状与体征，并提出病因病机为"忧郁伤肝，思虑伤脾，积想在心，所愿不得不志者，致经络痞涩，聚结成核"，且病久可致气血亏损，认为"名曰乳岩，凡犯此者，百人百必死。如此症知觉若早，只可清肝解郁汤或益气养荣汤，患者再加清心静养，无挂无碍，服药调理只可苟延岁月"。古代医家们使用软坚散结、清热解毒之法以期消散，而在《外科证治全生集》中，王维德则认为乳癌是由于"阴寒结痰"所致，故主张选用阳和汤阳和通腠、温补气血以散乳中寒痰。

现代医家对于乳岩也提出了自己的看法。林丽珠认为阳气亏虚，痰凝于内，气血运行不畅，瘀血乃生，与痰相结客于乳房是乳腺癌发生的内因和根本。林洪生认为根据乳腺癌不同治疗阶段采用不同治法的原则来确定中药的分阶段治疗原则，治疗时调肝健脾、培补正气之法应该贯穿中医药治疗乳腺癌的始终。楼丽华认为，乳腺癌的发生与正气不足，邪毒滞留有关，晚期乳腺癌治疗应以扶正固本为主，通过益气健脾、补益气血、祛湿和胃的扶正方法，可以达到恢复脏腑经络功能平衡，调动机体抗病能力，调整机体免疫功能以抗病的作用。

（二）守正创新

葛建立教授认为乳岩的产生与六淫邪毒、痰、瘀有密切的关系。他指出，六淫乘虚内侵，毒邪内蕴，与痰瘀互结于乳络，机体气血津液的运行异常都可导致浊毒的产生。患者饮食不节，或七情内伤，致肝脾气逆，肝郁则气血凝滞，脾失健运，不能运化水湿，内生痰浊，痰浊凝滞经脉，不得排泄，日久酝酿成毒，而为浊毒，阻碍气血运行，久则血瘀，浊毒与瘀血相搏结，泛于体内，相互影响，久蕴不解形成"癌毒"，循经滞于乳络，日久结块，则成乳岩。故初起见无痛性结节，或硬，或坚硬如岩，推之不移；晚期阳气亏虚，痰凝于内。中晚期常会出现恶病质，可见食欲不振、消瘦、乏力、贫血及发热等。故乳岩的发病与外感邪毒、痰、癌毒密切相关，而这些病因与机体内"浊毒"的产生密切相关。《金匮要略心典》曰"毒，邪气蕴结不解之谓"，故乳岩的关键病机为"痰瘀毒蕴"。

基于"痰瘀毒蕴"为乳岩的关键病机，葛建立教授制定"化痰祛瘀解毒"为治疗乳岩的基本大法，并运用下方治疗本病：法半夏10g，山慈菇6g，瓜蒌12g，川芎10g，郁金10g，当归12g，茯苓15g，白术12g，焦麦芽20g，陈皮9g，厚朴10g，白花蛇舌草20g，半枝莲10g。

葛建立教授认为"辨证论治"是中医治疗乳腺癌的优势所在，也是取得疗效的关键，因此，常随症作以下加减。乳房肿块皮色不变，质硬，边界不清，伴情志抑郁或急躁易怒，胸胁胀闷，或经前乳房肿胀或少腹不适，苔薄，脉弦，则为肝气郁结，当去白术，酌加柴胡、青皮、牡丹皮、栀子、佛手等药。若乳房肿块，质地坚硬，表面不光滑，月经紊乱，经前乳胀，经后消失，或腰膝酸软，烦劳，口干咽燥，为肝肾不足，可酌加枸杞子、龟甲、女贞子等。乳房肿块，溃后坚硬，渗流血水，不痛或剧痛，精神不振，面色苍白，食少，心悸，舌紫有瘀斑，苔黄，脉弱，为正虚毒恋，当去郁金、川芎，加山药、白芍等以益气养血。若乳房肿块，质地坚硬，红肿疼痛，心烦口渴，小便黄少，大便干结，舌暗红，苔黄腻，脉弦数，属热邪炽盛，当去茯苓、白术、川芎，选加金银花、蒲公英、紫花地丁、野菊花、赤芍等。若伴夜寐不宁者，常配伍酸枣仁、夜交藤、炙远志、灵磁石等。若大便秘结，酌配瓜蒌仁、火麻仁、熟地黄、肉苁蓉、锁阳。若恶心、呕吐显著者，常配伍佛手、紫苏梗等，以理气和胃，降逆止呕。若伴大便溏稀，舌质淡胖边有齿痕者，则伍以苍术、生薏苡仁、山药、太子参、制黄精等。若伴心慌不适，配伍黄连、丹参。若伴头昏者，配伍白蒺藜、天麻、钩藤。肿物日久难消，可加牡蛎。

葛建立教授还重视外治，常在本病热毒炽盛时，于患部外敷院内制剂金黄膏以清热解毒。

三、病案举隅

病案 1

余某，女，66 岁，2019 年 4 月 7 日初诊。

主诉：左乳腺癌术后 8 年，左胸部肿块 4 个月。

患者约 8 年前因右乳肿物而行手术治疗，术后病理示乳腺癌（口诉，未见病理报告单），未予放化疗及内分泌治疗，术后规律复查。4 个月前，患者发现左胸部肿物，约黄豆大小，质地坚硬，不疼痛，无发热，当时未予重视，后感肿物渐大，左臂活动受限，遂至当地医院就诊，肿物穿刺示乳腺癌，建议患者手术治疗。患者及家属拒绝手术，要求中医治疗。现主症：左胸部肿物，质硬，不活动，左臂红肿，活动受限，精神食欲一般，口干欲饮，大便干结。查体：左胸部可及一肿物，大小约 4.0cm×3.0cm，高出皮肤，质地坚硬，与皮肤粘连，边界欠清，表面不光滑，表面皮肤发红，压痛（＋）。左臂不能上举，左臂红肿明显，皮肤光亮。舌红，苔黄腻，脉弦数。

辅助检查：针吸细胞学检查示乳腺癌。

西医诊断：乳腺癌。

中医诊断：乳岩。

辨证：痰瘀毒蕴，热邪炽盛证。

治法：化痰祛瘀解毒，佐以清热。

方药：半夏 10g，山慈菇 6g，瓜蒌 12g，郁金 10g，当归 12g，焦麦芽 20g，陈皮 9g，厚朴 10g，白花蛇舌草 20g，半枝莲 10g，金银花 12g，蒲公英 30g，紫花地丁 30g。水煎取汁 400mL，每日 1 剂，分早晚 2 次温服。10 剂。红肿部分予以金黄膏外敷。

2019 年 4 月 17 日二诊：患部肿物、左臂红肿稍减，压痛减轻，大便较前好转，舌红，苔黄，脉弦数。上方治疗有效，继续原方服用，15 剂。继续外敷金黄膏。

2019 年 5 月 3 日三诊：左胸肿物稍小，压痛不明显，左臂红肿较前好转，左臂活动较前好转。上方去金银花、紫花地丁，加茯苓 15g，白术 10g，20 剂。继续予以金黄膏外敷。

2019 年 5 月 23 日四诊：左胸肿物缩小约 30%，左臂红肿减轻，舌淡红，苔薄，脉弦。上方加牡蛎 30g，20 剂金黄膏外敷患处。

患者服药 2 个月余，肿块缩小 50%，红肿消退，疼痛消失，手臂水肿减轻，可以轻松上举，现仍坚持间断服药巩固。

按：患者以"左乳腺癌术后 8 年，左胸部肿块 4 个月"为主诉，结合病史、症状、体征及实验室检查，西医诊断为乳腺癌，中医诊断为乳岩。患者患病日久，痰瘀与毒邪搏结，日久化热，热毒炽盛，煎灼血脉，故见左胸肿物压痛、左臂红肿光亮，结合舌脉，故辨证为痰瘀毒蕴、热邪炽盛证，治疗当化痰祛瘀解毒，佐以清热。故初诊时去补益之茯苓、白术及川芎，以防助邪之势，加金银花、蒲公英、紫花地丁内服及金黄膏外用，以加强清热之力。二诊，诸症稍减轻，治疗有效，故不更方。三诊，热邪明显消散，去金银花、紫花地丁，加茯苓、白术健脾以加强祛邪之力。四诊，诸症明显减轻，唯肿物难消，故加牡蛎以软坚。此后患者间断服药，病情稳定。

病案 2

萧某，女，77 岁，2014 年 3 月 5 日初诊。

主诉：左乳肿物 1 个月余。

患者约于 1 个月前感左乳疼痛不适，并扪及一肿物，在当地医院经穿刺细胞学诊断为左乳癌，建议放疗。家属考虑患者年纪大，要求中药治疗。现主症：轮椅推入，左乳轻微疼痛感，胁肋部胀满不适，精神差，乏力，纳差，二便尚调，夜寐欠佳。查体：左乳房外下扪及肿块，直径约 2.0cm，质硬固定。

舌淡红，苔薄，脉弦。

　　辅助检查：针吸细胞学检查示左乳腺癌。

　　西医诊断：乳腺癌。

　　中医诊断：乳岩。

　　辨证：痰瘀毒蕴，肝气郁结证。

　　治法：化痰祛瘀解毒，佐以疏肝。

　　方药：半夏10g，山慈菇6g，瓜蒌12g，川芎10g，郁金10g，当归12g，茯苓15g，焦麦芽20g，陈皮9g，厚朴10g，白花蛇舌草20g，半枝莲10g，柴胡9g，青皮9g，酸枣仁10g。水煎取汁400mL，每日1剂，分早晚2次温服。15剂。

　　2014年3月15日二诊：精神转振，胀满不适明显减轻，夜寐好转，肿块缩小。上方去青皮。15剂。

　　此后以上方加减调理。

　　2014年5月28日复诊：患者能搀扶行走，精神好，胃纳眠可，二便调。以基本方加山药20g，白芍10g。20剂。

　　2014年6月17日复诊：左乳肿块1cm，左腋下淋巴结1.5cm，左乳微痛，易疲劳，易呛咳，大便稍难，纳可，走路不稳，未坐轮椅，舌暗红，苔薄黄，脉弦缓。5月28日方加蒲公英30g。15剂。

　　2014年7月4日复诊：左乳痛减，眩晕，胸闷，腰痛，左乳肿块直径约1.5cm，左腋下淋巴结1.5cm，余症同前，脉细弦。基本方加石见穿10g，蒲公英30g。12剂。

　　2015年7月17日复诊：左乳肿块直径约1.0cm，轻压痛，左腋下淋巴结同前，大便难解，精神可，余症同前，苔脉同前，效不更方。

　　经中药治疗1年余，至2015年8月复诊左乳肿块已不能触及。

　　按：患者以"左乳肿物1个月余"为主诉，结合查体及细胞学检查，西医诊断为乳腺癌，中医诊断为乳岩。患者老年女性，情志不畅，脾胃亦虚，易生痰湿，阻滞经络而成瘀，复与癌毒相搏结，经络阻塞而乳房结块。故中医辨证为痰瘀毒蕴、肝气郁结证，治疗当化痰祛瘀解毒，佐以疏肝。患者为老年人，因此治疗时更当注意扶正与祛邪的关系，既不宜单纯扶正而留邪，亦不可祛邪过度而伤正。初诊时，患者肝郁症状明显，故去白术，加柴胡、青皮以疏肝解郁，酸枣仁以养心安神。二诊，患者肝郁明显缓解，故去破气之青皮以防伤正。后复诊，患者因其体虚之象有减，故以基本方加白芍、山药以健脾养血；患者兼症明显，考虑有毒邪化热之征，故加蒲公英以清热解毒；7月4日复诊在基本方基础上加石见穿、蒲公英以加强清热解毒之力；7月17日复诊，治疗有效，效不更法，继续总原法治疗。通过扶正、祛邪治疗，肿瘤得以消退，患者一般情况也得改善。

第八章 甲状腺疾病

第一节 结节性甲状腺肿

结节性甲状腺肿是由于缺碘，致甲状腺肿物质以及甲状腺激素合成障碍等因素引起的甲状腺持续性肿大。本病临床以甲状腺肿大、随吞咽上下移动为特征，相当于中医学中的"气瘿"。

一、诊断依据

（一）临床表现

本病好发于青年，女性略高于男性。初起全身症状不明显，颈前呈弥漫性肿大，肿势逐渐增加，边界不清，皮色如常，按之绵软，无压痛，有的肿胀过大而下垂，自觉沉重感，随喜怒而消长。本病进一步发展则气管、食管、血管、神经等产生相应症状。如压迫气管，则产生呼吸困难、喘鸣等；压迫食管，则引起吞咽不适感，但无食道梗阻症状等。囊肿样变结节可合并囊内出血。

（二）辅助检查

放射性核素检查：摄 ^{131}I 率增高，高峰常在 24 小时或 24 小时后出现。

核素显像：甲状腺弥漫性增大，早期放射性均匀，结节性甲状腺肿放射性分布常不均匀，甚或呈现斑片状稀疏。

X 线检查：颈部软组织肿大，部分见甲状腺钙化影。巨大甲状腺肿可见气管移位、弯曲、狭窄及气管软化，胸骨后甲状腺肿可见纵隔增宽。

B 超：声像图上两侧叶不规则增大且不对称，其内可见多个结节，弥漫分布于甲状腺内，结节边界清，大小不一，回声强弱不等，光点粗细不均，缺乏血流信号。

二、谈古论今

（一）疾病溯源

甲状腺疾病早在战国时期便有记载，但由于生理解剖的局限性，无法给予其类似现代医学的命名，一般将其归属于"瘿病""肉瘿""瘿瘤"等范畴。《神农本草经》有最早的关于瘿病治疗的记载，如"海藻苦寒，主瘿瘤气，颈下核"。晋代葛洪在《肘后备急方》中亦提出用昆布、海藻治疗瘿病，同时期的《小品方》记载"治瘿瘤诸瘿，昆布丸方"。《诸病源候论·瘿候》载："瘿者，由忧患气结所生……搏颈下而成之"，并首次对瘿进行分类，分成血瘿、肉瘿、气瘿三类，还提出了相应的治法"有血瘿，可破之；有肉瘿，可割之；有气瘿，可具针之"，说明当时瘿病治疗已有外科手术和针灸治疗。唐代对含碘药物及用甲状腺脏器疗法已有相当的认识。王焘所著的《外台秘要》则进行了更详细的论述，总共有"瘿病方一十八首""气瘿方一十首""五瘿方八首""灸瘿法一十三首"和"瘤方三首"五篇专篇论述瘿病，其中用海藻、昆布或羊靥、鹿靥的方剂超过 30 首。宋代《圣济总录》言，"瘿病，妇人多有之，缘忧患有甚于男子也"，提出本病发生有性别之分。《三因极一病症方论·瘿瘤证治》云，"此乃因喜怒忧思有所郁而成也"，"随忧愁消长"，指出情志致病。严用和在《济生方》称"大抵人之气血，循环一身，常欲无滞留之患，调摄失宜，气凝血滞，为瘿为瘤"，阐述了气瘿病气血凝滞的病机基础。《本草纲目》明确指出黄药子有"凉血降火，消瘿解毒"之功效，并记载可用黄药子酒治疗瘿病。明代陈实功在《外科正宗·瘿瘤论》里创制了海藻玉壶汤、十全流气饮等治疗方剂，主张散行气血、祛痰顺气、补肾气、活血消坚。《杂病源流犀烛》中阐述道，"盖人怒动肝邪，血涸筋挛，又或外邪搏击，故成此二证（瘿瘤）。惟忧患耗伤心肺，故瘿多着颈项及肩。惟有所劳欲，邪乘经气之虚而住留，故瘤随处皆有"，提出内伤与外邪共同致病。除了药物治疗之外，古代医家还尝试进行手术治疗，《三国志·魏略》载："自愿令医割治，十人割瘿九人死。"后宋代将瘿分为五类，皆强调不可妄施手术。以上可以看出，古代各医家治疗法则，多以理气解郁、活血化瘀、化痰软坚为治疗法则，对含碘类植物与动物甲状腺的应用较为广泛，手术发展局限。

现代中医对本病的病因病机进行了更为深入和系统的研究。边杰认为结节性甲状腺肿属于"气瘿"范畴，他指出情志不畅，忧郁恚怒，致肝郁气滞，肝木乘土，脾失健运，水液布化失司，痰气互结，循经上行，结于喉结之处，故而发为本病。张洪海等认为结节性甲状腺肿经早期气滞痰凝，日久转为瘿络瘀阻，气、痰、瘀化热伤阴，耗伤正气，因此应以固本软坚、化痰散结为治则，适当予以清热养阴，如此治疗气阴两虚型结节性甲状腺肿患者，疗效显著。蒋红玉等以内服中药化瘤汤为主，加局部外敷化瘤膏，对气滞痰凝、痰瘀互结等不同证型辨证施治，并与小剂量甲状腺素治疗比较，其结果显示总有效率治疗组高于对照组。

（二）守正创新

葛建立教授认为，气瘿之病机在于"痰瘀互结"。葛建立教授认为情志所伤，疏泄失职，肝气郁结，气郁生痰，痰气结于颈下而成瘿。气为痰滞，痰因气结，如此互为因果，则瘿瘤渐大。"气行则血行"，气滞则血行不畅，日久入络，瘀血内停，痰气与瘀血纠结形成结节。故本病的关键病机为"痰瘀互结"。

葛建立教授认为，气瘿的关键病机为"痰瘀互结"，又因"气为血之帅"，痰、瘀的形成与气机郁滞关系密切，治疗时，当以化痰祛瘀为治疗大法，辅以理气之品。基于此，葛建立教授制定以下方药治疗本病：半夏10g，海藻15g，昆布10g，牡蛎30g，莪术9g，川芎10g，郁金10g，陈皮9g，枳壳10g，香附9g，夏枯草12g，黄药子10g。

葛建立教授指出，治疗本病时，当抓住关键病机，将辨证与辨症相结合，如此方能药到病除。如颈前肿大，质软不痛，颈部觉胀，胸闷喜太息，或胸胁窜痛，病情波动与情绪有关，舌淡，苔薄白，脉弦，当适当选用柴胡、青皮等；若颈前肿块，质地较硬，或伴结节，经久难消，舌淡红，苔薄白，脉弦涩，当配伍三棱、丹参、露蜂房、桃仁、红花以增强活血软坚之力；若瘿肿或大或小，质软，起病缓，心悸不宁，心烦少寐，易出汗，手指颤动，眼干，目眩，倦怠乏力，舌红，脉弦细数，当去莪术，伍以黄芪、生地黄、麦冬、五味子、酸枣仁等益气养阴。本病病程较长，临床可见不同兼症，当据病情配伍相应药物。如纳差、便溏者，加白术、茯苓、山药、麦芽等；若见耳鸣、腰膝酸软者，酌加龟甲、桑寄生、牛膝、菟丝子等；咽部不适，加桔梗、牛蒡子、木蝴蝶、射干利咽消肿；若多食易饥，加生石膏、知母。

三、病案举隅

病案 1

刘某，女，41 岁，2014 年 2 月 3 日初诊。

主诉：颈前肿大 2 个月。

患者于 2 个月前无意中发现颈前肿大，无疼痛，不发热，无声音嘶哑，至当地医院就诊，查甲状腺功能无异常，彩超示结节性甲状腺肿，建议患者手术治疗，患者因惧怕手术而拒绝。后至他院就诊，服用中药汤剂及中成药（具体药名及剂量不详）至今，感疗效不明显，故来诊。现主症：颈前肿大，无疼痛，不发热，纳可，寐欠安，二便调。查体：甲状腺右叶肿大，质地较硬，未及明显肿块，双侧锁骨上窝未及明显肿大淋巴结。舌淡红，苔薄白，脉弦涩。

辅助检查：B 超示结节性甲状腺肿。甲状腺功能无异常。

西医诊断：结节性甲状腺肿。

中医诊断：气瘿。

辨证：痰瘀互结证。

治法：化痰祛瘀。

方药：半夏 10g，海藻 15g，昆布 10g，牡蛎 30g，莪术 9g，川芎 10g，郁金 10g，陈皮 9g，枳壳 10g，香附 9g，夏枯草 12g，黄药子 10g，三棱 9g，丹参 9g。水煎取汁 400mL，每日 1 剂，分早晚 2 次温服。10 剂。

2014 年 2 月 13 日二诊：患者服药后，感颈前肿物变化不明显。上方加桃仁 9g，15 剂。

2014 年 3 月 2 日三诊：经上述治疗后，感颈前肿物缩小。查体：肿大之甲状腺较前缩小、变软，无疼痛。舌淡红，苔薄白，脉弦涩。治疗有效，继续上方治疗。20 剂。

2014 年 3 月 22 日四诊：肿大甲状腺缩小，诉咽部如有物阻。上方加木蝴蝶 9g。20 剂。

2014 年 4 月 13 日五诊：甲状腺无肿大，未诉其他不适。彩超甲状腺无异常。予以基本方巩固服用 14 剂。

半年后随访，患者甲状腺无异常。

按：患者以"颈前肿大 2 个月"为主诉，结合病史、症状、体征及辅助检查，西医诊断为结节性甲状腺肿，中医诊断为气瘿。患者痰瘀互结，阻滞经络，循经发于颈部而为瘿肿，病久入络，瘀阻更甚，故见患部较硬。结合舌、脉、症，辨证为痰瘀互结证，治疗当化痰祛瘀。故初诊在基本方基础上加三棱、丹参以增强活血软坚之力。二诊，症状缓解不明显，考虑病重药轻，故加桃仁以加强活血化瘀之力。三诊，症状缓解明显，效不更方，继续原方治疗。四诊，感咽部不适，予以木蝴蝶以利咽。

病案 2

吴某，男，51 岁，2015 年 10 月 11 日初诊。

主诉：甲状腺肿大 3 个月余。

患者约 3 个多月前发现右侧甲状腺肿大，无疼痛，不发热，在诊所服用中药汤剂 1 个月，疗效不明显，后至当地医院就诊，经检查后考虑为结节性甲状腺肿，建议手术治疗，患者拒绝。患者自行服用中成药（具体药名不详）1 个月余，甲状腺缩小不明显，故来诊。现主症：甲状腺右叶肿大，质软，无压痛，随吞咽上下活动，伴心悸不宁，口干，多汗，倦怠乏力。舌红，苔少，脉细涩。

辅助检查：甲状腺功能无异常。彩超示结节性甲状腺肿。

西医诊断：结节性甲状腺肿。

中医诊断：气瘿。

辨证：痰瘀互结，气阴两虚证。

治法：化痰祛瘀，佐以益气养阴。

方药：半夏 10g，海藻 15g，昆布 10g，牡蛎 30g，川芎 10g，郁金 10g，陈皮 9g，枳壳 10g，香附 9g，夏枯草 12g，黄药子 10g，黄芪 30g，五味子 10g。水煎取汁 400mL，每日 1 剂，分早晚 2 次温服。10 剂。

2015 年 10 月 21 日二诊：诉口干、多汗减轻，仍有心悸、倦怠乏力，肿大甲状腺变化不明显。上方加党参 20g，15 剂。

2015 年 11 月 6 日三诊：心悸、乏力减轻，口干、多汗明显减轻，肿大之甲状腺缩小，舌淡红，苔薄，脉弦细。上方继服，20 剂。

2015 年 11 月 26 日四诊：肿大之甲状腺明显缩小，心悸、乏力不明显，未诉口干、多汗，舌淡红，苔薄白，脉弦。上方去五味子，加海浮石 12g，20 剂。

2015 年 12 月 16 日五诊：诸症皆无。予以基本方巩固 10 剂。

3 个月后随访，患者无不适，甲状腺无异常。

按：患者以"甲状腺肿大 3 个月余"为主诉，结合病史、症状、体征及实验室检查，西医诊断为结节性甲状腺肿，中医诊断为气瘿。患者患病日久，脾气亏虚，运化失职，阴液不足，心失濡养而心悸；津不上承故口干；气虚，阴液失于固摄故多汗。结合舌、脉，辨证为痰瘀互结、气阴两虚证，治疗当化痰祛瘀，佐以益气养阴。故初诊时基本方去破气之莪术，加黄芪、五味子以益气滋阴敛汗。二诊，加党参以增强健脾益气之力。三诊，诸症减轻，故不更方。四诊，肿大甲状腺明显缩小，心悸、乏力不明显，去敛汗之五味子，加海浮石以化痰。

病案 3

田某，女，38 岁，2015 年 5 月 18 日初诊。

主诉：颈前肿胀 1 个月余。

患者 1 个多月前因家庭琐事而暴怒，之后感颈前肿大，胀满不适，无疼痛，不发热。当地医院查甲状腺功能正常，彩超示结节性甲状腺肿，予以中成药及中药汤剂口服 1 个月，效果不明显，故来诊。现主症：颈前肿块，质软，无压痛，喜太息，胸胁部胀闷不适，纳差，小便可，大便溏，时感腰膝酸软。查体：甲状腺肿大，质软，无疼痛。舌淡红，苔薄，脉弦数。

辅助检查：甲状腺功能正常。彩超示结节性甲状腺肿。

西医诊断：结节性甲状腺肿。

中医诊断：气瘿。

辨证：痰瘀互结，肝气郁结证。

治法：化痰祛瘀，佐以疏肝理气。

方药：半夏 10g，海藻 15g，昆布 10g，牡蛎 30g，莪术 9g，川芎 10g，郁金 10g，陈皮 9g，枳壳 10g，香附 9g，夏枯草 12g，黄药子 10g，青皮 9g，茯苓 15g，麦芽 15g。水煎取汁 400mL，每日 1 剂，分早晚 2 次温服。10 剂。

2015 年 5 月 28 日二诊：甲状腺无明显变化，胸胁部胀闷明显减轻，仍便溏、纳差、腰酸不适。上方去青皮，加桑寄生 15g，20 剂。

2015 年 6 月 18 日三诊：肿大甲状腺缩小，纳差、便溏明显减轻，腰酸较前好转，无胸胁部胀闷。上方去麦芽，加菟丝子 10g，20 剂。

2015 年 7 月 8 日四诊：甲状腺基本恢复正常大小，腰酸明显减轻，纳可，二便调，上方继服 20 剂巩固疗效。

半年后随访，患者一切正常。

按：患者以"颈前肿胀 1 个月余"为主诉，结合病史、症状、体征及辅助检查，西医诊断为结节性甲状腺肿，中医诊断为气瘿。患者情志抑郁，水湿不行为痰，血液运行不畅为瘀，痰瘀互结，阻于颈部而发病。肝失调达，气机郁滞，故喜太息、胸胁部胀闷不适；肝木横克脾土，脾失健运，运化失司，故纳差、便溏。结合舌、脉，中医辨证为痰瘀互结、肝气郁结证，治疗当化痰祛瘀，佐以疏肝理气。"急则治其标"，当优先解决胸胁部胀闷不适，故初诊时，基本方基础上加青皮以加强理气之力，茯苓、麦芽以健脾利湿。二诊，胸胁部胀闷明显减轻，仍有便溏、纳差、腰酸不适，此时可减少理气之青皮，加桑寄生以补肾。三诊，诸症减轻，故去麦芽，加菟丝子以增强补肾之力。四诊，诸症基本消失，故以三诊方巩固疗效。

第二节　甲状腺腺瘤

甲状腺腺瘤是甲状腺的起自上皮组织的良性新生物，是临床常见病、多发病。临床以颈前无痛性肿块、质地柔韧、随吞咽动作上下移动、生长缓慢为特征。其发病由于地区及性别的不同，有较大的区别。一般而言，高原缺碘地区，本病的发病率高；就性别而言，女性的发病率较男性高 2 ～ 4 倍。本病相当于中医学的肉瘿。

一、诊断依据

（一）临床表现

甲状腺腺瘤除功能自主性甲状腺腺瘤以外，多数见甲状腺孤立性结节，少数为多发性结节。颈前无痛性肿物为其首发症状。临床上，本病可以无任何自觉症状，直到肿块达到 1cm 甚至更大，才偶然发现。肿物常位于颈前中线峡部附近，常为单发结节，结节呈圆形或椭圆形，质韧有弹性，表面光滑，边界清楚，随吞咽上下活动，移动度大。肿瘤生长缓慢，大部分病人无任何症状。若为乳头状囊性腺瘤，可因囊壁血管破裂而发生囊内出血，肿瘤体积可在短期内迅速增大，局部出现胀痛、触痛，因张力较大，肿瘤质地变硬，出现纤维化或钙化。肿物较大时可有压迫感，有时可压迫气管移位，但很少造成呼吸困难，罕见喉返神经受压表现。

自主性甲状腺腺瘤多见于女性患者，往往有长期甲状腺结节病史，早期多无症状或仅有轻度的心慌、消瘦、乏力。随着病情的进展，患者表现有不同程度的甲状腺中毒症状，多数患者表现有甲状腺功能亢进症，个别可发生甲亢危象。

（二）辅助检查

1. X线检查。肿块较大者可见颈正、侧位片气管受压移位，气管腔一般无显著变化，病史长者有时可见瘤内钙化。

2. B超检查一般显示圆形或椭圆形肿物，边界清楚。实性者内回声高于正常甲状腺，呈均匀性强回声光团；伴有囊变时，则呈不均匀回声或无回声。

3. 放射性核素检查多为温、热结节。若甲状腺瘤伴有囊变、出血、钙化，亦可表现为凉结节和冷结节。

4. 细针穿刺细胞学检查对实性者诊断有较大的参考价值。针吸涂片一般瘤细胞较小，形状一致，排列成滤泡状，核染色质致密，胞浆少，偶见小核仁。

二、谈古论今

（一）疾病溯源

甲状腺瘤属中医"瘿病"范畴，从症状看，当属"肉瘿"。早在公元前3世纪我国已有瘿病记载。《说文解字》记载："瘿，颈瘤也，从广婴声。"《三因极一病证方论·瘿瘤证治》述"夫血气凝滞，结瘿瘤者，虽与痈疽不同，所因一也。瘿多着于肩项，瘤则随气凝结。此等皆年数深远，浸大浸长。坚硬不可移者，名曰石瘿；皮色不变，即名肉瘿；筋脉露结者，名筋瘿；赤脉交络者，名血瘿；随忧愁而消长者，名气瘿。五瘿皆不可妄决破。决破则脓血崩溃，多致夭枉"，提出瘿瘤为血气凝结所致，说明五瘿形态，并指出治疗禁忌。

明后期至清，医家多认为气滞、痰凝、血瘀壅结颈前是基本病机。如《外科正宗·瘿瘤论》云："夫人生瘿瘤之症，非阴阳正气结肿，乃五脏瘀血、浊气、痰滞而成。瘿者阳也，色红而高突，或蒂小而下垂；瘤者阴也，色白而漫肿，亦无痒痛，人所不觉。"《杂病源流犀烛·卷二十六·颈项病源流》云"瘿瘤者，气血凝滞，年数深远，渐长渐大之症。何谓瘿？其皮宽，有似樱桃，故名瘿，亦名瘿气，又名影袋。何谓瘤？其皮急，有似石榴，故名瘤，亦名瘤赘，是瘿瘤本异症也。其症皆隶五脏，其原皆有肝火。盖人怒动肝形，血枯筋挛，又或外邪搏击，故成此二症。惟忧恚耗伤心肺，故瘿多着颈项及肩。惟有所劳欲，邪乘经气之虚而住留，故瘤随处皆有"，指出五瘿为情志抑郁，肝失条达，以致脾失健运，痰浊内生，留注于结喉部位，久之积聚成形而成。治疗上多用海藻、昆布、海带，如海藻玉壶汤，或用羊靥等动物甲状腺进行治疗。遣方用药以疏肝理气、化痰散结、活血化瘀、清热泻火、益气养阴为主，创有活血散瘿汤、清肝芦荟丸、芩连二母丸、琥珀黑龙丹、十全流气饮等方。

现代医家艾儒棣将甲状腺腺瘤分为四型：气滞痰凝型，方用四逆散和二陈汤加减；肝阳上亢型，方用丹栀逍遥散和二陈汤加减；气滞夹痰型，方用逍遥蒌贝散加减；血瘀毒聚型，方用海藻玉壶汤加减。李仁廷运用黄独汤治疗甲状腺腺瘤，其基本方用为：黄独、海藻、昆布、生地黄、郁金、玄参、浙贝母、半夏、青皮、生牡蛎、煅瓦楞。胸闷不舒加全瓜蒌、香附；肿块坚硬加露蜂房、莪术；月经不调加当归、益母草、川芎。

（二）守正创新

葛建立教授从"久病多瘀""瘀血"等理论出发，经合颈部经络循行，提出"痰瘀互结"为甲状腺腺瘤的病机。葛建立教授认为，肉瘿之人，多为青年女性，嗜食肥腻厚味，食饮不节，加之劳倦均可损伤肝脾，脾主运化，升清降浊，若湿困太阴，脾虚不运，水湿不行而内聚为痰，肝气郁结，气滞不舒，气血周流失度，聚而为瘀，而"肝足厥阴之脉……循喉咙之后"，"脾足太阴之脉……属脾，络胃……挟咽，连舌本，散舌下"，痰瘀互结，随经脉循行，日久阻于颈前，致瘿络阻滞，经脉不通而发病。因此，肉瘿的病机关键为"痰瘀互结"。

《医学真传》提出："通之之法，各有不同，调气以和血，调血以和气，通也；上逆者使之下行，中结者使之旁达，亦通也；虚者助之使通，寒者温之使通，无非通之之法也。"葛建立教授十分重视病机的准确性，指出肉瘿的关键病机为"痰瘀互结"，则治疗时，当"化瘀祛痰"并重，才可使"痰化瘀消，瘀去痰散"，达到治疗目的。因此，葛建立教授提出"化痰祛瘀"为治疗肉瘿的基本大法，并在此基础上，组成治疗肉瘿的基本方（半夏 10g，浙贝母 10g，牡蛎 30g，桃仁 9g，川芎 9g，郁金 15g，白术 15g，茯苓 12g，陈皮 6g，香附 9g，升麻 6g）。诸药合用，标本兼治，诸症悉除。

葛建立教授认为，治疗肉瘿时，尚需斟酌"痰""瘀"之主次，一般可参考病程长短、甲状腺肿大有无结节肿块，加以区别，以便在遣方用药时有所侧重。除主症肿块外，若伴见精神郁闷、胸闷不舒、腹胀纳呆、便溏浮肿、舌淡红、苔薄白、脉弦细者，选加白芍、山药、山楂、木香；肿块突然增大，质地韧，胀痛，伴有心烦易怒、失眠多梦、口干口苦、食欲亢进等症状，舌质红，苔黄，脉弦数者，选加牡丹皮、栀子、龙胆草、黄芩；若病程已久，伴心悸、消瘦乏力、手抖、汗出、舌红、苔薄或光剥、脉细数者，选加太子参、党参、麦冬等；肿块生长缓慢或相对静止，质地较硬，无明显自觉症状，舌质紫暗，苔薄腻，脉弦，选加乳香、没药、三棱、莪术。甲状腺腺瘤囊化者，加穿山甲、皂角刺。

三、病案举隅

病案 1

董某，男，65 岁，2016 年 1 月 10 日初诊。

主诉：颈前肿大 2 年余，加重 1 个月。

患者 2 年前无意中发现颈前肿大，有包块，不疼痛，无发热，在当地医院诊断为多发性甲状腺腺瘤，曾服用优甲乐每次 25μg，每天 1 次。3 个月后，自行停药。约 1 个月前，患者自觉颈部较以前有所增粗，吞咽有梗塞感，憋气，胸胁胀满，无吞咽困难，无饮水呛咳，无突眼、手颤等症，饮食尚可，二便调。有冠心病及高血压病史。现主症：颈部肿块，不疼痛，吞咽有梗塞感，憋气，胸胁胀满。查体：甲状腺 II 度肿大，质韧，表面可及明显的结节，随吞咽上下活动，无压痛。舌质暗红，苔白，脉弦数。

辅助检查：血常规无异常。甲功五项均无异常。甲状腺彩超示双侧叶多发腺瘤。针刺细胞学穿刺示甲状腺腺瘤。

西医诊断：甲状腺腺瘤。

中医诊断：肉瘿。

辨证：痰瘀互结，气机郁滞证。

治法：化痰祛瘀，佐以理气解郁。

方药：半夏10g，浙贝母10g，牡蛎30g，桃仁9g，川芎9g，郁金15g，白术15g，茯苓12g，陈皮6g，香附9g，升麻6g，柴胡9g，青皮9g，夏枯草12g。水煎取汁400mL，日1剂，早晚2次温服，共20剂。

2016年2月1日二诊：经上述治疗后，患者自觉颈部肿物较前变软，仍有憋气，胁肋胀满有所改善，纳可，大便不成形。查体：一般情况好，无突眼和手颤，甲状腺Ⅱ度肿大，质韧，结节稍小、变软，舌质暗红，苔薄白，脉弦。上方加木香10g。30剂。

2016年3月3日三诊：患者诉颈部梗塞感、憋气感基本消失，无其他主诉不适。查体：甲状腺Ⅰ度肿大，质地较前变软，舌质暗红，苔薄白，脉弦。上方去青皮、柴胡，加山慈菇9g。30剂。

2016年3月30日四诊：患者无明显不适，复查彩超示双侧叶较大结节均缩小50%。1月10日方继服30剂。

后患者未再来诊。半年后电话随访，诉甲状腺无肿大，结节缩小至原来1/4大小。

按：本例病案为一男性老年患者，以"颈前肿大2年余，加重1个月"为主诉，结合病史、症状、体征及辅助检查，西医诊断为甲状腺腺瘤，中医诊断为肉瘿。患者患病日久，湿痰阻络，复又情志不畅，肝郁气滞，气机运行不畅，湿聚为痰，湿、瘀、痰、气相互胶结，阻于颈部，肝失调达，气机郁滞，故感吞咽梗阻、憋气、胸胁胀满。结合舌、脉、症，故辨证为痰瘀互结、气机郁滞证，治疗当化痰祛瘀，佐以理气解郁。故初诊在基本方上加柴胡、青皮、夏枯草以加强理气解郁、化痰散结之效。二诊，患者诸症好转，加用木香以醒脾理气。三诊，患者已无明显不适，去掉破气的青皮、柴胡，加入化痰散结的山慈菇，成效显著。

病案 2

罗某，女，46 岁，2015 年 4 月 12 日初诊。

主诉：颈右侧肿块 3 个月，肿痛约 10 天。

患者于 3 个月前无意中发现颈前右侧肿块，触摸无疼痛，皮色正常，至当地医院就诊，考虑为甲状腺腺瘤，建议手术治疗，患者因不愿手术而拒绝。10 天前，肿块突然增大，质地硬韧，胀痛，伴有心烦易怒、失眠多梦、口干口苦、手抖等症状，自行服用抗生素后无效果，故来诊。现主症：甲状腺肿物，压痛，可移动。查体：颈前右侧甲状腺区域内触及圆形肿块，约为 3.0cm×3.0cm，压痛明显，质地坚韧，表面光滑，与皮肤无粘连，肿块能随吞咽而上下活动。颈部淋巴结未及明显肿大。舌质红，苔黄，脉弦数。

辅助检查：彩超示右侧甲状腺囊腺瘤。甲状腺功能五项示甲亢。

西医诊断：甲状腺腺瘤，合并甲亢。

中医诊断：肉瘿。

辨证：痰瘀互结，肝经蕴热证。

治法：化痰祛瘀，佐以清肝泻热。

方药：半夏 10g，浙贝母 10g，牡蛎 30g，桃仁 9g，川芎 9g，郁金 15g，白术 15g，茯苓 12g，陈皮 6g，香附 9g，牡丹皮 12g，栀子 10g，皂角刺 9g。水煎取汁 400mL，日 1 剂，早晚 2 次温服，共 14 剂。嘱患者保持心情舒畅，勿动怒。

2015 年 4 月 26 日二诊：患者自觉颈部肿物胀痛减轻，口干口苦、易怒、手抖等症状减轻，仍感心烦、失眠多梦，舌脉同前。查体：甲状腺肿块大小无明显变化，质地较前稍软，压痛减轻。原方继服 14 剂。

2015 年 5 月 7 日三诊：患者情绪平和，口干口苦、易怒、手抖、心烦、失眠多梦等症基本消失，颈前肿块缩小，无明显疼痛，余无不适。舌淡红，苔薄，脉弦。查体：甲状腺肿块缩小变软，无压痛。上方去牡丹皮、栀子，加海藻 15g，昆布 15g，继服 14 剂。

2015 年 5 月 21 四诊：患者稍感乏力，睡眠可，二便正常，舌淡红，苔薄，脉弦。查体：甲状腺肿块明显缩小。彩超示右侧甲状腺肿块 1.5cm×1.5cm。上方去皂角刺，加白芍 12g。14 剂。

2015年6月5日五诊：无明显不适主诉。查体：甲状腺未及明显肿块。彩超示右侧甲状腺结节，大小约0.5cm×0.5cm。守原方继服14剂。

2015年6月19日六诊：无不适主诉，颈部外观正常，甲状腺未及肿块。原方继服14剂。

2015年7月3日七诊：无不适主诉，查体无异常，彩超示甲状腺未见明显异常。

随访至今未复发。

按： 患者中年女性，以"颈右侧肿块3个月，肿痛约10天"为主诉，查体甲状腺肿块，随吞咽上下活动，结合病史、辅助检查，西医诊断为甲状腺腺瘤，中医诊断为肉瘿。患者患病日久，痰瘀互结，又复情志不畅，肝郁化火，煎灼津液，炼液为痰，痰、瘀、火互结，阻滞经络，经络不通，故肿块突然肿大疼痛。结合舌、脉、症，故辨证为痰瘀互结、肝经蕴热证，治疗当化痰祛瘀，佐以清肝泻热。故初诊在基本方上去升麻加牡丹皮、栀子以泻肝热，皂角刺以软坚散结。二诊，诸症减轻，方药对症，原方继服。三诊，肝经蕴热症状明显消失，故去牡丹皮、栀子，加海藻、昆布以加强化瘀散结之力。此后按症调理而愈。

病案3

宁某，女，44岁，2017年2月9日初诊。

主诉： 颈前肿块约3年余。

患者约3年前突感颈前肿大，疼痛，吞咽时疼痛加重，无发热，无吞咽困难，至医院就诊，经检查诊断为甲状腺囊腺瘤，建议患者手术治疗。患者因惧怕手术而拒绝。后在当地中医院服用中药汤剂治疗，肿块缩小，无疼痛。患者后未再诊治，颈前肿块亦未再生长。现为求系统治疗而来诊。现主症：颈前肿块，随吞咽上下活动，无疼痛，不发热。查体：甲状腺左叶可及一肿物，直径约1.5cm，质偏硬，无压痛，随吞咽上下活动，锁骨上窝未及明显肿大淋巴结。舌淡紫，苔腻，脉弦涩。

辅助检查： 甲状腺彩超示甲状腺囊腺瘤。

西医诊断： 甲状腺腺瘤。

中医诊断： 肉瘿。

辨证：痰瘀互结证。

治法：活血祛瘀，化痰散结。

方药：半夏 10g，浙贝母 10g，牡蛎 30g，桃仁 9g，川芎 9g，郁金 15g，白术 15g，茯苓 12g，陈皮 6g，香附 9g，升麻 6g，皂角刺 10g，三棱 9g。水煎取汁 400mL，每日 1 剂，分早晚 2 次温服。7 剂。

2017 年 2 月 16 日二诊：服用上药后，颈前肿块无变化。上方加莪术 9g。15 剂。

2017 年 3 月 4 日三诊：经上述治疗，肿块变软，大小变化不明显，上方继服 20 剂。

2017 年 3 月 24 日四诊：肿块变软变平。彩超示肿块直径约 1.2cm，内部囊液吸收。治疗有效，上方继服 20 剂。

2017 年 4 月 14 日五诊：颈前肿块较前明显缩小，直径约 0.8cm，质软。舌淡红，苔薄，脉弦。原方继服 20 剂。

此后以基本方加减治疗。

2017 年 5 月 28 日复诊：颈前未扪及明显肿块，舌淡红，苔薄，脉弦。甲状腺彩超示甲状腺小结节，直径约 0.2cm。予以基本方巩固服用 1 个月。

半年后随访，甲状腺无异常。

按：患者以"颈前肿块约 3 年余"为主诉，结合病史、查体及甲状腺彩超，西医诊断为甲状腺腺瘤，中医诊断为肉瘿。患者平素饮食不节，损伤脾胃，水谷不运，精微不纳，水湿不行，则痰浊凝聚。痰浊之邪阻滞脉络，日久气血运行不畅，血滞为瘀，痰浊与瘀血相搏结，循经阻于颈前而结块，故见肿块质地韧硬，舌淡紫，苔腻，脉弦涩。故中医辨证为痰瘀互结证，治疗当活血祛瘀、化痰散结。患者病程日久，久病成瘀，故治疗时当重视活血。故初诊时，在基本方上加皂角刺以消肿，三棱以加强活血之力。二诊，肿块无明显变化，考虑病重药轻，故加莪术活血化瘀。三诊时，肿块质地稍变软，表明治疗有效，故不调整处方，而以原方继服。四诊、五诊，疗效明显，原方继用。此后经基本方加减而痊愈。

第三节 桥本甲状腺炎

桥本甲状腺炎是以自身免疫异常为基础，体液免疫及细胞免疫共同作用造成甲状腺滤泡细胞凋亡进而引起甲状腺组织破坏，诱发以甲状腺功能减退为最终结局的一种自身免疫性疾病。本病起病隐匿，发病缓慢，以甲状腺呈无痛性、弥漫性、对称性、坚实的肿大、表面光滑、可扪及锥体叶为特征。

一、诊断依据

（一）临床表现

本病多见于中年女性，15 ~ 20 倍多于男性。在地方性甲状腺肿患者中发病较高，起病隐匿，发展缓慢，常无症状。临床表现为甲状腺肿大，呈对称性弥漫性，大小为正常甲状腺的 2 ~ 3 倍，表面光滑，腺体质地较硬，可触及稍隆起的结节，边界清楚，无触痛。早期与周围组织无粘连，可随吞咽上下移动。晚期肿块坚硬如石，常与周围组织粘连，产生压迫症状。早期患者甲状腺功能可正常，随病情进展，甲状腺储备功能降低，出现甲状腺功能减退表现。

本病可合并有甲亢、亚急性甲状腺炎、甲状腺肿瘤、干燥综合征、甲状腺恶性淋巴瘤等疾病。

（二）辅助检查

1. B 超检查可见声像图上甲状腺两侧叶及峡部均弥漫性肿大，内部回声普遍偏低，光点分布不均匀，可有多发性小的低回声结节改变以及粗大钙化性强光团伴声影。

2. 甲状腺同位素扫描可见放射性分布浓淡明显不均，稀疏区与浓聚区相间交错。

3. 血清抗甲状腺球蛋白抗体或抗甲状腺微粒体抗体阳性。

4. 血清 TSH 浓度升高（大于 20mU/L）。

二、谈古论今

（一）疾病溯源

桥本甲状腺炎在我国古代中医文献中没有专门的记载，据其临床症状，当属"瘿病"范畴之"瘿瘤"。与"瘿"病相关的记载，起于战国时期的《庄子·德充符》。《诸病源候论》提出，"瘿者……由忧恚气结所生……亦曰饮沙水……搏颈下而成之"，指出本病的发生由情志内伤和饮食失宜所引发。《外科正宗·瘿瘤论》认为"夫人生瘿瘤之症，非阴阳正气所结，乃五脏瘀血、浊气、痰滞而成"，说明瘿病的主要发病原因，是由于人体其他的脏腑气血运行不畅，导致瘀血、浊气、痰滞等病理产物壅结于颈部，是本病发生的主要原因。《杂病源流犀烛·瘿瘤》中描述道，"瘿瘤者，气血凝滞，年数深远，渐长渐大之症。何谓瘿，其皮宽，有似樱桃，故名瘿，亦名瘿气，又名影袋"，明确指出了气血凝滞是瘿病发生的原因。

关于本病的辨证分型尚无统一的标准，综合文献资料，各医家提出了不同见解。程益春主张西医辨病结合中医辨证治疗，病程分为早、中、后三期：早期以疏肝行气、清热解毒为治疗大法，并佐以补气药以扶正固本；中期病变虚实夹杂，病位在肝脾，脾虚为本，故以健脾疏肝、化痰消瘿为大法，自拟桥本消瘿汤，并随症加用补血、养阴、消食之品；疾病的后期，常伴有甲状腺机能减退，病机以脾肾阳虚为本，局部痰瘀互结为标，故以温补脾肾兼软坚散结为法，方取桂附地黄汤加软坚散结药。张兰主张早期伴甲亢从肝论治，采用清泻肝火法，佐以柔肝之法，方用龙胆泻肝汤加减，常选用疏肝解郁而不伤阴的中药；甲功正常期仍以疏肝理气为主，佐以健脾化痰，多用逍遥散加减；甲减期以温补脾肾为主，软坚散结为辅。许芝银主张心肝郁热、气阴两虚型，治宜滋阴清热，以清肝热为主，方用丹栀逍遥散合生脉饮加减；湿阻痰凝、气滞血瘀型，宜化痰理气，活血化瘀，方用半夏厚朴汤合桃红四物汤加减；脾肾阳虚型，宜温阳散寒、软坚散结，方用右归丸合阳和汤加减。

（二）守正创新

葛建立教授从实际出发，结合"痰饮"学说，提出了桥本甲状腺炎为"肝郁痰凝"所致。桥本甲状腺炎患者多为中年女性，由于情志不遂，忧郁不解，久郁伤肝，或受精神刺激，急躁易怒，致肝气郁结，气机郁滞，蕴结于颈部脉络，脉络阻塞不通，肝气郁久化热，热灼津液为痰，气滞痰凝形成颈部肿块。肝郁日久，久病及肾，肾阳虚衰，气化不利，则水湿内停或游于肌肤。肝木克脾，脾虚则气血生化乏源，不能上充于脑；肾生髓，肾虚髓海失养，可见反应迟钝、记忆力减退。肝郁脾虚,气血匮乏,肌肉四肢失于濡养,故疲劳、乏力。气血运行无力,不能上荣于面,所以面色黄白。因脾为后天之本,为气血生化之源,肾阳为人体阳气之根,可温煦全身脏腑组织。脾肾阳气虚衰,温煦失职,最易表现为虚寒之象,故临床上出现畏寒肢冷等症。阳气不足,心神无力振奋,可见精神萎靡。故桥本甲状腺炎病机关键为"肝郁痰凝"。

葛建立教授提出桥本甲状腺炎病机关键为"肝郁痰凝",则治疗时,惟有疏肝解郁和化痰散结二者共用,方可达到瘿络通畅之治疗效果。因此,葛建立教授提出"解郁化痰"为桥本甲状腺炎的治疗大法,并以此为指导,组成了治疗桥本甲状腺炎经验方(陈皮9g,香附10g,枳壳10g,半夏9g,浙贝母10g,夏枯草12g,柴胡9g,苍术15g,白芍10g)。本方疏肝化痰并用,标本兼治,既可从宏观上调节神经内分泌功能,又可以从微观上改善甲状腺的病理状态。

葛建立教授在临证时,特别强调辨证的重要性。他指出,本病以肝郁痰凝为主要病机,病程中可伴见阳虚、阳亢、血瘀等证,治疗时当根据患者不同兼症,以经验方为基础,随证化裁,灵活施治,方能达到标本兼治。如除主症颈前肿大外,若颈前肿块,质地较韧或较硬,局部压痛不适,可加郁金、丹参等活血化瘀,山慈菇、半枝莲等以软坚散结;若伴肝经火盛,症见颈前肿大、质坚,两胁有憋胀感,口燥咽干,大便时干时稀,眼突、口苦、目赤者,常配伍龙胆草、栀子、夏枯草等清泻肝火;伴畏寒肢冷,腰膝冷痛,眼睑浮肿或肢体水肿,舌胖大,苔白腻,脉沉细或滑,选加补骨脂、菟丝子、狗脊、威灵仙;伴体倦乏力,腹胀,头晕,胸闷嗳气,少气懒言,身重,纳少,大便稀溏,舌淡,边有齿痕,苔白腻,脉弦,选加藿香、佩兰;水肿甚者,加生姜皮以利湿。

葛建立教授认为,桥本甲状腺炎临床上虽有甲亢表现,但为一过性,其最终转归为甲状腺功能减退症。本病可以看作是甲状腺功能减退症的一种特殊表现形式,其病变表现多样,涉及多脏器损害,比原发性甲状腺功能减退症本虚症状更为严重,故可在经验方基础上加重温阳之品,如鹿角片、菟丝子、狗脊、仙茅等药。根据中医"异病同治"的原则,原发性甲状腺功能减退症也可以据桥本甲状腺炎的治疗原则辨证进行治疗。

三、病案举隅

病案1

刘某，女，34岁，2018年7月9日初诊。

主诉：颈部不适、肢体浮肿3个月余。

患者约3个多月前感颈部不适，肢体浮肿、乏力，遂就诊于当地医院。查甲功：FT_3 8.67pmol/ L，FT_4 37.2pmol/ L，TSH 0.012μU/mL，TGAb 465.1U/mL，TPOAb 264.7 U/mL，TRAb 0.62U/L，TG 1.24ng/L。超声示甲状腺弥漫性肿大，左侧甲状腺结节。予优甲乐口服，渐加量至75ug/ 日。1个月后复查甲功FT_3、FT_4均正常，TSH 9.3μU/mL。今来我院就诊。患者困倦乏力，皮肤干燥、瘙痒，咽部有异物感，怕冷。查体：甲状腺Ⅱ度肿大，质地硬韧，随吞咽上下活动，未及明显结节，双下肢浮肿。舌淡暗，边有齿痕，苔薄白，脉弦细。

辅助检查：甲功示 TSH 9.3μU/mL。超声示甲状腺弥漫性肿大，左侧甲状腺结节。

西医诊断：桥本甲状腺炎。

中医诊断：瘿病。

辨证：肝郁痰凝，脾肾阳虚证。

治则：解郁化痰，佐以温补脾肾。

方药：陈皮9g，香附10g，枳壳10g，半夏9g，浙贝母10g，夏枯草12g，柴胡9g，苍术15g，白芍10g，补骨脂15g，菟丝子15g，冬瓜皮9g。水煎取汁400mL，每日1剂，分2次温服，共15剂。

2018年7月25日二诊：皮肤瘙痒明显，怕冷，乏力，颜面浮肿，月经延期10天左右仍未行，二便调，舌淡暗，苔薄白，脉沉细数。复查甲功FT_3、FT_4均正常，TSH改善。中药汤剂加疏风活血之品，原方加荆芥10g，防风9g，行经后中药停用。7剂。

2018年8月2日三诊：服上次汤药月经来潮，色量正常，行经5天，自诉皮肤瘙痒减轻，仍怕冷，乏力，颜面浮肿，纳眠可，二便调，复查甲功基本正常。中药汤药以经验方加减。药物如下：柴胡9g，陈皮9g，香附10g，苍术15g，川芎10g，枳壳10g，浙贝母10g，白芍10g，半夏9g，补骨脂15g，菟丝子 9g，冬瓜皮 9g。30 剂。

2018 年 9 月 5 日四诊：上方后，自诉胃脘不适，时有腹胀，稍怕冷，腰部酸痛，纳眠可，二便调，舌淡暗，苔薄白，脉沉细。复查甲功无异常。汤药在上方基础上，去冬瓜皮，加砂仁 6g。20 剂。

2018 年 9 月 25 日五诊：服上方后，腹胀基本消失，仍腰酸、畏寒，复查甲功、血常规无异常。初诊方加女贞子 15g，继服 30 剂。

2018 年 10 月 25 日六诊：服上方 1 个月，已无不适症状，复查甲功无异常。嘱患者定期复查甲功。

随诊年余，患者未诉不适症状，复查甲功正常。

按：患者青年女性，以"颈部不适、肢体浮肿 3 个月余"为主诉，结合超声及甲功检查，西医诊断为桥本甲状腺炎，中医诊断为瘿病。本病常有颈前不适、肢体或颜面浮肿、困倦乏力、肢凉畏寒等肝郁痰凝、脾肾阳虚之症。肾主水液，脾主运化，脾肾两脏与水液运行关系密切，两脏阳气不足，水液运行缓慢，阻滞体内，痰湿内阻。故辨证为肝郁痰凝，脾肾阳虚证。治宜解郁化痰，佐以温补脾肾。此法当贯穿治疗始终，治疗时化痰祛湿应注意健脾渗湿，以防损伤正气阴液，温补时不忘行气，以免补益滋腻之弊。此外，当据患者具体情况，随症加减。故初诊时经验方加用补骨脂、菟丝子温补脾肾，冬瓜皮利湿消肿。二诊时，患者有血瘀生风之象，故调整处方，加用疏风活血药。三诊时，月经来潮，瘙痒减轻，故经验方基础上调整处方。四诊，胃脘不适，腹胀，无浮肿，故去冬瓜皮，加砂仁以行气醒脾。五诊，仍有轻微症状，加用女贞子以阴中求阳。此后以此收功。

病案 2

池某，女，26 岁，2019 年 3 月 2 日初诊。

主诉：食欲亢进 5 个月。

患者 5 个月前出现食欲亢进，伴发热、消瘦、口干苦、喜冷饮，颈前稍肿大，于外院诊断为桥本甲状腺炎，用中成药治疗，病情逐渐进展。平素性情抑郁，面红，手抖，口干苦，喜冷饮，心悸烦躁，多食易饥，恶热多汗，大便日 3～4 次，小便频数，夜尿多。查体：双眼微突，颈前结喉两边稍肿大，随吞咽上下活动。舌暗红，苔少，脉数。

辅助检查：甲功七项示 TGA、TMA 强阳性。彩超示桥本甲状腺炎。

西医诊断：桥本甲状腺炎。

中医诊断：瘿病。

辨证：肝郁痰凝证。

治则：解郁化痰，佐以清泻肝火。

方药：陈皮 9g，香附 10g，枳壳 10g，半夏 9g，浙贝母 10g，夏枯草 12g，柴胡 9g，苍术 15g，白芍 10g，栀子 10g，夏枯草 12g。水煎取汁 400mL，每日 1 剂，分 2 次温服，共 5 剂。

2019 年 3 月 7 日二诊：大便次数减少，余诸症无明显变化，继用上方 7 剂。

2019 年 3 月 14 日三诊：服上药后，汗出减少，夜尿 1～2 次，诸症皆减，但心慌乏力尤重，且诉前额发热。上方去栀子、夏枯草，加黄芪 20g，石膏 20g，知母 10g。10 剂。

2019 年 3 月 24 日四诊：服上药后心慌减轻，饮食正常，手抖好转，余如前，原方继服 10 剂。

2019 年 4 月 4 日五诊：服上药后，无发热，大便 1～2 次，突眼稍减轻，诸症好转，但仍乏力。上方去石膏、知母，重用黄芪至 30g，加太子参 20g，茯苓 12g。10 剂。

后以上方加减，连服 1 个月余后，并嘱其调节心理和情绪。后随访已康复。

按：患者青年女性，因"食欲亢进 5 个月"就诊，结合兼见症状、查体、辅助检查，西医诊断为甲状腺功能亢进症，中医诊断为瘿病。患者情志不畅，肝郁痰凝，又复气郁化火，共同煎灼津液，壅滞经络，随逆气上结于颈前喉结两边而成瘿。火热更伤气阴，实火与虚热并存，故患者面部烘热；因肝主疏泄，肝气郁滞，三焦气血津液不畅，易凝聚而成瘀并出现相应的症状。由于火热日久伤及气阴，形成气阴两虚、痰瘀阻滞的病理格局，同时余热仍存，表现出乏力、疲倦、低热等症。故辨证为肝郁痰凝证，治以解郁化痰，佐以清泻肝火，同时注意软坚散结兼清余热。故初诊经验方加栀子、夏枯草以清肝火、散痰结。二诊，症状有缓解，故原方继用。三诊，心慌，前额发热，为气阴两伤，故去清实热之栀子、夏枯草，加黄芪、石膏、知母以益气养阴清热。五诊，阴虚好转，仍有气虚，故去石膏、知母，重用黄芪，加太子参、茯苓以益气健脾，其后随症加减而愈。

病案 3

张某，女，32 岁，2019 年 2 月 4 号初诊。

主诉：发现右眼珠突出约 6 个月，胀痛 10 天。

患者自述 6 个月前发现右眼突出，偶轻微发胀，在当地医院就诊，诊断为桥本甲状腺炎，服用中成药治疗。10 天前，觉眼痛眼胀，流泪，伴有燥热、口干、大便干燥。查体：右眼中度突出，有凝视，眼睑浮肿，甲状腺Ⅱ度肿大，质韧，未扪及明显结节及肿块。舌红，舌尖有瘀点，苔薄白，脉细数。

辅助检查：甲功五项示 TGA、TMA 强阳性。甲状腺彩超示甲状腺Ⅱ度肿大，多发小结节。

西医诊断：桥本甲状腺炎。

中医诊断：瘿病。

辨证：肝郁痰凝，瘀阻络脉证。

治法：解郁化痰，活血通络。

方药：陈皮 9g，香附 10g，枳壳 10g，半夏 9g，浙贝母 10g，夏枯草 12g，柴胡 9g，苍术 15g，白芍 10g，青葙子 9g，丹参 10g。水煎取汁 400mL，每日 1 剂，分 2 次温服。共 14 剂。

2019 年 2 月 18 日二诊：经上述治疗后，燥热、口干、眼胀痛、流泪等症明显缓解，大小便正常，患者未诉其他不适。查体：患者右眼中度突出，有凝视，甲状腺Ⅱ度肿大，质韧，未及结节及肿块。心率 84 次 / 分。舌红，舌尖有瘀点，苔薄白，脉沉细。上方加川芎 10g。30 剂。

2019 年 3 月 17 日三诊：患者诉眼部症状完全缓解，其余诸症基本消失。查体：患者右眼轻度突出，甲状腺Ⅰ度肿大，质软，未扪及结节及肿块，心率 80 次 / 分。舌红，舌尖有瘀点，苔薄白，脉沉细。甲状腺功能检查均已经恢复正常。经验方加青葙子 9g，白蒺藜 9g。30 剂。

半年后随访，未再复发。

按：本病患者为青年女性，以"发现右眼珠突出约 6 个月，胀痛 10 天"为主诉，结合症状、体征及实验室检查，西医诊断为桥本甲状腺炎并合并突眼，中医诊断为瘿病。患者肝郁痰凝，气血凝滞聚而为瘀，循经阻滞于颈部。故辨证为肝郁痰凝、瘀阻络脉证，治疗以解郁化痰、活血通络为大法初诊在经验方上加青葙子平肝明目，丹参活血通络。二诊，患者症状有所改善，但突眼情况仍较严重，甲状腺质地较韧，舌尖仍有瘀点，故加川芎以加强活血通络之力。三诊，诸症消失，复查甲功已恢复正常，然此病复发率较高，因此应该继续服中药以巩固疗效，防止复发，所以加用白蒺藜、青葙子平肝化痰、散结消肿，继续服用 30 剂，巩固药效。

第四节　亚急性甲状腺炎

亚急性甲状腺炎是一种可自行恢复的甲状腺非细菌感染性疾病，也被称为巨细胞性甲状腺炎、亚急性肉芽肿性甲状腺炎。本病以甲状腺疼痛、肿大、压痛并放射至耳后以及全身炎性反应为特征，是甲状腺疼痛最常见的原因，病程多持续 2～3 个月。在某些情况下，本病可能会反复发作，持续几个月至 2 年，2%～4% 的患者可能复发，通常发生在确诊后 1 年内。本病 10 岁以内很少发病。本病相当于中医学中的"瘿痈"。

一、诊断依据

（一）临床表现

典型的亚急性甲状腺炎起病前 1～3 周多有上呼吸道感染或腮腺炎病史，继则进入亚急性甲状腺炎急性期，患者可有感染症状，发热、头痛、咽喉痛、乏力、全身不适等，甲状腺一侧或双侧肿大，或先一侧肿大继而累及另一侧，甲状腺有剧烈疼痛和明显压痛，常放射至颌下、耳后甚至颈部和前胸部等处，咳嗽咀嚼和吞咽时疼痛明显，可伴有精神紧张、心悸、多汗、手颤、消瘦等甲亢表现。检查甲状腺为弥漫性或结节性肿大，质地较硬，表面光滑，与周围组织无粘连。甲状腺压迫症状如声音嘶哑、颈咽部阻塞感、吞咽困难等罕见，局部淋巴结不肿大。大多数患者整个病程约 4 个月，偶有反复发作长达 1～2 年者。

本病家族聚集性明显，多数年龄为 20～50 岁。

（二）辅助检查

1. 血常规可见白细胞总数正常或稍低，也可轻度升高。

2. 血沉可见早期增快，1个月内可高达100mm/h，中期后逐渐正常。

二、谈古论今

（一）疾病溯源

根据亚急性甲状腺炎发病部位及临床特点，当属中医学"瘿痈""瘿"范畴。瘿病的发生与七情、地理环境及素体禀赋强弱有关，如巢元方在《诸病源候论·瘿候》中提到"诸山水黑土中，山泉流者，不可久居，常食令人作瘿病，动气增患"，提出饮食失宜及居处环境因素是瘿病发生的主因；"瘿者由忧恚气结所生，亦曰饮沙水，沙随气入于脉，搏颈下而成之"，指出瘿病的发生与情志有密切关系。《太平圣惠方》云，"夫瘿气咽喉肿塞者，由人忧恚之气，在于胸膈，而不能消散，搏于肺脾故也。夫咽门者，胃气之道路。喉咙者，肺气之往来。今此二经俱为邪之所乘，则经络痞涩，气不宣通，故令结聚成瘿，致咽喉肿塞也"，认为瘿病的发生与肺脾二经相关。《三因方》云"此乃外因寒、热、风、湿所成也"，《医宗金鉴》中提出"瘿者如缨……多外感六邪，营卫气血凝郁"，《疡科心得集》曰"锁喉痈，生于结喉之外，红肿绕喉。以时邪风热客于肺胃，循经上逆壅滞而发；又或因心经毒气，兼挟邪风结聚而发"，以上均说明该病与外感六淫之邪侵袭人体相关。明代薛己在《外科发挥》中述，"此七情所伤，气血所证也"，清代祁坤《外科大成》曰，"夫瘿瘤者，由五脏邪火浊气，瘀血痰滞，各有所感而成"，指出情志内伤、气血凝滞可引发本病。

现代医家认为亚急性甲状腺炎的病因病机主要可归纳为外感及内伤两个方面。许氏依据亚急性甲状腺炎疾病发展演变进程分为六型。①外感风热型：以疏风清热止痛为主，方选银翘散加减。②外感风寒证：一般见于亚急性甲状腺炎初期，以疏风散寒、消肿止痛为法，方选麻黄汤合荆防败毒散加减。③肝经郁热证：治以疏肝清热止痛，方选栀子清肝汤加减。④气阴两虚兼痰热瘀血内结：一般见于甲状腺毒症阶段，以清热养阴、解毒消瘀为法，方选生脉散加减。⑤阳虚痰凝证：以温阳散结、化痰消肿为法，方药选阳和汤加减。⑥气滞血瘀，痰气互结证：以亚急性甲状腺炎后期多见，治疗以理气活血、化瘀散结为法，方选血府逐瘀汤合二陈汤加减。伍氏等分期论治亚甲炎，将其分为3期。①初期：初期本病多由于外感风热、肝胃郁热所致，治疗上以散风透邪为主。②中期：中期本病多由于脾阳不振、气不化水所致，治疗上以温运脾阳，化气利水为主。③恢复期：恢复期多由于气郁痰滞所致，治疗上以理气化痰散结为主。

（二）守正创新

葛建立教授结合"瘀血"等病因理论，认为瘿痈病是由于瘀血与外感邪毒相互搏结，阻于瘿络所致，亦即"毒瘀阻络"。六淫邪气，郁久皆可化而为毒，或风温疫毒而壅肺，或情志不畅而郁肝，致气滞络阻，而成瘀血，瘀血与邪毒相搏结，随经络而行，流注于颈前，不通则痛发为本病。由于邪毒袭表，表虚不固，邪气入里化热，热毒壅盛，经络阻塞，故颈前部肿大、疼痛、发热。因此考虑本病病机关键为"毒瘀阻络"。

《素问·至真要大论》云："必伏其所主，而先其所因。"根据临床经验，葛建立教授认为瘿痈病的病因为毒瘀互结、经络不通聚于瘿部而致病，单纯的毒或瘀都很难发展为瘿痈病，二者缺一不可，在治疗上，唯有解毒散结、活血化瘀合用，才能使气血畅通、邪毒自去，诸症消失。因此，葛建立教授提出"解毒活血"法为治疗瘿痈病的基本大法，并以此为指导，组成治疗瘿痈的基本方（金银花15g，蒲公英15g，连翘12g，赤芍10g，延胡索12g，桃仁9g，莪术9g，牡丹皮10g，柴胡12g，夏枯草15g，荆芥12g）。本方外透内清，寒热并用，攻补兼施，具有解毒消肿、活血止痛之功效。

葛建立教授指出，疾病的发生、发展是一个不断发生变化的过程，在治疗时不可泥古不化，当随症化裁，随瘿痈的不同时期而选用相应的药物，如此方能效如桴鼓。故在基本方基础上，随症做相应加减。若疼痛明显，伴见恶寒，发热，咽痛，周身酸楚，乏力不适，舌淡红，苔薄黄，脉浮数等症，为外感风邪，当酌加疏风清热之品，如薄荷、大青叶、板蓝根；若口苦，易怒，饮食正常，小便黄，便秘，舌红，苔黄，脉弦数，为肝经蕴热，当酌加清肝泻火之药，如栀子、龙胆草；若甲状腺肿大，质地较硬韧，疼痛不甚，肿硬难消，舌暗红，苔薄白，脉弦涩，为血瘀较重，可酌加鳖甲、三棱、莪术等以破血逐瘀，软坚散结。另外，在辨证治疗的基础上，还可随症加减。如失眠者，加龙骨、牡蛎、夜交藤等；腹泻者，加茯苓、白术；发热较甚者，选用石膏、玄参等；咽痛甚者，加射干、桔梗等。

三、病案举隅

病案 1

曹某，女，36 岁，2019 年 9 月 30 日初诊。

主诉：颈部肿大疼痛反复发作半年。

患者约 6 个月前因受凉后发热、颈前疼痛，于外院就诊，诊断为亚急性甲状腺炎，予以泼尼松口服，治疗效果欠佳，每因天气变化而病情复发。近日受凉，甲状腺肿痛加重，今来我院就诊。就诊时泼尼松剂量为 15mg/d。发热（38.1℃），咽痛，吞咽时疼痛明显。查体：甲状腺Ⅲ度肿大，触痛（+），随吞咽动作上下活动。舌淡红，苔薄黄，脉浮数。二便尚可。

辅助检查：甲状腺彩超示甲状腺不规则性增大，左叶低回声结节。甲功五项示 FT_3 4.04pmol/mL，FT_4 6.3pmol/mL，TSH 65μU/mL，TGAb < 20U/mL，TPOAb 11U/mL。

西医诊断：亚急性甲状腺炎。

中医诊断：瘿痈。

辨证：毒瘀阻络。

治法：解毒活血，佐以疏风清热。

方药：金银花 15g，蒲公英 15g，连翘 12g，赤芍 10g，延胡索 12g，桃仁 9g，莪术 9g，牡丹皮 10g，柴胡 12g，夏枯草 15g，荆芥 12g，薄荷 6g，大青叶 15g，板蓝根 15g。水煎取汁 400mL，每日 1 剂，分 2 次温服，共 10 剂。

2019 年 10 月 10 日二诊：服约 10 天后，患者无发热，颈前疼痛及肿人减轻，因家中琐事，感胸脘痞闷。上方去薄荷、大青叶、板蓝根，加枳实 10g，川楝子 5g，继服 10 剂。

2019 年 10 月 20 日三诊：患者无明显不适，甲状腺触痛消失，触诊甲状腺仍较正常为大，故上方去枳实、川楝子，加浙贝母 10g，牡蛎 30g，白术 10g。14 剂。

此后继续应用基本方加减治疗约 1 个月余。

2019 年 12 月 2 日末次复诊：患者颈部无不适，彩超示甲状腺无明显异常，甲功在正常范围。

3 个月后随访，颈部肿痛无复发。

按：患者青年女性，因"颈部肿大疼痛反复发作半年"就诊，结合甲功及甲状腺彩超，西医诊断为亚急性甲状腺炎，中医诊断为瘿痈。此患者素体肝郁气滞，日久化火，复感风寒诱发而为病，寒邪入里化热，结于瘿络，故见发热、颈部疼痛。结合舌脉症，辨证为毒瘀阻络证，治以解毒活血，佐以疏风清热。故初诊在基本方上加薄荷、大青叶、板蓝根解肌清热，散结止痛。二诊，患者邪热已去，因家庭原因肝郁加重，故去薄荷、大青叶、板蓝根，加枳实、川楝子以加强理气散结之功，患者症状改善。三诊，患者无胸脘痞闷，故去枳实、川楝子，加浙贝母、牡蛎等以软坚散结，考虑患者患病日久，卫气受损，故加白术以益气固表，患者病情得到明显控制。

病案 2

范某，女，30 岁，2018 年 10 月 28 日初诊。

主诉：颈前部僵硬、肿胀、疼痛 2 周，加重 5 天。

患者 2 周前感冒后出现颈前间断性疼痛，吞咽时疼痛加重，在当地诊所诊断为淋巴结炎，自服抗生素治疗（具体不详），治疗后觉颈前肿痛，并向耳、下颌、咽部放射，吞咽、转头时疼痛加重。近 5 天来，颈前僵硬、肿胀症状逐渐加重，咽痛，口苦，易怒，饮食正常，小便黄赤，大便秘结，寐差多梦，为系统诊治来我院就诊。现主症：颈前肿胀疼痛，咽痛。查体：双侧甲状腺 I 度肿大，压痛（+），随吞咽动作上下活动，咽部轻度充血。舌质红，苔黄，脉弦数。

辅助检查：甲状腺彩超示甲状腺稍肿大。血沉 47mm/h。甲功示 T_3 3.98pmol/L，T_4 182.90pmol/L，TSH 0.81μU/mL。

西医诊断：亚急性甲状腺炎。

中医诊断：瘿痈。

辨证：毒瘀阻络，肝经蕴热证。

治疗：解毒活血，佐以清肝泻火。

方药：金银花 15g，蒲公英 15g，连翘 12g，赤芍 10g，延胡索 12g，桃仁 9g，莪术 9g，牡丹皮 10g，柴胡 12g，夏枯草 15g，荆芥 12g，栀子 10g，龙胆草 10g。水煎取汁 400mL，每日 1 剂，分 2 次温服，共 7 剂。

2018 年 11 月 4 日二诊：服上方 7 剂后，甲状腺疼痛较前减轻，血沉 36mm/h，体温基本正常，便秘症状改善，甲状腺仍肿大。仍感腹胀，纳差，舌质淡红，苔薄，脉弦。原方去牡丹皮、栀子，加炒白术 15g，木香 6g。14 剂。

2018 年 11 月 18 日三诊：患者无甲状腺疼痛，复查甲状腺彩超及甲状腺功能基本正常，食欲较前明显改善，性情较平和，舌质淡红，苔薄白，脉弦，无其他不适症状。效不更方，继用上方调理。21 剂。

2018 年 12 月 9 日四诊：患者无不适主诉，复查甲状腺彩超、血沉及甲功均未见明显异常。

按：患者为青年女性，因"颈前部僵硬、肿胀、疼痛 2 周，加重 5 天"就诊，结合彩超、甲功、血沉等检查，西医诊断为亚急性甲状腺炎，中医诊断为瘿痛。患者平素性情急躁易怒，肝郁化火，郁火邪毒随肝经而上达咽喉，煎灼津液而成痰，故发为颈前部甲状腺疼痛。舌质红，苔黄，脉弦数均为毒瘀阻络、肝经蕴热的表现。故辨证为毒瘀阻络、肝经蕴热证。治疗当解毒活血，佐以清肝泻火。故初诊在基本方上加栀子、龙胆草以清肝火。二诊邪毒已解，脾虚之征明显，故去牡丹皮、栀子，加炒白术、木香健脾。此后效不更方，调理收功。

第九章　肛肠疾病

第一节　痔

　　痔，是直肠末端黏膜下和肛管皮肤下的静脉丛发生扩大、曲张所形成的柔软静脉团，又称痔疮、痔核。本病以便血、脱出、肿痛为临床特点，男女老幼皆可发病。据国内流行病学调查显示，痔的发病率占肛肠疾病的87.25%，居首位，故古有"十人九痔"之说，且多见于20岁以上的成年人。根据其发病部位的不同，临床上可分为内痔、外痔和混合痔。

一、诊断依据

（一）临床表现

　　1. 内痔　　生于肛门齿线以上，直肠末端黏膜下的静脉丛扩大、曲张形成的柔软静脉团称为内痔，是肛门直肠最常见的疾病，好发于截石位3、7、11点处。初期常以无痛性便血为主要症状，血液与大便不相混合，多在排便时出现手纸带血、滴血或射血。出血呈间歇性，饮酒、过劳、便秘、腹泻等诱因常使症状加重，出血严重者可出现继发性贫血。随着痔核增大，在排便时可脱出，若不及时回纳可形成内痔嵌顿。患者常伴有大便秘结，内痔持续脱出时有分泌物溢出，并可有肛门坠胀感。

　　2. 外痔　　发生于肛管齿线之下的痔。外痔多由肛缘皮肤感染，或痔外静脉丛破裂出血，或反复感染、结缔组织增生，或痔外静脉丛扩大曲张而成。其特点是自觉肛门坠胀、疼痛，有异物感。其中炎性外痔表现为局部红肿、疼痛；血栓性外痔表现为肛门部突然剧烈疼痛，并有暗紫色肿块；结缔组织性外痔主要表现为肛门异物感；静脉曲张性外痔主要表现为肛门坠胀不适感。

　　3. 混合痔　　混合痔是内、外痔静脉丛曲张，相互沟通吻合，使内痔部分和外痔部分形成一整体者。临床表现具有内痔、外痔的双重症状。

（二）辅助检查

血常规检查白细胞总数及中性粒细胞比例一般无明显变化。长期便血不及时治疗，可引起红细胞及血红蛋白下降，甚至贫血。肛门镜检查可明确诊断。

二、谈古论今

（一）疾病溯源

肛门直肠疾病包括痔、肛裂、肛门直肠周围脓肿、肛瘘、肛管直肠癌等，在中医文献中统称为痔、痔瘘。《五十二病方》中载有"牡痔""牝痔""脉痔""血痔"等肛肠病，并介绍了多种治疗方法，如治牡痔的结扎切除法，及熏痔法，熨痔法等。《黄帝内经》论述了肛肠的解剖、生理，还论述了痔瘘便血、肠澼、锐疽、肠道肿瘤等肛肠疾病的病因、病理和临床表现。如《素问·生气通天论》中说，"因而饱食，筋脉横解，肠澼为痔"，提出痔是由于筋脉和血管弛缓，血液瘀滞潴积的见解。汉代对肛肠病的认识有了新的发展。《神农本草经》提出了痔瘘、五痔、肠痔、疽痔、疮痔等病名，载有治痔药物21种。东汉张仲景对肛肠病的病因病理和辨证施治做了进一步论述。《金匮要略·五脏风寒积聚病脉证并治》中说："小肠有寒者，其人下重便血；有热者，必痔。"在《金匮要略·惊悸吐衄下血胸满瘀血病脉证治》中又说："先便后血，此为远血，黄土汤主之。""先血后便，此近血也，赤小豆当归散主之。"晋代皇甫谧在《针灸甲乙经·足太阳脉动发下部痔脱肛第十二》介绍了针灸治疗痔的方法。南北朝龚庆宣的《刘涓子鬼遗方》介绍了外敷药物治疗痔的方法。隋代巢元方《诸病源候论》详列痔病诸候、大便病诸候以及大便下血候等，讨论了痔、便血等常见肛肠疾病的病因病理及证候，如"痔病诸候篇"提出牡痔、牝痔、脉痔、肠血痔、气痔、酒㿉痔，对病因病理、临床表现都做了生动的描述。唐代孙思邈《备急千金要方》《千金翼方》，收载了数十首治疗肛肠疾病的方剂，介绍了熨痔、灸痔等多种治法，其中已用具有腐蚀作用的灭瘢膏治疗痔疮，类似现在的枯痔疗法。王焘《外治秘要·卷二十六·诸痔方二十八首》集前人之大成，收集了大量的民间单方、验方、秘方等，使肛肠病的治疗有所发展。本书转引许仁则"此病有内痔，有外痔"的论述，是把痔疮按部位分类的最早记载。宋《太平圣惠方·卷六十·治痔肛边生鼠乳诸方》明确了痔、瘘为不同性质的疾病，将痔、瘘分节讨论，使肛瘘另为一病。魏岘《魏氏家藏方》中详细介绍了枯痔法的具体使用。刘完素在《宣明论方·痔瘘总论》中强调"五脏切宜保养，勿令受邪"，在《素问病机气宜保命集·痔漏论》中论述了治痔之法"当泻三焦火热"。张从正在《儒门事亲·金匮十全五泄法后论》中说，"若无湿终不成疾"，在《儒门事亲·痔瘘肿痛》中说"治湿法而治之"，强调了治湿在肛肠病中的重要性。李东垣在《兰室秘藏·痔漏门》中说："其疾甚者，当以苦寒泻火，以辛温和血温燥，疏风止痛是其治也。"朱丹溪学术上强调阳有余阴不足，对下血、肠风、脏毒、痔疮、瘘疮、脱肛等肛肠病都有专门的论述。《丹溪心法·卷二·痔疮》中提出了"疗疮专以凉血为主"，"痔漏，凉大肠，宽大肠"，推动了肛肠病学的发展。

张丹凤将 100 例混合痔患者随机分为治疗组和对照组，50 例 / 组，2 组均采用微创手术（RPH），治疗组在对照组的基础上给予中医药综合干预（耳穴压丸、内服中药、熏洗坐浴、外敷中药）治疗，比较 2 组患者术后临床疗效、生活质量积分的差异，结果治疗组临床疗效明显优于对照组（$P < 0.05$），2 组治疗后生活质量积分与本组治疗前比较均明显升高（$P < 0.05$），治疗组治疗后生活质量积分与对照组比较升高更明显（$P < 0.05$），对混合痔患者术后采用中医药综合疗法，能促进创面愈合，提高患者生活质量。

（二）守正创新

葛建立教授认为，本病的发生多因脏腑本虚，兼因久坐久立，负重远行，或长期便秘，或泻病日久，或临厕久蹲，或饮食不节，过食辛辣醇酒厚味，都可导致脏腑功能失调，风湿燥热下迫大肠，瘀阻魄门，瘀血浊气结滞不散，筋脉懈纵而成痔。日久气虚，中气下陷，不能摄纳则痔核脱出。故湿热下注为本病病机关键。本病患者就诊时，往往为三期、四期，常需手术治疗，术后应用清利湿热、活血生肌中药坐浴，以利创面恢复。常用以下方剂：黄柏15g，芒硝30g，防风15g，苍术15g，花椒15g，秦艽15g，明矾15g，当归15g。中药加水煮沸，趁热先熏后洗，然后坐浴，或用毛巾蘸药液做湿热敷。每次便后肛周坐浴15 ～ 20分钟，每日1次。注意事项：坐浴药液温度控制在50 ～ 60℃。老人及儿童不宜超过50℃，避免烫伤。禁忌：过敏者、妇女月经期及孕妇禁用。坐浴后外用紫榆膏每日 1 次。

三、病案举隅

病案 1

杨某，男，28 岁，2017 年 8 月 28 日初诊。

主诉：肛门有异物脱出 1 年，不能回纳伴疼痛 4 天。

患者素有痔疮，已 1 年有余，初始偶尔便燥时，肛门即有异物突出，肛门坠胀，内裤不洁，曾进行保守治疗。4 天前劳累及饮酒过量肛内脱出物回纳困难，肛门疼痛剧烈。神清，消瘦，纳食，二便尚可。查体：体温 36.7℃，脉搏 75 次 / 分，血压 123/66mmHg。舌质红，苔薄黄腻，脉弦滑。截石位肛门外观收缩欠平整，4 ～ 6 点位肛缘可见肿物 1.5cm×1.5cm×1.0cm，10 ～ 12 点位有 1.0cm×1.0cm×0.7cm 脱出物，齿线下移，黏膜外翻，色暗红，触痛剧烈，指检、镜检未行。

西医诊断：混合痔。

中医诊断：肛肠病（痔病）。

辨证：湿热下注。

治法：清热利湿。

治疗：

1. 完善术前检查。

2. 椎管内麻醉下行混合痔内注内剥外扎术。

3. 术后外洗中药。黄柏 15g，芒硝 30g，防风 15g，苍术 15g，花椒 15g，秦艽 15g，明矾 15g，当归 15g。水煎外洗患处，日 1 次。

4. 术后外用紫榆膏，日 1 次。

治疗 12 天痊愈。

按：患者有痔疮史 1 年余，病久则虚，中气不足，固摄乏力，故排便时肛门常有异物脱出。劳累及饮酒过量致湿热之邪乘虚而入，下注于肛门部，致局部气血不和，不通则痛，故脱出物疼痛、肿大而嵌顿。回纳困难，此乃本虚标实也。肛门外缘收缩欠平整，4 ～ 6 点位肛缘可见肿物 1.5cm×1.5cm×1.0cm，10 ～ 12 点位可见 1.0cm×1.0cm×0.7cm 脱出物，齿线下移，黏膜外翻，色暗红，触痛甚，这些都说明内痔日久，痔核脱出、嵌顿。治疗完善术前检查，通过手术结扎、剥离、切除痔核，彻底解除局部病变。在痔疮术后的治疗中应以清热利湿、消肿止痛、活血祛瘀为主要原则。方中黄柏、苍术清热燥湿，芒硝、明矾消肿止痛，花椒、秦艽利湿止痛，防风胜湿止痛，当归补血活血以利创面恢复。以上药物共同作用，可达到清热利湿、消肿止痛、活血生肌的效果。术后采取中药坐浴的方式，将药物直接作用于患处，使药物达到快速吸收的目的，患处肌肉痉挛症状也可有效缓解，提高患处结缔组织及肌肉组织的张力，同时促进肛门处血液及淋巴循环，使创面的新陈代谢加快，从而减轻患者的疼痛，加快创面愈合。

第二节　肛　瘘

　　肛瘘是指直肠或肛管与肛门周围皮肤相通所形成的异常通道，也称为肛管直肠瘘、肛漏，古代文献又称痔漏、漏疮、穿肠漏等。本病一般由原发性内口、瘘管和继发性外口三部分组成，也有仅具内口或外口者。内口为原发性，绝大多数在肛管齿线处的肛窦内；外口是继发的，在肛门周围皮肤上，常不止一个。肛瘘多是肛周脓肿的后遗症。本病临床上分为化脓性肛瘘或结核性肛瘘两类。其临床特点是以局部反复流脓、疼痛、瘙痒为主要症状，并可触及或探及瘘管通向肛门或直肠。本病发病率在肛门直肠疾病中仅次于痔，在我国占肛肠病发病人数的 1.67% ～ 3.6%，发病高峰年龄在 20 ～ 40 岁，婴幼儿发病亦不少见。男性多于女性，男女之比为（5 ～ 6）：1。

一、诊断依据

（一）临床表现

　　本病不论性别、年龄及体质的强弱均可发生，但以成年人为多见，通常有肛周脓肿反复发作史，并有自行溃破或曾切开引流的病史，常有以下症状。

　　1. 流脓　流脓不止、久不收口为本病的特征。一般新形成的肛瘘流脓较多，有粪臭味，色黄而稠；久之则脓水逐渐减少，时有时无；若过于疲劳或嗜食辛辣刺激性食物时，则脓水渐多；若内口、外口及瘘管较粗大时，可有少量粪便和气体从外口流出；若突然感觉肛门部肿胀疼痛者，常常表示有急性感染或有新的支管形成。

2. 疼痛　当漏管通畅时，一般不觉疼痛，而仅有局部坠胀不适感。若外口自行闭合，脓液积聚，可出现局部皮肤发红、肿胀、疼痛，严重的或有寒热；若溃破后脓水流出，症状可迅速减轻或消失。

3. 瘙痒　由于脓液不断刺激肛门周围皮肤，可引起瘙痒，有时可伴发肛周四诊。

（二）辅助检查

1. 碘化油造影检查。通过 X 线碘化油管道造影检查，可显示瘘管走行、深浅、有无分支、与直肠是否相通及与直肠周围脏器的关系等。

2. 亚甲蓝染色检查。通过从外口注入亚甲蓝稀释液，一方面可观察到直肠腔内有无亚甲蓝染色，确定是否有内口及内口的位置，另一方面根据注入的液体量可观察管道的长度及管腔的大小。

3. 直肠腔内超声检查可以发现条索状管道及内口的位置，为手术提供依据。

4. CT 或 MRI 用于复杂性肛瘘的诊断，能较好地显示瘘管与括约肌的关系。

二、谈古论今

（一）疾病溯源

肛瘘之病名，最早见于《山海经·中山经》"食者不痈，可以为瘘"。战国时期的《庄子·则阳》云"并溃漏发不择所出"，《淮南子》云"鸡头已瘘"，《周易》有"瓮蔽漏"，《素问·生气通天论》有"陷脉为瘘"。古人依据本病主要症状是脓血污水，不时淋漓而下，如破顶之屋，雨水时漏，而命名为漏或瘘。《神农本草经》将本病与痔并称为"痔瘘"，《疮疡经验全书》称为"漏疮"，《东医宝鉴》则称为"瘘痔"，而"肛漏"之名则见于清《外证医案汇编》，民间俗称本病为"偷粪老鼠疮"。宋《太平圣惠方·卷六十·治痔肛边生鼠乳诸方》明确了痔、瘘为不同性质的疾病，将痔、瘘分节讨论，将肛瘘另立为一病。明代徐春甫《古今医统·痔漏门》记载了肛瘘挂线法，"至于成漏穿肠串臀，支分节派，中有鹅管，年久深远者，卒未可以易窥也，虽有三品锭子溃烂生肌，亦皆治其近浅之漏耳。其深远者，必是《永类钤方》挂线治法，庶可通达而除根矣……后用治数人，不拘数疮，上用草探一孔，引线系肠外，坠铅锤悬，取速效。药线日下，肠肌随长，辟处既补，水逐线流，未穿疮孔，鹅管内消，七日间肤全如旧……线既过肛，如锤脱落，以药生肌，百治百中"，阐述了挂线法的方法和原理，为根治肛瘘提供了实用的方法。窦梦麟在《疮疡经验全书·痔漏症并图说》中论述了脏毒、痔漏等肛肠病的病理和辨证施治。陈实功在《外科正宗·卷三·痔疮论》中较全面地总结了前人的成果，对多种肛肠疾病进行了系统有条理的讨论，发展了枯痔散、枯痔钉、挂线等治疗方法，并记载了结核性肛瘘等病证的防治。

现代医家王怀娟应用痔洗散熏洗、坐浴治疗低位单纯性肛瘘术后并发症疗效确切，可明显减缓肛瘘术后疼痛，减少术后创面分泌，促进术后肛门功能恢复，缩短住院时间。尹慧敏采用利湿养阴促愈汤治疗湿热下注型低位肛瘘，本方能有效提高创面愈合的速度，降低疼痛。

（二）守正创新

葛建立教授认为肛瘘绝大多数是继发于肛管直肠周围脓肿溃破后，伤口久不愈合而成。肛痈溃后，湿热未清，余毒未尽，留连肉腠，疮口不合，日久成漏；或因肺脾两虚，气血不足，虚劳久嗽，肺肾阴虚，湿热乘虚流注肛门，久则穿肠透穴为漏。故"湿热蕴阻"为本病病机关键。本病患者就诊时，需手术治疗，术后应用清热解毒利湿中药坐浴，以利创面恢复。常用以下方剂：萆薢15g，薏苡仁30g，黄柏15g，茯苓15g，泽泻12g，滑石15g，金银花15g，紫花地丁15g。中药加水煮沸，趁热先熏后洗，然后坐浴，或用毛巾蘸药液做湿热敷。每次便后肛周坐浴15～20分钟，每日1次。注意事项：坐浴药液温度控制在50～60℃。老人及儿童不宜超过50℃，避免烫伤。禁忌：过敏者、妇女月经期及孕妇禁用。坐浴后外用紫榆膏每日1次。

三、临证精华

病案1

吴某，女，33岁，2018年7月8日初诊。

主诉：肛周脓肿切开引流术后1年，加重伴破溃流脓2天。

患者1年前曾因肛门右侧起一肿块疼痛而行切开排脓术，术后经换药引流肿块消散，切口愈合。但近 2 天，患者在无明显诱因情况下，在原切口处又起肿块，胀痛，伴流脓，大便无血，质软，1 天 1 行。查体：体温 36.7℃，脉搏 72 次 / 分，血压 140/90mmHg。舌红，苔薄黄，脉弦数。神志清楚，面色有华。肛检：截石位 10 点位距肛门 4cm 向后有一弧形疤痕约 5cm，皮色暗红，无脓血。10 点位可触及 1.0cm×1.0cm 大硬结，并有条索状物向后延伸约 5cm，压痛明显，且通往肛内，齿线部有凹陷内口与之相对应，其他部位未触及硬结及内口。胸片提示无病理性改变。

西医诊断：肛瘘。

中医诊断：肛漏。

辨证：湿热下注。

治法：清热利湿。

治疗：

1. 完善术前检查。

2. 椎管内麻醉下行肛瘘挂线术。

3. 术后坐浴中药。萆薢 15g，薏苡仁 30g，黄柏 15g，茯苓 15g，泽泻 12g，滑石 15g，金银花 15g，紫花地丁 15g。水煎外洗患处，日 1 次。

4. 术后外用紫榆膏，日 1 次。

治疗 16 天痊愈，随访 1 年，无复发。

按： 患者曾因肛门右侧肿块而行手术处理，近 2 天病情复发，为湿热余毒停留，郁结于肛门部致局部气血运行受阻，郁久化热，热盛肉腐，肉腐化脓，舌红，苔薄黄，脉弦数为肛门部湿热郁结，气血运行不畅，气血瘀阻所为。肛检见截石位 10 点处距肛缘 4cm 向后有一弧形疤痕，10 点位有条索状物通向肛内，与齿线部陷口相对应，形成外口、管道、内口的瘘管特征，且可触及 1.0cm×1.0cm 大硬结，有条索状物向后延伸，提示管道为复杂性。胸片提示无病理性改变。故确诊无疑。由于本证为湿热下注，故采用标本兼治原则，采用肛瘘挂线术，术后配合清热利湿中药坐浴。方中金银花、紫花地丁清热解毒，黄柏、滑石、萆薢、泽泻清热利湿，薏苡仁、茯苓健脾利湿，配合清热凉血、去腐生肌紫榆膏外用，使脓去腐脱，生肌收口而愈。

第三节　肛　裂

肛管皮肤全层裂开并形成感染性溃疡者称为肛裂。中医学将本病称为"钩肠痔""裂痔""裂肛痔""脉痔"等。如《外科大成·痔疮》云："钩肠痔，肛门内外有痔，折缝破裂，便如羊粪，粪后出血，秽臭大痛……"其临床特点是肛门周期性疼痛、出血、便秘。本病多见于 20 ～ 40 岁的青壮年，好发于截石位 6 点、12 点处，发于 12 点处的多见于女性。在肛门部疾病其发病率仅次于痔。

一、诊断依据

（一）临床表现

肛裂主要表现为便时疼痛，呈阵发性刀割样疼痛或灼痛，排便后数分钟到十余分钟内疼痛减轻或消失，称为疼痛间歇期，随后又因括约肌持续性痉挛而剧烈疼痛，往往持续数小时方能逐渐缓解。病情严重时，咳嗽、喷嚏都可引起疼痛，并向骨盆及下肢放射，同时可见大便时出血，一般为滴血，量少或仅附着于粪便表面。患者常有习惯性便秘，干燥粪便常使肛门皮肤撕裂而引起肛裂，又因恐惧大便时的肛裂疼痛而不愿定时排便，产生"惧便感"又使便秘加重，形成恶性循环。

二、谈古论今

（一）疾病溯源

中医对肛裂认识较早且全面，西汉古书《五十二病方》就记载有牡痔、牝痔、血痔、肠痔、脉痔等多种肛肠疾病。《素问·生气通天论》把肛裂归属于痔的范畴，云"风客淫气……因而饱食，筋脉横解，肠澼为痔"，认为痔与肛裂是内由不节饮食损伤肠胃，外受不正之气，阴阳不和，导致气机壅塞，湿热毒邪迫血下渗大肠，筋脉破解为裂。隋代巢元方在《诸病源候论》中记载"肛边长裂，痒而复痛出血者，脉痔也"，这是对于肛裂形状的首次描述。到宋代，《圣济总录·痔瘘门》提出血痔的病因是"肺热流毒也，肺与大肠相表里，今肺脏蕴热毒气流渗，入于大肠，血性得热则流散，故因便而肛肠重痛，清血随出也"，结合肛裂疼痛、出血的特点，"血痔"更符合肛裂的症状。直至清代，祁坤在《外科大成》中总结了肛裂之便秘、疼痛、出血的三大特点，并且提出了以服用养生丹，并外用熏洗，以龙麝丸纳肛，治疗肛门内外痔，大便干结，便后出血、疼痛，可"一月收功"。后诸医家在此基础上不断丰富完善并逐渐形成了自己的学术思想。

现代中医把肛裂也称为钩肠痔、裂痔或者肛裂痔。肛裂在广义上说是所有肛门裂口疾患的总称，包括肛裂，肛门鞭裂，结核性溃口，梅毒、克罗恩病和溃疡性肠炎引起的裂口等。但实际临床则将肛裂定义为发生在齿线下肛管皮肤深及全层的裂伤，并伴有感染性溃疡，裂口可呈梭形或椭圆形，长0.5～1.0cm，绝大多数裂口见于肛管后正中部，女性肛前裂较多，但也不超过10%，而男性肛前裂仅占1%，裂口发生于两侧者则更少见。韩丽应用白竭散外用于肛裂术后，能够减轻肛裂患者术后创面疼痛，对肛裂患者术后创面愈合率、新生毛细血管的生成、创面 VEGF 的表达均具有正向调节的作用，并促进创面愈合。

（二）守正创新

葛建立教授认为本病多因阴虚津液不足或脏腑热结肠燥，而致大便秘结，粪便粗硬，排便努挣，使肛门皮肤裂伤，湿热蕴阻，染毒而成，正如清《医宗金鉴》所言"肛门围绕，折纹破裂，便结者，火燥也"。葛建立教授认为本病病机"血热肠燥"，患者就诊时，常需手术治疗，术后应用凉血润燥中药坐浴，以利创面恢复。常用以下方剂：黄芩 15g，黄连 15g，黄柏 15g，生地黄 20g，地榆炭 15g，槐花炭 15g，天花粉 15g，麻子仁 15g。中药加水煮沸，趁热先熏后洗，然后坐浴，或用毛巾蘸药液做湿热敷。每次便后肛周坐浴 15～20 分钟，每日 1 次。注意事项：坐浴药液温度控制在 50～60℃。老人及儿童不宜超过 50℃，避免烫伤。禁忌：过敏者、妇女月经期及孕妇禁用。坐浴后外用紫榆膏每日 1 次。

三、临证精华

病案 1

贺某，女，30 岁，2017 年 3 月 13 日初诊。

主诉：便时肛门疼痛、出血半年，加重 3 天。

患者有大便出血史半年余，每遇大便干燥时，肛门疼痛，出血量少，色鲜红，曾在我院门诊中药外洗保守治疗，病情稍好转。近3天来，症状加重，大便干，二三日一行，便时肛门疼痛剧烈，出血量少，色鲜红，呈点滴状。伴有口渴喜冷饮。平时喜食辛辣食物。查体：体温36.7℃，脉搏76次/分，血压115/78mmHg。舌质红，苔薄黄，脉弦数。神志清楚，身体健壮。肛检：截石位6点位肛管有一深约0.5cm的裂口，有结缔组织增生，裂口面空旷，触痛明显。指检：肛门括约肌紧张，6点位肛缘向尾骨方向触及一条索状物，未见外口。镜检：5点位肛窦部肛乳头肥大。

西医诊断：肛裂。

中医诊断：肛裂。

辨证：血热肠燥证。

治法：凉血润燥。

治疗：

1.完善术前检查。

2.椎管内麻醉下行肛裂切除术。

3.术后坐浴中药。黄芩15g，黄连15g，黄柏15g，生地黄20g，地榆炭15g，槐花炭15g，天花粉15g，麻子仁15g。水煎外洗患处，日1次。

4.术后外用紫榆膏，日1次。

经过住院、手术、换药10天而愈。

按： 患者平素喜食辛辣，而致湿热内生，热结肠燥，致大便秘结，血行不畅，瘀阻于肛门部，排便努责，致气血运行失常，擦破肛管皮肤，形成肛裂。患者病史较久，日久成瘀，瘀血阻滞致肛乳头肥大，便血疼痛，肠燥实热，感受毒邪，而致慢性溃疡，舌红苔薄，脉弦数，均为血热肠燥之征。本病有疼痛、便血、大便秘结三大主症，肛门检查可见截石位6点位肛管皮肤有一深约为0.5cm的裂口，指检肛门括约肌紧张，6点位向尾骨方向可触及条索状物，镜检5点位可见肛乳头肥大，结合患者的主症，故确诊肛裂无疑。本病为血热肠燥所致便秘，病程日久而致肛裂，故手术肛裂切除术解除溃疡状态，配合术后中药坐浴。方中黄芩、黄连、黄柏清热解毒燥湿，生地黄、地榆炭、槐花炭清热凉血止血，天花粉、麻子仁滋阴润燥，配合外用紫榆膏祛腐生新，生肌收口，彻底治愈慢性肛裂，取得较好效果。

第十章　急腹症

第一节　急性胆囊炎

急性胆囊炎指胆囊管梗阻和细菌感染而引起的胆囊炎症性疾病。约95%的病人合并有胆囊结石，称结石性胆囊炎；5%的病人未合并胆囊结石，称为非结石性胆囊炎。中医学上没有急性胆囊炎的有关论述，按症候可归于"胁痛""胆胀""上腹痛"等范畴。

一、诊断依据

（一）临床表现

急性胆囊炎主要表现为右上腹部疼痛，开始时仅有上腹胀痛不适，逐渐发展成右上腹阵发性绞痛，疼痛可向右肩、肩胛和背部放射，可伴恶心、呕吐、厌食等症状。病人可伴有轻至中度发热，通常无寒战，可有畏寒。查体右上腹胆囊区域可有压痛、腹肌紧张及反跳痛，墨菲征阳性。有些病人查体时可触及肿大胆囊：如胆囊被大网膜包裹，则形成边界不清、固定压痛的肿块；如发生坏疽、穿孔则出现弥漫性腹膜炎表现。

（二）辅助检查

大多数患者血常规白细胞升高，血清丙氨酸转移酶、碱性磷酸酶升高可辅助诊断，部分病人血清胆红素、血清淀粉酶升高。B超、彩超或腹部CT检查对急性胆囊炎的诊断准确率为85%～95%，可见胆囊增大、囊壁增厚（＞4mm），明显水肿时见"双边征"。^{99m}Tc-EHIDA检查提示胆囊不显影，能协助诊断。

二、谈古论今

（一）疾病溯源

本病属中医学"胁痛""胆胀""上腹痛"等范畴，最早见于《黄帝内经》。《素问·缪刺论》中言："邪客于足少阳之络，令人胁痛不得息。"《素问·举痛论》言："寒气客于厥阴之脉，厥阴之脉者，络阴器系于肝，寒气客于脉中，则血泣脉急，故胁肋与少腹相引痛矣。"《灵枢·经脉》篇云："胆，足少阳之脉……是动则病口苦，善太息，心胁痛，不能转侧。"之后历代医者对胁痛病位、病因、病机及诊治的认识颇多。隋代巢元方《诸病源候论·腹痛诸候·胸胁痛候》言，"胸胁痛者，由肝与胆及肾之支脉虚，为寒所乘故也……此三经之支脉并循行胸胁，邪气乘于胸胁，故伤其经脉。邪气之与正气交击，故令胸胁相引而急痛也"，指出胁痛的发病脏腑主要与肝、胆、肾相关。宋代严用和《济生方·胁痛评治》篇中认为胁痛的病因主要是由于情志不遂所致，"夫胁痛之病……多因疲极嗔怒，悲哀烦恼，谋虑惊忧，致伤肝脏。肝脏既伤，积气攻注，攻于左，则左胁痛，攻于右，则右胁痛，移逆两胁，则两胁俱痛"。元代朱丹溪指出胁痛五因论，影响甚广，《丹溪心法》中记载，胁痛因肝火盛、木气实、有死血、有痰流注、肝急所致。《周慎斋遗书》中记载饮冷水而致胁痛，必用补中益气汤加附子，其痛即止。明代张景岳《景岳全书·胁痛》曰，"胁痛之病本属肝胆二经，以二经之脉皆循胁肋故也"，"以饮食劳倦而致胁痛者，此脾胃之所传也。凡房劳过度，肾虚羸弱之人，多有胸胁间隐隐作痛，此肝肾精虚"，"胁痛有内伤外感之辨，凡寒邪在少阳经……然必有寒热表证者，方是外感，如无表证，悉属内伤。但内伤胁痛者十居八九，外感胁痛则间有之耳"，指出胁痛病因主要与情志、饮食、房劳等关系密切，并将胁痛分为外感与内伤的两大类。清代李用粹《证治汇补·胁痛》篇对胁痛的病因和治疗原则进行了较为系统的描述，曰"因暴怒伤触，悲哀气结，饮食过度，风冷外侵，跌仆伤形……或痰积流注，或瘀血相搏，皆能为痛。至于湿热郁火，劳役房色而病者，间亦有之"，"治宜伐肝泻火为要，不可骤用补气之剂，虽因于气虚者，亦宜补泻兼施"。清代叶天士《临证指南医案·胁痛》曰："久病在络，气血皆窒。"清代何梦瑶《医碥》从气、血、食、痰四因论治胁痛，且强调"治者须分左右，审虚实"。清代尤怡《金匮翼·胁痛统论》云："肝郁胁痛者，悲哀恼怒，郁伤肝气。"若气郁日久，血行不畅，瘀血渐生，阻于胁络，不通则痛，易致瘀血胁痛。"污血胁痛者，凡跌仆损伤，污血必归胁下故也。"《杂病源流犀烛·肝病源流》云："气郁，由大怒气逆，或谋虑不决，皆令肝火动甚，以致胸胁疼痛。"急性胆囊炎的病因病机为肝胆湿热、脾气虚无力运化水谷，致使胆道不通。

现代医家对本病的认识亦不断加深。周仲英等以气血、虚实为辨证要点，分为肝郁气滞证、肝胆湿热证、瘀血阻络证及肝络失养证四型。张乃指出急性胆囊炎相关的病机为腑气不通、肝胆湿热等，在"胁痛""胆胀"等范畴之内。陈涤平认为湿热瘀阻、肝胆疏泄失司是本病的发病关键，治疗当以清利肝胆湿热为大法，临床常应用蒿芩清胆汤治疗本病。王晨宇从中医脏腑角度辨证分析治疗胆囊炎，认为本病与肝胆脾肾密切相关。

（二）守正创新

葛建立教授根据多年临床经验认为急性胆囊炎多是由于情志不遂，致肝气郁结，胆气不通，郁久化热，加之肝克脾土，脾失健运，水湿内生，导致肝胆湿热，腑气不通而发病。患者平素脾气暴躁，暴怒伤肝，肝失条达，疏泄不利，气阻络痹，不通则痛，故见肝郁胁痛；气郁日久，血行不畅，瘀血渐生，故见瘀血胁痛；气机运行不畅，故见腹胀胸闷；胃失和降，气机上逆则见嗳气、恶心呕吐；气滞、血瘀阻滞于内，郁久化热，故见发热寒战等。葛建立教授总结前贤经验，综观本病，结合舌脉，认为急性胆囊炎分早期、后期两个不同的病理阶段。他主张胁痛的早期为急性阶段，患者病情紧急，疼痛明显，辨证以肝胆湿热、浊毒内生为主，治疗当以疏肝利胆、化湿通腑为大法，总结出经验方（柴胡10g，龙胆草15g，泽泻10g，车前子10g，栀子10g，枳实10g，陈皮9g，香附9g，厚朴20g，广木香9g，甘草6g）；后期为慢性缓解期，辨证以肝胆湿热、瘀血阻络为主，治疗当以疏肝利胆、活血通络为大法，总结出经验方（柴胡10g，枳实6g，陈皮6g，香附6g，木香6g，白芍10g，川芎6g，桃仁9g，红花9g，赤芍6g，当归6g，甘草6g）。

葛建立教授治疗急性胆囊炎除关注主症外，针对其不同夹杂症状，随症加减。若兼有湿重者加茵陈、藿香各10g；热重甚或发热者加大黄9g，黄芩15g；

气滞者加陈皮 15g；食少纳呆者加鸡内金 15g，焦山楂 15g，焦神曲 15g，焦麦芽 15g；大便干燥者加大黄、槟榔各 10g；腹部痞闷者加厚朴、枳壳各 15g；嗜睡乏力者，加黄芪 30g；反酸、嗳气者加代赭石 20g；腹泻者加仙鹤草、半枝莲、白芷各 10g；疼痛剧烈者加川楝子 12g，青皮 6g，延胡索 9g；恶心呕吐者加半夏 9g，砂仁 6g；阴液不足者加入石斛、玉竹、麦冬各 12g 等养阴生津之品；兼有脾虚者加入茯苓 12g，白术 15g 等健脾益气。

葛建立教授治疗急性胆囊炎在中药内服基础上，视病情酌加右上腹部中药热敷包治疗，及双足三里、阳陵泉、三焦俞、肝俞、脾俞、胆俞、神阙等穴位贴敷治疗等中医特色治疗，疗效显著。急则治其标。若患者出现腹痛、恶心、呕吐、寒战、高热、严重的黄疸时，考虑有坏死性胆囊炎的可能，应急诊中转手术治疗，而不拘泥于保守治疗。术后早期因不能进食，宜予以双足三里穴位贴敷以促进肠蠕动，恢复肠功能，防止肠粘连，或用葛建立教授协定方"通腑汤"（桃仁 15g，红花 15g，当归 15g，木香 9g，生大黄 12g，枳实 15g，厚朴 20g，芒硝 20g，焦槟榔 15g）灌肠治疗，以促进胃肠道功能恢复。方中大黄、芒硝泻下攻积、软坚润燥通便为君药；枳实、厚朴宽中下气行滞为臣药；木香、槟榔理气调中为佐药；当归、桃仁、红花养血活血，通便为使药。诸药合用，共奏活血化瘀、理气通腑之功效。

三、病案举隅

病案 1

张某，女，35 岁，2017 年 3 月 5 日初诊。

主诉：间断右胁肋疼痛不适 4 个月，加重 3 天。

患者于 4 个月前因生气后出现右侧胁肋部疼痛不适，位置不定，伴腹胀、胸闷、嗳气，症状时轻时重，未予以重视，亦未明确诊治，4 个月来上述症状间断发作。3 天前患者腹痛突然加重，呈绞痛，伴腹胀胸闷，嗳气频作，时有恶心，无呕吐，无发热寒战，纳少，口干，寐差，小便黄，大便头偏干，二三日一行，为求系统诊治而来我门诊。查体：全腹软，压痛（＋），以右上腹部为著，墨菲征（＋），无反跳痛及肌紧张，肝脾肋缘下未及，叩鼓音，移动性浊音阴性，肠鸣音正常存在，4～5 次/分。舌红，苔黄腻，脉弦滑。既往体健。

辅助检查：血常规示白细胞 $9.9×10^9$/L，中性粒细胞 78%。肝胆胰脾彩超见胆囊增大，胆囊壁增厚（5mm），提示急性胆囊炎。

西医诊断：急性胆囊炎。

中医诊断：胁痛。

辨证：肝胆湿热，浊毒内生证。

治法：疏肝利胆，化湿通腑。

方药：柴胡10g，龙胆草15g，泽泻10g，车前子10g，栀子10g，枳实10g，陈皮9g，香附9g，厚朴20g，广木香9g，甘草6g，黄芩10g，牡丹皮6g，大黄6g，半夏6g，代赭石20g。水煎取汁400mL，日1剂，分早晚2次温服，共7剂。

2017年3月12日二诊：腹痛减轻，偶伴腹胀，无胸闷嗳气，无恶心，纳差，口干，大便干，舌红，苔黄，脉弦。患者嗳气、恶心等胃失和降症状缓解，故上方去半夏、代赭石，共7剂。

2017年3月19日三诊：腹痛减轻，间断隐痛不适，无腹胀，大便日1次，不干，舌淡，苔薄黄，脉弦涩。患者热象骤减，病情趋于平稳，为慢性期，辨证为肝胆湿热、瘀血阻络证，治以疏肝利胆、活血通络。故去大黄、黄芩、牡丹皮，加桃仁12g，红花9g，赤芍9g，当归6g，木香6g，共7剂。

2017年3月26日四诊：症状缓解，查血常规未见异常。

按：患者为中年女性，主因"间断右胁肋疼痛不适4个月，加重3天"就诊，结合血象及腹部彩超，故西医诊断为急性胆囊炎，属中医"胁痛"范畴。患者平素脾气暴躁，暴怒伤肝，肝失条达，疏泄不利，气阻络痹，不通则痛，故见肝郁胁痛；气郁日久，血行不畅，瘀血渐生，故见瘀血胁痛；气机运行不畅，故见腹胀、胸闷；胃失和降，故见嗳气、恶心；气滞、血瘀阻滞，瘀结于内，脾胃运化无力，故见便干、纳呆、口干等。结合舌脉，辨证为肝胆湿热、浊毒内生证，治以疏肝利胆，化湿通腑。故在经验方基础上加入黄芩、牡丹皮、大黄、半夏、代赭石清利湿热、降逆止呕。患者二诊时胸闷、嗳气、恶心缓解，故去半夏、代赭石等降逆止呕之品。三诊患者热象缓解，瘀结不去，故辨证为肝郁气滞、瘀血阻络证，治以疏肝理气、活血通络为主，故去大黄、黄芩、牡丹皮，加用桃仁、红花、赤芍、当归、木香等理气化瘀之品。

病案 2

范某，男，44 岁，2018 年 5 月 8 日初诊。

主诉：间断右胁肋疼痛 1 年，加重 3 天。

患者于 1 年前因进食肥腻之品后出现右侧胁肋部疼痛，发热，体温达 38.2℃，伴口苦、口黏，恶心，偶有呕吐，呕吐物为胃内容物，未曾诊治，自行口服布洛芬缓释胶囊后疼痛缓解。1 年来病情间断发作，以隐痛为主，进食肥甘厚腻之品后明显，未予以处理。3 天前患者再次出现右侧胁肋部胀痛，较前加重，无发热，口苦口黏，恶心，无呕吐，纳呆，寐差，小便黄，大便日 1 次，为求系统诊治而来我门诊。查体：腹软，右上腹压痛，墨菲征（－），无反跳痛及肌紧张，肝脾肋缘下未及，移动性浊音阴性，肠鸣音正常存在，4 次 / 分。舌暗红，苔黄腻，脉弦涩。既往高脂血症病史 5 年，间断口服阿托伐他汀，喜食肥腻辛辣刺激之品。

辅助检查：血常规示白细胞 10.05×10^9/L，中性粒细胞 82%。上下腹部 CT 示胆囊结石（多个，最大者直径 0.5cm）、胆囊炎、脂肪肝。

西医诊断：急性胆囊炎（结石性）。

中医诊断：胁痛。

辨证：肝胆湿热，瘀血阻络证。

治法：疏肝利胆，活血通络。

方药：柴胡 10g，枳实 6g，陈皮 6g，香附 6g，木香 6g，白芍 10g，川芎 6g，桃仁 9g，红花 9g，赤芍 6g，当归 6g，半夏 9g，砂仁 9g，焦山楂 15g，焦神曲 15g，焦麦芽 15g，甘草 6g。水煎取汁 400mL，日 1 剂，分早晚 2 次温服，共 7 剂。

2018 年 5 月 15 日二诊：胁肋部疼痛减轻，偶伴口苦口黏，纳呆，无发热，无恶心呕吐，舌淡红，苔黄腻，脉弦涩。上方去半夏、砂仁，继服 7 剂。

2018 年 5 月 22 日三诊：间断胁肋部隐痛不适，无腹胀，无口苦口黏，纳可，舌淡红，苔薄黄，脉弦。上方继服 14 剂。

后随访病情缓解，未再复发。

按：患者中年男性，主因"间断右胁肋疼痛 1 年"就诊，结合其上下腹部 CT 及血常规，西医诊断为急性胆囊炎，属中医"胁痛"范畴。患者饮食不节，恣食膏粱肥甘厚味，醇酒炙煿，影响脾胃正常运化，湿热蕴生，内结于胆，导致肝失疏泄，胆失中清，胆汁疏泄失常，胆液凝结，煎熬日久，炼津结石。肝胆疏泄失常，郁结不通，不通则痛，故发为胁痛；脾虚湿热内生，湿热黏腻，故见口苦口黏；胃失和降故见恶心、呕吐。结合舌脉，辨证为肝胆湿热、瘀血阻络证，以疏肝利胆、活血通络为治疗大法。故初诊在经验方基础上加入半夏、砂仁降逆止呕，焦山楂、焦神曲、焦麦芽健脾消食。二诊，无发热、恶心呕吐，故去半夏、砂仁等益胃降逆止呕之品。三诊，患者胁肋部隐痛迁延不愈，故继服上方以活血化瘀、通络止痛。

第二节　急性胰腺炎

急性胰腺炎是指多种病因引起胰腺组织内胰酶异常激活，引起胰腺组织水肿、坏死等炎症反应为主要特征的疾病，具有起病急、病情重、并发症多、病死率高等特点。其发病机制比较复杂，有多种致病因素，至今尚未完全阐述清楚，国内以胆道症状为主，占50%以上，称胆源性胰腺炎。按其症状、体征，本病可归属于"腹痛""脾心痛"等范畴。

一、诊断依据

（一）临床表现

急性胰腺炎的临床表现有腹痛、腹胀、恶心、呕吐、肌紧张、移动性浊音阳性、肠鸣音减弱或消失等。腹痛为本病的主要症状，常于饱餐和饮酒后突然发作。若合并胆道感染常伴有寒战、高热，病情严重时出现胰腺坏死伴感染休克可有持续性高热，常危及生命。

（二）辅助检查

血、尿淀粉酶升高是最常用的诊断方法，同时合并血清淀粉酶同工酶、血清脂肪酶的升高可增加诊断的准确率，白细胞升高、高血糖、低血钙等也可辅助诊断。腹部超声可发现胰腺肿大和胰周液体积聚，腹部CT、MRI有助于分型，有助于鉴别诊断，了解病情严重程度。

二、谈古论今

（一）疾病溯源

中医典籍中并没有关于胰腺炎病名的明确记载，综合其症状、体征，本病可归属于"腹痛""脾心痛"等范畴。《黄帝内经》最早提出腹痛病名。《素问·气交变大论》说："岁土太过，雨湿流行，肾水受邪，民病腹痛。"《素问·举痛论》曰："寒气客于肠胃之间，膜原之下，血不得散，小络急引故痛。""寒气客于肠胃，厥逆上出，故痛而呕也。寒气客于小肠，小肠不得成聚，故后泄腹痛矣。"《素问·痹论》曰，"饮食自倍，肠胃乃伤"，提出饮食不节可引起腹痛。《金匮要略·腹满寒疝宿食病脉证治》曰："病者腹满，按之不痛为虚，痛者为实，可下之。舌黄未下者，下之黄自去。""腹满时减，复如故，此为寒，当与温药。"《诸病源候论·久腹痛》说："久腹痛者，脏腑虚而有寒，客于腹内，连滞不歇，发作有时。发则肠鸣而腹绞痛，谓之寒中。"金元时期的李东垣在《医学发明·泄可去闭葶苈大黄之属》篇，明确提出了"痛则不通"的病理学说，并在治疗上确立了"痛随利减，当通其经络，则疼痛去矣"的治疗大法，对后世产生了很大影响。《仁斋直指方》对腹痛提出了分类鉴别，"气血、痰水、食积、风冷诸症之痛，每每停聚而不散，唯虫痛则乍作乍止，来去无定，又有呕吐清沫之可验"。《古今医鉴》针对各种病因提出不同的治疗法则，即"是寒则温之，是热则清之，是痰则化之，是血则散之，是虫则杀之，临证不可惑也"。《寿世保元·腹痛》曰："治之皆当辨其寒热虚实，随其所得之证施治。若外邪者散之，内积者逐之，寒者温之，热者清之，虚者补之，实者泻之，泄则调之，闭则通之，血则消之，气则顺之，虫则迫之，积则消之，加以健理脾胃，调养气血，斯治之要也。"《景岳全书·心腹痛》曰："痛有虚实，凡三焦痛证，惟食滞、寒滞、气滞者最多，其有因虫、因火、因痰、因血者，皆能作痛。大都暴痛者，多有前三证；渐痛者，多由后四证……可按者为虚，拒按者为实。久痛者多虚，暴痛者多实。得食稍可者为虚，胀满畏食者为实。痛徐而缓，莫得其处者多虚，痛剧而坚，一定不移者为实。""凡治心腹痛证，古云痛随利减，又曰通则不痛，此以闭结坚实者为言。若腹无坚满，痛无结聚，则此说不可用也。其有因虚而作痛者，则此说更如冰炭。"《医学真传·腹痛》谓："夫通则不痛，理也。但通之之法，各有不同。调气以和血，调血以和气通也；下逆者使之上行，中结者使之旁达，亦通也；虚者助之使通，寒者温之使通，无非通之之法也。若必以下泄为通，则妄矣。"

现代医家对本病病因治疗等亦有不同程度的研究，不少学者采用疏肝利胆、清热通腑法治疗急性胰腺炎。如焦氏经 17 年研究，单用大黄治疗急性胰腺炎 314 例；郝海涛用大柴胡汤联合西药治疗急性胰腺炎，效果显著。近年来中医外治法在急性胰腺炎治疗方面得到广泛推广和运用，并取得了一定的成就。彭艳等运用大黄灌肠治疗重症急性胰腺炎，发现能改善其症状和转归。赵万胜研究指出中药外敷可减轻腹胀、促进胃肠功能恢复。王琴等研究得出芒硝敷脐联合穴位按摩对重症急性胰腺炎胃肠功能恢复有促进作用。

（二）守正创新

急性胰腺炎属于中医"腹痛""脾心痛"范畴。本病以上腹部疼痛为主，发病可涉及多个脏腑、经脉。病理因素主要有寒凝、火郁、食积、气滞、血瘀，病理性质不外寒、热、虚、实四个方面。其病变复杂，常常或相互联系，或相互影响，或相因为病，或相兼为病。其基本病机为脏腑气机运行失常，腑气不通，无力推动血行，致气血运行不畅，经脉痹阻，瘀血阻络，不通则痛，偶有气血不行，脏腑经脉失养，不荣则痛，故见腹部疼痛。葛建立教授总结前贤经验，认为该病分为早期、后期两部分。早期为急性期，以湿热内蕴、腑气不通为主，治疗以清热利湿、通腑理气为大法组方，以灌肠为主，常用以下方药治疗（生大黄 12g，枳实 12g，黄柏 20g，栀子 12g，败酱草 15g，柴胡 12g，木香 10g，白芍 45g，半夏 12g，厚朴 20g，甘草 15g）。后期为慢性阶段，辨证应为瘀血阻络、气机不通证，以活血化瘀、理气通络为大法组方内服，常用以下方药治疗（桃仁 15g，红花 15g，赤芍 12g，当归 12g，枳实 12g，厚朴 20g，木香 9g，败酱草 30g，黄柏 20g，栀子 12g，甘草 6g）。

葛建立教授针对不同症状，随症加减。如黄疸明显者，加茵陈、金钱草；高热者，加蒲公英；呕吐甚者加竹茹、陈皮；腹痛明显者加延胡索、川楝子、大腹皮；血压低者加麦冬、人参。若患者出现腹痛剧烈难忍，吐血、便血，高热，黄疸，休克等症状，考虑病情危重转为急性出血坏死性胰腺炎，应急诊行手术治疗。术后早期因不能进食，宜予以双足三里穴位贴敷以促进肠蠕动，恢复肠功能，防止肠粘连，或用"通腑汤"（桃仁 15g，红花 15g，当归 15g，木香 9g，生大黄 12g，枳实 15g，厚朴 20g，芒硝 20g，焦槟榔 15g）灌肠治疗。通腑汤有活血化瘀、理气通腑之功效，可促进胃肠道功能恢复。

三、病案举隅

病案 1

丁某，男，48 岁，2017 年 7 月 2 日初诊。

主诉：腹痛、腹胀 1 天。

患者于 1 天前聚会饮酒后出现腹痛，疼痛剧烈，以左上腹为著，伴腹胀、恶心、呕吐，呕吐物为胃内容物，吐后疼痛不缓解，低热（37.6℃），有少许排气，大便未排，纳差，未予以治疗，既往体健。查体：腹平坦，压痛，以左上腹为著，无反跳痛及肌紧张，肝脾肋缘下未触及，麦氏点无压痛，移动性浊音阴性，肠鸣音较弱，2～3 次 / 分。舌红，苔黄厚腻，脉弦滑。

辅助检查：血淀粉酶 820U/dL，尿淀粉酶 388U/dL。血常规示白细胞 $12.38×10^9$/L。快速血糖 13.5mmol/L。肝胆胰脾彩超见胰腺肿大，提示急性胰腺炎。

西医诊断：急性胰腺炎。

中医诊断：腹痛。

辨证：湿热内蕴，腑气不通证。

治法：清热利湿，通腑理气。

方药：生大黄 12g（后下），枳实 12g，黄柏 20g，栀子 12g，败酱草 15g，柴胡 12g，木香 10g，白芍 45g，半夏 12g，厚朴 20g，黄芩 9g，芒硝 30g（冲），甘草 15g。水煎取汁 100mL，灌肠，日 1 剂。

2017 年 7 月 9 日二诊：腹痛、腹胀减轻，低热，无呕吐，舌红，苔黄腻，脉弦滑。继用 7 剂。

2017 年 7 月 16 日三诊：仍有腹痛、腹胀，可耐受，无发热，大便正常，舌红，苔黄，脉弦。上方去生大黄、芒硝、黄芩，加用桃仁 12g，红花 9g，当归 12g，赤芍 9g。7 剂。

2017 年 7 月 23 日四诊：腹部隐痛不适，阵发性发作，无腹胀，无发热，无恶心、呕吐，舌红，苔薄黄，脉弦，继服上方 14 剂。

2017 年 8 月 6 日五诊：未诉不适。

按： 患者中年男性，主因"腹痛腹胀 1 天"就诊，结合症状、体征及辅助检查，西医诊断为急性胰腺炎，归属中医"腹痛"范畴。患者平素喜食辛辣刺激烟酒之品，日久伤脾，脾失健运，水湿内停，日久化热，湿热蕴结于上腹，致气血经脉瘀滞不通，不通则痛，故见上腹痛；湿热阻遏气机，气机不畅，郁滞不通故见腹胀；脾失健运，胃气上逆，故见恶心呕吐；湿热蕴结，经脉不通，故见反复低热；气机阻滞，腑气不通，故排便不畅。结合舌脉，辨证为湿热内蕴、腑气不通证，治以清热利湿、通腑理气。故初诊早期基础方加黄芩、芒硝以软坚润燥、泻热通便；用药后患者病情减轻，以瘀血阻络、腑气不通为主，故治以活血化瘀、理气通络，去生大黄、芒硝、黄芩等清热之品，加用桃仁、红花、当归、赤芍以增活血化瘀之功。诸药合用，气血畅通，诸症悉除。

病案 2

常某，男，51 岁，2015 年 3 月 2 日初诊。

主诉： 腹痛、腹胀 20 余天。

患者于 20 余天前因饮食不节出现腹痛，剧烈难忍，以左上腹为著，伴腹胀，恶心，无呕吐，体温最高达 38.8℃，有少许排气，大便未排，纳差，就诊于市级某医院，诊断为急性胰腺炎，住院抗感染补液治疗，症状减轻后出院。现主症：间断腹痛、腹胀，隐隐不适，无发热，无恶心，大便 2 日 1 次。查体：腹平坦，轻压痛，以左上腹为著，无反跳痛及肌紧张，肝脾肋缘下未触及，麦氏点无压痛，无移动性浊音，肠鸣音可，4 次 / 分。舌红，苔白厚腻，脉弦涩。

辅助检查： 血常规示白细胞 9.31×10^9/L。快速血糖 5.5mmol/L。

西医诊断： 急性胰腺炎。

中医诊断： 腹痛。

辨证： 瘀血阻络，气机不通证。

治法： 活血化瘀，理气通络。

方药： 桃仁 15g，红花 15g，赤芍 12g，当归 12g，枳实 12g，厚朴 20g，木香 9g，败酱草 30g，黄柏 20g，栀子 12g，甘草 6g。水煎取汁 400mL，分早晚 2 次内服，日 1 剂，共 7 剂。

2015 年 3 月 9 日二诊：腹痛、腹胀减轻，可耐受，间歇性发作，无恶心，无发热，大便日 1 次，继服上方 14 剂。

2015 年 3 月 23 日三诊：未诉不适。

按：患者中年男性，主因"腹痛、腹胀 20 余天"就诊，结合症状、体征及辅助检查，西医诊断为急性胰腺炎，归属中医"腹痛"范畴。患者平素喜食辛辣刺激烟酒之品，日久伤脾，脾失健运，水湿内停，日久化热，湿热蕴结于上腹，致气血经脉瘀滞不通，不通则痛，故见上腹隐痛；湿热阻遏气机，气机不畅，郁滞不通故见腹胀；脾失健运，胃气上逆，故见恶心；气机阻滞，腑气不通，故排便不畅。结合舌脉，辨证为瘀血阻络、气机不通证，故治以活血化瘀、理气通络，基础方原方内服。诸药合用，气血畅通，诸症悉除。

第三节　胃穿孔

急性胃穿孔是指由胃溃疡、创伤或其他疾病引起的胃黏膜层、黏膜下层、肌层、浆膜层全层破裂，引起突发性剧烈腹痛的一种疾病。急性胃穿孔是临床常见的外科急腹症，也是胃溃疡的严重并发症之一。本病好发于任何年龄段，按症候当归属于"腹痛"范畴。

一、诊断依据

（一）临床表现

胃穿孔的主要临床表现为突发性上腹部剧烈疼痛，如刀割样，后扩散至全腹，疼痛剧烈，可有面色苍白、出冷汗、脉搏细速、血压下降等，常伴恶心、呕吐，亦可见发热、腹胀等，甚至出现休克。

（二）辅助检查

大多数患者血常规中白细胞增加，血清淀粉酶可见轻度升高。站立位腹部 X 线检查 80% 的病人可见膈下新月状游离气体影。

二、谈古论今

（一）疾病溯源

胃穿孔属于"腹痛"范畴。"腹痛"病名最早见于《黄帝内经》。《素问·气交变大论》记载："岁土太过，雨湿流行，肾水受邪，民病腹痛。"《灵枢·厥病》曰："腹胀胸满，心尤痛甚，胃心痛也。"关于"腹痛"的病因病机，《素问·举痛论》曰，"寒气客于肠胃之间，膜原之下，血不得散，小络急引故痛"，指出腹痛是由于寒邪客于胃肠，致瘀血阻滞，经脉拘急牵引所致。《黄帝内经》中记载腹痛的发生与情志有关，例如"木郁之发，民病胃脘当心而痛"，指出肝气郁结、情志不遂也可出现胃部疼痛的症状。《素问·痹论》云，"饮食自倍，肠胃乃伤"，《诸病源候论》中记载，"风入腹拘急切痛者，是体虚受风冷……故心腹拘急切痛"，指出感受风寒之邪也可引起腹痛。《古今医鉴》针对各种病因提出不同的治疗法则，即"是寒则温之，是热则清之，是痰则化之，是血则散之，是虫则杀之，临证不可惑也"。《圣济总录·虚劳门》云"气弱胃虚，饮食伤动……故令心腹俱痛也"，李东垣《脾胃论》也指出"内伤脾胃，百病由生"，认为饮食所伤也可引起胃部疼痛不适，甚至出现胃穿孔。李东垣在《医学发明·泄可去闭葶苈大黄之属》篇，明确提出了"痛则不通"的病理学说，并在治疗上确立了"痛随利减，当通其经络，则疼痛去矣"的治疗大法，对后世产生很大影响。《仁斋直指方》对腹痛提出了分类鉴别，"气血、痰水、食积、风冷诸症之痛，每每停聚而不散，唯虫痛则乍作乍止，来去无定，又有呕吐清沫之可验"。《寿世保元·腹痛》曰："治之皆当辨其寒热虚实，随其所得之证施治。"《景岳全书·心腹痛》曰："痛有虚实，凡三焦痛证，惟食滞、寒滞、气滞者最多，其有因虫、因火、因痰、因血者，皆能作痛。大都暴痛者，多有前三证；渐痛者，多由后四证……可按者为虚，拒按者为实。久痛者多虚，暴痛者多实。得食稍可者为虚，胀满畏食者为实。痛徐而缓，其得共处者多虚，痛剧而坚，一定不移者为实。""凡治心腹痛证，古云痛随利减，又曰通则不痛，此以闭结坚实者为言。若腹无坚满，痛无结聚，则此说不可用也。其有因虚而作痛者，则此说更如冰炭。"《医学真传·腹痛》谓："夫通则不痛，理也。但通之之法，各有不同。调气以和血，调血以和气通也；下逆者使之上行，中结者使之旁达，亦通也；虚者助之使通，寒者温之使通，无非通之之法也。若必以下泄为通，则妄矣。"

（二）守正创新

葛建立教授依据多年临床用药治病经验，总结出了自己独特的治疗胃穿孔的方法，认为胃穿孔分急性期与慢性期。急性期主要是初期，腹痛、腹胀明显，可伴有发热等症状，主要由于湿热壅盛，腑气不通所致。气机郁滞，经脉受阻，日久化热产湿，湿热内蕴，蕴结胃肠致经脉气血运行不畅，腑气不通，不通则痛，故见腹胀腹痛。葛建立教授认为胃穿孔急性期不宜口服中药，应采用中药灌肠的方式，以"清热利湿、理气通腑"为总的治疗大法，应禁食水，配合胃肠减压、补液等治疗，以期尽快修复穿孔，恢复胃肠功能，总结出经验方（生大黄 12g，黄柏 20g，薏苡仁 30g，败酱草 30g，枳实 15g，牡丹皮 15g，砂仁 12g，厚朴 20g，木香 9g，延胡索 12g，甘草 6g）。急性期根据腹部疼痛及发热程度分为胃穿孔合并局限性腹膜炎以及胃穿孔合并弥漫性腹膜炎，前者湿热为主，后者热毒炽盛，药量应有所调整。慢性期患者腹痛、腹胀缓解，热象已退，进入溃疡愈合修复期。葛建立教授认为慢性期以"瘀"为主。病由气血瘀滞，经脉不通，阻滞胃肠运化而成，故辨证为瘀血内停、气机不通证，治以活血化瘀、理气止痛，总结出经验方（当归 15g，赤芍 12g，蒲黄 9g，五灵脂 30g，川芎 12g，延胡索 12g，木香 12g，茯苓 15g，白术 12g，山药 15g，甘草 6g）。

　　葛建立教授指出针对本病不同的夹杂症状，可在原方基础上予以加减。若兼有恶心、呕吐者，原方加竹茹、三七等；兼发热、乏力者，原方加泽泻等；兼面色㿠白者，原方加地黄、山茱萸、附子等。应用中药治疗时可选择性加用穴位贴敷、中药热敷包、针灸治疗等中医特色疗法。若患者出现腹痛加重，高热，周身湿冷，则需急诊中转手术治疗。术后早期因不能进食，宜予以双足三里穴位贴敷以促进肠蠕动，恢复肠功能，防止肠粘连，或用"通腑汤"（桃仁 15g，红花 15g，当归 15g，木香 9g，生大黄 12g，枳实 15g，厚朴 20g，芒硝 20g，焦槟榔 15g）灌肠治疗，以促进胃肠道功能恢复。

三、病案举隅

病案 1

王某，女，42 岁，2019 年 3 月 5 日初诊。

主诉：突发上腹部疼痛 3 小时。

患者于 3 小时前无明显诱因突发持续性上腹部疼痛，以左上腹为著，刀割样疼痛，疼痛难忍，阵发性加剧，伴腹胀，稍恶心，无呕吐，纳呆，小便调，遂就诊于我院。既往慢性胃炎、胃溃疡病史 10 年。查体：体温 38.5℃，全腹压痛，以上腹部为著，上腹部反跳痛，伴腹肌紧张，肝脾未触及，无移动性浊音，肠鸣音弱。舌红，苔黄腻，脉弦滑。

辅助检查：腹部 CT 提示腹腔内游离气体，胃穿孔，少量腹腔积液。血常规示白细胞 10.9×10^9/L，中性粒细胞 81%。

西医诊断：急性胃穿孔。

中医诊断：腹痛。

辨证：湿热壅盛，腑气不通证。

治法：清热利湿，理气通腑。

方药：生大黄 12g（后下），黄柏 20g，薏苡仁 30g，败酱草 30g，竹茹 9g，泽泻 12g，枳实 15g，牡丹皮 15g，砂仁 12g，厚朴 20g，木香 9g，延胡索 12g，甘草 6g。水煎取汁 100mL，日 1 剂，灌肠，共 7 剂。

2019 年 3 月 12 日二诊：腹痛、腹胀较前减轻，无发热，偶伴恶心，舌红，苔黄稍腻，脉弦。症虽有好转，但仍以湿热壅盛、腑气不通为主，故效不更方，继用 7 剂灌肠。

2019 年 3 月 19 日三诊：腹部隐痛时作，气短懒言，无恶心，纳呆，舌红，苔黄，脉弦细。患者病有好转，热象已减退，原方去生大黄、厚朴、黄柏苦寒泻下之品，加党参 15g，山药 12g，白扁豆 15g，以补益脾胃。7 剂。水煎取汁 400mL，内服。

2019 年 3 月 26 日四诊：偶有腹部隐痛不适，纳少，舌红，苔薄黄，脉细涩。辨证以瘀血内停、气机不通为主，治以活血化瘀、理气止痛。予以当归 15g，赤芍 12g，蒲黄 9g，五灵脂 30g，川芎 12g，延胡索 12g，木香 12g，茯苓 15g，白术 12g，山药 15g，党参 15g，白扁豆 15g，焦山楂 10g，焦神曲 10g，焦麦芽 10g，甘草 6g。7 剂。水煎取汁 400mL，内服。

2019 年 4 月 2 日五诊：患者无明显不适，继用 7 剂，巩固疗效。

按：患者青年女性，主因"突发上腹部疼痛 3 小时"就诊，结合多年慢性胃炎、胃溃疡病史及腹部 CT，故西医诊断为急性胃穿孔，属中医"腹痛"范畴。患者青年女性，平素喜食肥甘厚味，日久痰湿内生，郁久化热，故见发热；湿热阻遏气机，致血行不畅，瘀血内停，气机上逆犯胃，故见恶心、腹胀；痰瘀阻滞于脉络，不通则痛，故见腹痛。结合舌脉，辨证为湿热壅盛、腑气不通证，以清热利湿、理气通腑为治则。故初诊经验方佐以竹茹、泽泻降逆止呕、清热利湿。二诊时，患者症状减轻，故继用 7 剂。三诊时，患者热象减轻，食欲欠佳，气短懒言，原方去生大黄、厚朴、黄连，加党参、山药、白扁豆等益气健脾和中，且中药改为内服。四诊，患者症状缓解，恢复后期，瘀滞为主，故以活血化瘀、理气止痛为治则，诸药合用，使湿热得泻，血脉畅通，则诸症悉除。

病案 2

崔某，男，53 岁，2017 年 7 月 5 日初诊。

主诉：突发上腹部疼痛 6 小时。

患者于 6 小时前聚餐饮酒后突发持续性上腹部疼痛，以左上腹为著，刀割样疼痛，疼痛难忍，自行热敷后无明显减轻，疼痛进行性加重，伴腹胀、恶心、呕吐，小便调，遂急就诊于我院。既往胃溃疡病史 15 年。查体：体温38.8℃，全腹压痛，以上腹部为著，反跳痛，腹肌紧张，肝脾未触及，无移动性浊音，肠鸣音弱。舌红，苔黄腻，脉弦滑。

辅助检查：腹部 X 线可见膈下新月状游离气体影。血常规示白细胞$13.9×10^9$/L，中性粒细胞82%。

西医诊断：急性胃穿孔。

中医诊断：腹痛。

辨证：湿热壅盛，腑气不通证。

2017 年 7 月 5 日予以急诊住院行胃穿孔修补手术，术后常规禁食水、抗感染补液治疗，患者病情平稳。

2017 年 7 月 8 日二诊：无发热，无腹痛、腹胀，肠鸣音弱，禁食水，予以双足三里穴位贴敷以促进肠蠕动，恢复肠功能，防止肠粘连，用"通腑汤"（生大黄 12g，枳实 15g，厚朴 20g，芒硝 20g，焦槟榔 15g，木香 9g，当归 15g，桃仁 15g，红花 15g）灌肠治疗，日 1 剂，共 5 剂，以促进胃肠功能恢复。

2017 年 7 月 12 日三诊：患者病情平稳，已排气，少许排便，质稀，偶伴腹胀，寐安，舌暗红，苔黄厚腻，脉细涩。辨证为瘀血内停、气机不通证，治以活血化瘀、理气止痛。具体方药：当归 15g，赤芍 12g，蒲黄 9g，五灵脂 30g，川芎 12g，延胡索 12g，木香 12g，茯苓 15g，白术 12g，山药 15g，厚朴 12g，焦山楂 10g，焦神曲 10g，焦麦芽 10g，甘草 6g。水煎取汁 400mL，日 1 剂，内服，共 3 剂。

2017 年 7 月 15 日四诊：患者无腹痛，偶有腹胀，排气、排便可，寐安，舌红，苔黄，脉细涩。效不更方，继用 3 剂。

2017 年 7 月 18 日五诊：患者无明显不适，上方 7 剂，带药出院。

按：患者中年男性，主因"突发上腹部疼痛 6 小时"就诊，结合多年胃溃疡病史及腹部 X 线检查，西医诊断为急性胃穿孔，属中医"腹痛"范畴。患者中年男性，平素喜食肥甘厚味辛辣之品，日久痰湿内生，郁久化热，故见高热；湿热阻遏气机，致血行不畅，瘀血内停，气机上逆犯胃，故见恶心、呕吐、腹胀；痰瘀阻滞于脉络，不通则痛，故见腹痛。结合舌脉，辨证为湿热壅盛、腑气不通证。鉴于患者病情较重，急诊手术治疗，术后第 3 天，予以通腑汤灌肠促进胃肠功能恢复。术后第 7 天患者排气、排便恢复后，手术创伤致血行不畅，气机郁阻，故见腹胀，加之舌脉一派血瘀之象，故辨证为瘀血内停、气机不通证，以活血化瘀、理气止痛为治则组方内服。第 10 日患者用药后症状减轻，故原方续服。患者于 2017 年 7 月 18 日痊愈出院。

第四节　肠梗阻

肠梗阻是指由于各种原因导致的肠内容物通过障碍，引起腹痛、腹胀、呕吐、停止排气排便的一种疾病，是外科常见的急腹症之一。急性肠梗阻病情危重，可诱发感染、电解质紊乱等，甚至危及生命，属于外科五大急腹症之一。本病归属于中医学"肠结""腹痛"范畴。

一、诊断依据

（一）临床表现

肠梗阻的临床表现主要为腹痛、腹胀、呕吐，停止排气、排便，可见胃肠型及蠕动波，腹部听诊可听到肠鸣音亢进，可伴有气过水声及高调肠鸣音，伴有发热，四肢湿冷，甚至休克。

（二）辅助检查

血红蛋白值及血细胞比容可因缺水、血液浓缩而升高。尿液分析中尿比重也增高。绞窄性肠梗阻时白细胞计数和中性粒细胞明显增加。立位腹平片可提示多个气液平面及气胀肠袢，当怀疑肠套叠、乙状结肠扭转或结肠肿瘤时，可做钡剂灌肠或 CT 检查以助诊断。

二、谈古论今

（一）疾病溯源

肠梗阻属于中医"肠结""腹痛"的范畴。历代医家对肠梗阻的病因病机及诊治也多有记载。《黄帝内经》中记载，"饮食不下……腹中常鸣，气上冲胸，喘不能久立"，又云"大肠胀者，鸣而痛濯濯"，"太阴之厥，则腹满胀，后不利，不欲食，食则呕，不得卧"。《素问·举痛论》指出，"寒气客于肠胃之间，膜原之下，血不得散，小络急引故痛……热气留于小肠，肠中痛，瘅热焦渴，则坚干不得出，故痛而闭不通矣"，指出寒邪、热邪客于肠胃以及气机阻滞均能引起大便不通。隋代巢元方《诸病源候论·大便病诸候》记载："关格者，大小便不通也。大便不通，谓之内关；小便不通，谓之外格；二便俱不通，为关格也。"宋代杨士瀛《仁斋直指方·卷之十七》曰"气血、痰水、食积、风冷诸症之痛，每每停聚而不散，惟虫病则乍作乍止，来去无定，又有呕吐清沫之可验"，将病因归结为寒热、食积、痰饮、虫积等。明代张景岳《景岳全书·心痛病》记载，"痛有虚实，凡三焦痛证惟食滞、寒滞、气滞者最多，其有因虫、因火、因痰、因血者，皆能作痛。大都暴痛者，多由前三证；渐痛者，多由后四证"，指出肠梗阻主要由气滞、血瘀、寒凝、热结、湿阻、食积等引起。陈士铎在《石室秘录》中首次提出"肠结"这一病名，"干燥火炽，大肠阴尽……名曰肠结"。清代汪文绮《杂症会心录》记载，"幽门无权，胃液空虚，肾水迫之，又迫而不足以敌直奔之势，从小肠入胃，糟粕随之"，指出呕吐物中带有粪便是因为幽门固摄无权，肾水犯胃。张锡纯《医学衷中参西录·治燥结方》曰："饮食停于肠中，结而不下作疼，故名肠结。"

现代医家对肠梗阻也有独到见解。李智慧等医家认为肠结病与"热结旁流""寒结旁流"概念一致。胃肠实热燥火引起的便秘属于阳结，其治法与阳明热盛，燥屎内结于肠道相同，采用大承气汤加减治疗；与之对应的是"阴结"，与寒邪结于肠道，气血不行，大便不通的"寒结旁流"治法相同，治宜温里散寒，通便导滞，采用大黄附子汤加减。李晓玉等将粘连性肠梗阻分为气结型、热结型及瘀结型。

（二）守正创新

五脏六腑各司其职。六腑以通为用，以降为顺。正如《素问·五脏别论》中记载："六腑者，传化物而不藏，故实而不能满也。所以然者，水谷入口，则胃实而肠虚；食下，则肠实而胃虚。"葛建立教授认为肠梗阻的形成与"瘀"密切相关。"瘀"既为病因，又是病理产物。肠梗阻的主要病因病机为瘀血阻滞，腑气不通。他认为瘀血内阻，腑气不通，不通则痛，不通则胀，故见腹痛腹胀；大肠传导功能失司，糟粕内停，则大便不行，矢气不行，故见停止排气排便；瘀血阻滞，气机升降失调，气机上逆故见恶心呕吐。根据病机，本病治疗当以活血化瘀、理气通腑为主。葛建立教授根据其多年临床治病及用药经验主张肠梗阻的治疗分不完全性肠梗阻与完全性肠梗阻。不完全性肠梗阻可以中药内服，酌加双足三里、支沟、天枢等穴位贴敷治疗，以活血化瘀、理气通腑为治则组成经验方（桃仁 15g，红花 15g，当归 15g，木香 9g，生大黄 6g，枳实 15g，厚朴 20g，焦槟榔 15g，党参 15g，茯苓 15g，白术 30g，山药 30g，砂仁 9g，甘草 6g）。对于完全性肠梗阻，初期主要以活血化瘀、理气通腑为治则组方灌肠，命名为"通腑汤"（桃仁 15g，红花 15g，当归 15g，木香 9g，生大黄 12g，枳实 15g，厚朴 20g，芒硝 20g，焦槟榔 15g）。方中大黄、芒硝泻下攻积、软坚润燥通便为君药；枳实、厚朴宽中下气行滞为臣药；木香、槟榔理气调中为佐药；当归、桃仁、红花养血活血、通便为使药。诸药合用，共奏活血化瘀、理气通腑之功效。待腑气已通，症状渐缓，后期可改为口服经验方治疗。如保守治疗无明显疗效，应及时手术治疗，如病情平稳，术后第 3 天予以通腑汤灌肠，术后第 7 天可进食后予以通腑汤加减口服，期间酌加穴位贴敷及中药热敷包治疗以促进胃肠功能的恢复。

葛建立教授主张肠梗阻治疗首分病因。若为肠粘连或粪石梗阻所致，则以中药为主，相机治疗；若炎症所致，则兼用抗炎治疗；若肠梗阻因肿瘤而起，当以首去肿瘤，然后中药缓而图之；若为腹股沟疝气嵌顿导致的肠梗阻应及时行手术治疗；若患者完全性肠梗阻超过 48 小时，伴高热、神昏、脱水等症状，也应及时手术治疗。葛建立教授针对不同合并症状，随症加减，以达到治病的目的。若兼有腹痛剧烈而拒按，口干、口苦，大便秘结不通者，可加用石膏、知母，以凉血导滞；兼有腹部绞痛，可触及包块，四肢不温，面色青紫者，可加用制附片、桂枝，以温通止痛；胀气较甚，腹痛拒按者，加小茴香、延胡索、赤芍等理气活血。

三、病案举隅

病案 1

刘某，女，62 岁，2019 年 3 月 5 日初诊。

主诉：腹痛伴间断停止排气排便 20 天，加重伴呕吐 1 天。

患者于 20 天前无明显诱因出现腹部胀痛不适，未排便，偶有排气，无恶心呕吐，自行饮用蜂蜜水后排出少许大便，腹部胀痛可轻微缓解。近 20 天来，大便四五日一行，便干，腹部胀痛间断出现，以不排气、不排便时为著。1 天前出现腹痛较前加重，伴呕吐，呕吐物为胃内容物，已 5 日未排气排便，无发热，今为求系统诊治，遂就诊于我院。既往因子宫肌瘤行子宫摘除手术，高血压病史 10 年。查体：腹部隆起，可见胃肠型及蠕动波，全腹压痛，以左下腹为著，并可触及质硬不可移动性包块，脐周可闻及高调肠鸣音。舌暗红，有瘀斑，苔淡白，脉沉细涩。

辅助检查：腹部 X 线平片示膈下可见游离气体，肠管多处积气，肠管扩张，乙状结肠可见气液平面。血常规示白细胞 9.9×10^9/L，中性粒细胞 81%。电解质示钾 3.2mmol/L，钠 125mol/L，氯 80mol/L。

西医诊断：完全性肠梗阻。

中医诊断：肠结。

辨证：瘀血阻滞，腑气不通证。

治法：活血化瘀，理气通腑。

方药：通腑汤加减。

桃仁 15g，红花 15g，当归 15g，木香 9g，生大黄 12g（后下），枳实 15g，厚朴 20g，芒硝 20g（冲），焦槟榔 15g。水煎取汁 200mL，日 1 剂，晚灌肠，共 7 剂。

2019 年 3 月 12 日二诊：腹痛、腹胀较前减轻，有少许排气，晨起灌肠液夹带粪渣排出，舌暗红，有瘀斑，苔淡白，脉沉细涩。效不更方，继用 7 剂。

2019 年 3 月 19 日三诊：患者腹痛较前明显减轻，无腹胀，排气多，大便日 1 次，无恶心呕吐，舌暗，苔白，脉沉。考虑患者腑气渐通，改为口服。上方生大黄改为 6g，去芒硝，加党参 15g，茯苓 15g，白术 30g，山药 30g，砂仁 9g 以调理肠胃，固护胃气，继用 7 剂。

2019 年 3 月 26 日四诊：疼痛基本消失，无腹胀，大便正常，舌暗，苔白，脉细涩，继用 7 剂，巩固疗效。

按： 患者老年女性，主因 "腹痛伴间断停止排气排便 20 天，加重伴呕吐 1 天" 前来就诊，结合腹平片结果，西医诊断为完全性肠梗阻，属中医 "肠结" 范畴。患者年老体弱，加之手术创伤，精血内停，瘀血阻滞，腑气不通，不通则痛，故见腹痛、腹胀、停止排气排便；腑气不降，胃气上逆，故见恶心、呕吐。结合舌苔脉象，辨证为瘀血阻滞、腑气不通证，治疗当以活血化瘀、理气通腑为主。故初诊以通腑汤灌肠。二诊，腹痛、腹胀较前减轻，可见粪水排出，仍辨证为瘀血阻滞、腑气不通证，效不更方，继用 7 剂。三诊，患者腑气已通，腹痛、腹胀较前明显减轻，改为口服，上方生大黄减量，去芒硝，加党参、茯苓、白术、山药、砂仁以调理肠胃，固护胃气。四诊，继用 7 剂，巩固疗效。诸药合用，使瘀血得去，腑气畅通，则诸症悉除。

病案 2

赵某，女，59 岁，2019 年 3 月 15 日初诊。

主诉： 腹痛、腹胀伴停止排气排便 5 天。

患者 5 天前无明显诱因出现腹部胀满疼痛不适，无排气排便，伴发热，无恶心呕吐，未予重视，未曾就诊，腹部胀满进行性加重，拒按，今为求系统诊治，遂就诊于我院。10 年前阑尾切除术手术史。查体：体温 38.2℃，腹部隆起，全腹压痛，无反跳痛及肌紧张，可触及质硬不可移动性包块，叩诊鼓音，脐周可闻及高调肠鸣音。舌紫暗，苔白，脉弦细涩。

辅助检查： 腹部 X 线平片示肠管多处积气，肠管扩张，乙状结肠可见多个气液平面。血常规示白细胞 $12.2 \times 10^9/L$，中性粒细胞 90%。电解质示钾

3.2mmol/L，钠 128mol/L，氯 100mol/L。

西医诊断：完全性肠梗阻。

中医诊断：肠结。

辨证：瘀血阻滞，腑气不通证。

治法：活血化瘀，理气通腑。

患者腹痛、腹胀进行性加重，体温 38.5℃，无排气排便，考虑梗阻不能缓解，急转手术治疗，以防肠管坏死，故行肠粘连松解、肠切除吻合术，术后常规禁食水，抗感染补液治疗，患者病情平稳。

2019 年 3 月 19 日二诊：无发热，无腹痛、腹胀，肠鸣音弱。予以双足三里穴位贴敷以促进肠蠕动，恢复肠功能，防止肠粘连，用"通腑汤"（生大黄 12g，枳实 15g，厚朴 20g，芒硝 20g，焦槟榔 15g，木香 9g，当归 15g，桃仁 15g，红花 15g）灌肠治疗，日 1 剂，共 5 剂，以促进胃肠功能恢复。

2019 年 3 月 23 日三诊：患者病情平稳，已排气，少许排便，质稀，偶伴腹胀，寐安，舌暗红，苔黄厚腻，脉沉细涩。辨证为瘀血阻滞、腑气不通证，治以活血化瘀，理气通腑，兼顾健脾和胃。以此治则组方内服，具体如下：桃仁 15g，红花 15g，当归 15g，木香 9g，生大黄 6g（后下），枳实 15g，厚朴 20g，焦槟榔 15g，柴胡 15g，党参 15g，茯苓 15g，白术 30g，山药 30g，砂仁 9g，甘草 6g。水煎取汁 400mL，日 1 剂，内服，共 3 剂。

2019 年 3 月 26 日四诊：患者无腹痛，偶有腹胀，排气排便可，半流食，寐安，舌红，苔黄，脉弦。效不更方，继用 3 剂。

2019 年 3 月 29 日五诊：患者无明显不适，上方 7 剂，带药出院。

按：患者中年女性，主因"腹痛、腹胀伴停止排气排便 5 天"前来就诊，结合腹平片结果及腹部手术史，西医诊断为完全性肠梗阻，属中医"肠结"范畴。患者年老体弱，精血内停，瘀血阻滞，腑气不通，不通则痛，故见腹痛、腹胀、停止排气排便；正邪交争故见发热。结合舌苔脉象，辨证为瘀血阻滞、腑气不通证，治疗当以活血化瘀、理气通腑为主。鉴于患者病情较重，急诊手术治疗，术后第 3 天以通腑汤原方灌肠，以促进胃肠功能恢复。术后第 7 天，有排气，排便量少，舌暗红，苔黄厚腻，脉沉细涩，予以活血化瘀、理气通腑经验方内服。术后第 10 天，患者已排气排便，继服 3 剂。术后第 13 天患者术后病情平稳，已无大碍，继用 7 剂，巩固疗效。

病案 3

侯某，女，32 岁，2019 年 6 月 10 日初诊。

主诉：腹痛、腹胀伴停止排便 7 天。

患者 7 天前因公司琐事生气后出现腹部胀痛不适，并停止排便，少许排气，无发热，无恶心、呕吐，今为求系统诊治，遂就诊于我院。既往流产 2 次，盆腔炎病史 1 年。查体：腹部膨隆，全腹压痛，脐周为著，无反跳痛及肌紧张，未触及异常包块，无移动性浊音，肠鸣音较弱。舌紫暗，苔白，脉弦细涩。

辅助检查：立位腹平片示肠管少量积气，可见数个散在气液平。血常规示白细胞 9.2×10^9/L，中性粒细胞 85%。

西医诊断：不完全性肠梗阻。

中医诊断：肠结。

辨证：瘀血阻滞，腑气不通证。

治法：活血化瘀，理气通腑。

方药：桃仁 15g，红花 15g，当归 15g，木香 9g，生大黄 6g（后下），枳实 15g，厚朴 20g，焦槟榔 15g，柴胡 15g，党参 15g，茯苓 15g，白术 30g，山药 30g，砂仁 9g，甘草 6g。水煎取汁 400mL，日 1 剂，内服，共 7 剂。

2019 年 6 月 17 日二诊：腹痛、腹胀较前减轻，有排气排便。效不更方，继用 7 剂。

2019 年 6 月 24 日三诊：基本已无大碍，继用 7 剂，巩固疗效。

按：患者为青年女性，主因"腹痛、腹胀伴停止排便 5 天"前来就诊，结合腹平片结果及既往病史，西医诊断为不完全性肠梗阻，属中医"肠结"范畴。患者青年女性，肝气不疏，气滞血瘀，腑气不通，不通则痛，故见腹痛、腹胀、停止排便，排气减少。结合舌苔脉象，辨证为瘀血阻滞、腑气不通证，治疗当以活血化瘀、理气通腑为主。故初诊以内服经验方基础上加柴胡理气止痛，加党参、白术、茯苓、山药、砂仁固护胃气。二诊，腹痛、腹胀较前减轻，有排气排便，效不更方，继用 7 剂。三诊，基本已无大碍，继用 7 剂，巩固疗效。诸药合用，可达到理气活血化瘀之效，诸症悉除。

第五节　急性阑尾炎

急性阑尾炎是指由于阑尾受到外界各种因素的刺激导致细菌滋生或粪石梗阻，引起的炎症性反应。急性阑尾炎是临床上较为常见的外科急腹症之一，可发生于任何年龄，在各种急腹症中有较高的发病率。本病归属于中医"肠痈"范畴。

一、诊断依据

（一）临床表现

急性阑尾炎典型的临床表现主要为转移性右下腹疼痛，即病初多为脐周或上腹部的疼痛，继而疼痛部位转移固定于右下腹，查体可见麦氏点压痛，伴反跳痛、肌紧张，可伴有恶心、呕吐、发热、乏力、心率加快，严重者可伴有腹胀、停止排气排便等。

（二）辅助检查

大多数患者血常规中白细胞计数和中性粒细胞比例增高。腹部平片可见盲肠扩张和液气平面，偶可见钙化的粪石和异物影。腹部彩超有时可发现肿大的阑尾或脓肿。

二、谈古论今

（一）疾病溯源

急性阑尾炎属于中医"肠痈"范畴，最早见于《素问·厥论》，其中记载"少阳厥逆……发肠痈不可治，惊者死"。关于"肠痈"的病因病机诊治，之后的历代医家也多有记载。东汉张仲景《金匮要略》记载"肠痈者，少腹肿痞，按之即痛……其脉迟紧者脓未成，可下之，当有血。脉洪数者，脓已成，不可下也，大黄牡丹皮汤主之"，另有记载"肠痈之为病，其身甲错，腹皮急，按之濡，如肿状，腹无积聚，身无热，脉数，此为腹内有痈脓，薏苡附子败酱散主之"。隋代巢元方《诸病源候论》记载"肠痈者，由于寒温不适，喜怒无度，使邪气与营卫相干，在于肠中，遇热加之，气血蕴积，积聚成痈"，可见"肠痈"的病因为感受寒湿之邪或情志失调导致肠中正邪相争，"遇热加之，气血蕴积"，从而结聚为"痈"。唐代孙思邈《备急千金要方》中记载了有关"肠痈"的外治法："曲两肘，正肘头锐骨，灸百壮，下脓血而安。"明代杨继洲《针灸大成》记载了有关针刺俞穴治疗肠痈的方法："肠痈痛，太白陷谷大肠俞。"明代陈实功《外科正宗》曰："肠痈者，皆湿热瘀血流于小肠而成也。又由来有三：男子暴急奔走，以致肠胃传送不能舒利，败血浊气壅遏而成者一也；妇人产后，体虚多卧，未经起坐，又或坐草艰难，用力太过，育后失逐败瘀，以致败血停积肠胃，结滞而成者二也；饥饱劳伤，担负重物，致伤肠胃，又或醉饱房劳，过伤精力，或生冷并进……气血凝滞而成者三也。"本论明确指出了肠痈的病因病机。明代薛己《校注妇人良方》曰："妇人肠痈，因经行、产后瘀血，或七情饮食所致。"此指出妇人肠痈的病因病机多由于经行、产后瘀血，或七情、饮食所伤。又曰："妇人肠痈，其脉迟紧者，脓未成，用活命饮以解其毒。脉滑数者，脓已成，用云母膏以下其脓，时尝少饮薄粥，静养调理，庶可保生。"《医宗金鉴》曰，"大小肠痈因湿热，气滞瘀血注肠中"，指出大小肠痈多因湿热内生，气滞瘀血流注肠中所致。清代江涵暾《笔花医镜》记载，"大肠实者，胃实移热也，脉右尺必洪实，其症为肠痈。肠痈者，当脐而痛，溺数如淋，千金牡丹皮散主之"，方中有牡丹皮、薏苡仁、瓜蒌仁、桃仁。

现代中医学家对肠痈的病机诊治多有研究。李曰庆等将肠痈分为初期、酿脓期、溃脓期和变证，根据辨证论治分为瘀滞证、湿热证、热毒证。有医家以清热解毒、软坚消痈为治则组方外用治疗本病，如钟文木等使用中药大黄芒硝方外敷，田玉宏等采用大黄硝蒜方外敷，均取得良好效果。一部分医家以泻热解毒、消痈止痛为治则组方内服外用治疗本病。如张敏等应用清热消痈为治则的消肿生肌散药包压敷方法治疗慢性阑尾炎；田止学以清热解毒、活血止痛为治疗原则，应用肠痈汤内服联合大蒜三黄糊剂外敷右下腹治疗急、慢性阑尾炎；潘英萍采用以清热排脓为主要治则的阑尾清瘀汤联合脐部贴敷理气化瘀中药同时使用针灸的方法治疗慢性单纯性阑尾炎。

（二）守正创新

历代医家对"肠痈"的病因病机提出了不同见解。饮食不节、情志失调、寒温失宜、跌仆损伤、虫积等原因导致气血瘀滞，经络壅塞，肠道运化失司，瘀久化热，热胜肉腐，发为肠痈，其治法以"通腑泻热、活血化瘀、清热解毒"为主。葛建立教授在总结前人治法方药基础上，结合自己多年临证经验，认为"肠痈"多分急性期与慢性期。急性期以"湿热"为主，为气血瘀滞，经脉阻塞，日久化热产湿，湿热蕴结于右下腹，热盛肉腐，发为肠痈，治疗上以通腑泻热、解毒消痈为主，总结出经验方（生大黄 6g，枳实 12g，厚朴 12g，砂仁 12g，黄连 6g，生石膏 30g，薏苡仁 30g，败酱草 30g，蒲公英 30g，牡丹皮 12g，当归 15g，甘草 6g）。慢性期以"瘀"为主，病久化"瘀"，瘀血阻络，经脉不行，气机不通，当以活血化瘀、理气止痛为治则，总结出经验方（当归 12g，桃仁 15g，红花 15g，川芎 12g，蒲公英 15g，牡丹皮 15g，茯苓 15g，白术 12g，山药 15g，枳实 15g，厚朴 12g，砂仁 12g，木香 9g，甘草 6g）。

葛建立教授根据发病的症状不同随症加减。除主症转移性右下腹疼痛外，若兼有恶心、呕吐、纳差，可加用竹茹、半夏、山楂等健脾理气，降逆止呕；若兼有壮热、便秘或腹泻，加用黄连、生石膏等以清热解毒；若兼有腹胀者，加木香；若兼有小便不利者，加车前子。若患者出现转移性右下腹疼痛持续加重，板状腹，腹肌紧张，恶心，呕吐，乏力，寒战，高热，体温在 39℃以上者，需急诊手术治疗。术后早期因不能进食，宜予以双足三里穴位贴敷以促进肠蠕动，恢复肠功能，防止肠粘连，或用"通腑汤"（桃仁 15g，红花 15g，当归 15g，木香 9g，生大黄 12g，枳实 15g，厚朴 20g，芒硝 20g，焦槟榔 15g）灌肠治疗，以促进胃肠道功能恢复。

三、病案举隅

病案 1

刘某，男，52 岁，2019 年 4 月 20 日初诊。

主诉：转移性右下腹疼痛 1 天。

患者于 1 天前因饮食不节后出现腹痛，脐周为著，疼痛呈持续性，后疼痛转移并固定于右下腹，疼痛拒按，进行性加剧，伴恶心，呕吐，发热，无腹泻，纳差，小便调，大便日 1 次。查体：体温 38.6℃，右下腹麦氏点压痛（＋），无反跳痛及肌紧张，未触及明显肿块，肠鸣音正常，约 4 次 / 分。舌红，苔黄燥，脉弦滑。

辅助检查：阑尾彩超示阑尾壁增厚，阑尾腔近实性，急性阑尾炎。血常规示白细胞 12.83×10⁹/L，中性粒细胞 80.7%，淋巴细胞 13.4%，红细胞 4.49×10¹²/L，血红蛋白 130g/L，血小板 440×10⁹/L。

西医诊断：急性阑尾炎。

中医诊断：肠痈。

辨证：瘀血阻滞，湿热壅盛证。

治法：通腑泻热，解毒消痈。

方药：生大黄 6g（后下），枳实 12g，厚朴 12g，砂仁 12g，薏苡仁 30g，败酱草 30g，蒲公英 30g，牡丹皮 12g，当归 15g，黄连 6g，生石膏 30g，竹茹 9g，半夏 12g，生甘草 6g。水煎取汁 400mL，日 1 剂，分早晚 2 次温服，共 7 剂。

2019 年 4 月 27 日二诊：患者体温降至正常，疼痛减轻，时有恶心，无呕吐，舌红，苔黄，脉弦滑。患者热毒渐去，症状减轻，上方继服 7 剂。

2019 年 5 月 4 日三诊：患者右下腹隐痛不适，能耐受，无恶心呕吐，仍有纳差，舌淡，苔薄黄，脉弦。考虑患者热毒已去，辨证为瘀血阻络、气机不通证，治法应以"活血化瘀，理气止痛"为主。上方去大黄、黄连、生石膏、薏苡仁、败酱草，加桃仁 15g，红花 15g，川芎 12g，茯苓 15g，白术 12g，山药 15g，木香 9g。共 7 剂。

2019 年 5 月 11 日四诊：诸症皆消，继服 7 剂，巩固疗效。

3 个月后回访，疼痛未再发作。

按：患者中年男性，主因"转移性右下腹疼痛 1 天"就诊，根据患者症状、体征及阑尾彩超结果，西医诊断为急性阑尾炎，中医诊断为肠痈。患者腹痛，拒按，伴发热，加之舌红，苔黄燥，脉弦滑，一派湿热之象，辨证为瘀血阻滞、湿热壅盛证，治法以通腑泻热、解毒消痈为主，故用经验方加竹茹、半夏降逆止呕。二诊，患者无发热，疼痛较前减轻，考虑患者热毒渐去，气血瘀滞，继服 7 剂。三诊，患者腹痛较前明显减轻，仅余隐痛不适，但仍有纳差，考虑患者热毒已去，辨证为瘀血阻络、气机不通证，以"活血化瘀，理气止痛"为治则组方，标本兼治，诸症皆除。

病案 2

王某，女，62 岁，2019 年 5 月 10 日初诊。

主诉：右下腹疼痛不适 1 个月余。

　　患者于 1 个月余前无明显诱因出现腹部疼痛不适，以脐周为著，伴低热，无腹泻，未予重视，疼痛进行性加剧，疼痛部位转移并固定于右下腹，自行口服布洛芬缓释胶囊及头孢羟氨苄后疼痛有所缓解。1 个月来右下腹疼痛反复发作，时轻时重，今为求系统诊治而来我门诊。现患者右下腹疼痛，伴脘腹胀满，恶心，无呕吐，纳差，无发热，无腹泻，小便调，大便日 1 次。查体：体温 36.8℃，麦氏点压痛（＋），无反跳痛及肌紧张，未触及明显肿块，肠鸣音正常，约 4 次 / 分。舌暗红，苔黄腻，脉弦涩。

　　辅助检查：阑尾彩超示阑尾长约 7cm，直径约 1.5cm，阑尾壁增厚，印象急性阑尾炎。血常规示白细胞 9.88×10^9/L，中性粒细胞 79.2%。

　　西医诊断：急性阑尾炎。

　　中医诊断：肠痈。

　　辨证：瘀血阻络、气机不通证，兼有热象。

　　治法：活血化瘀，理气止痛，兼清热解毒。

　　方药：当归 12g，桃仁 15g，红花 15g，川芎 12g，蒲公英 15g，牡丹皮 15g，枳实 15g，厚朴 12g，砂仁 12g，木香 9g，生大黄 6g（后下），黄连 6g，甘草 6g。水煎取汁 400mL，日 1 剂，分早晚 2 次温服，共 7 剂。

　　2019 年 5 月 17 日二诊：患者疼痛减轻，脘腹胀满稍有好转，无恶心，舌淡，苔薄黄，脉弦涩。效不更方，继服 7 剂。

　　2019 年 5 月 24 日三诊：患者轻微脘腹胀满，纳差，无恶心、呕吐，舌淡，苔薄黄，脉弦。考虑患者热象已去，上方去生大黄、黄连，加茯苓 15g，白术 12g，山药 12g 理气健脾，继服 7 剂。

　　2019 年 5 月 31 日四诊：诸症皆消，继服 7 剂，巩固疗效。

　　3 个月后回访，疼痛未再发作。

　　按：患者老年女性，主因"右下腹疼痛不适 1 个月余"就诊，根据患者症状、体征及阑尾彩超结果，西医诊断为急性阑尾炎，中医诊断为肠痈。患者腹痛，拒按，脘腹胀满，伴恶心、纳差，加之舌暗红，苔黄腻，脉弦涩，辨证为瘀血阻络、气机不通证，兼有热象，治法以活血化瘀，理气止痛，佐以清热解毒。初诊在后期经验方原方基础上加大黄、黄连。二诊，患者疼痛减轻，脘腹胀满稍有好转，效不更方，乘胜追击。三诊，患者脘腹胀满，纳差，舌淡，苔薄黄，脉弦涩，为日久气血瘀滞脾胃，瘀血阻滞，胃气失和之象，故上方去大黄、黄连，加茯苓、白术、山药理气健脾和胃。

病案 3

王某，女，65 岁，2019 年 6 月 10 日初诊。

主诉：间断右下腹疼痛 1 年。

患者于 1 年前因进食辛辣刺激之品后出现腹部疼痛，脐周为著，疼痛呈持续性，伴发热，最高达 38.7℃，恶心，呕吐，无腹泻，无便血及黏液，后疼痛转移并固定于右下腹，疼痛拒按，进行性加剧，就诊于当地社区医院，诊断为急性阑尾炎，建议手术，患者拒绝，后予以抗生素静点（具体用药用量不详）7 日，疼痛缓解。1 年来，患者右下腹疼痛不适间断出现，口服阿莫西林胶囊后减轻，近期发作频次增加，持续时间延长，患者为求进一步治疗来我门诊。现右下腹隐痛，轻微腹胀，无发热，无口渴，无恶心呕吐，无腹泻，纳差，小便短赤，大便干，日 1 次。查体：体温 37.0℃，右下腹麦氏点压痛（＋），无反跳痛及肌紧张，未触及明显肿块，叩诊鼓音，肠鸣音正常，约 4 次 / 分。舌红，苔黄，脉弦涩。既往检查下腹部及盆腔 CT 提示阑尾炎。

辅助检查：血常规示白细胞 11.8×10^9/L，中性粒细胞 80%。

西医诊断：急性阑尾炎。

中医诊断：肠痈。

辨证：瘀血阻络，气机不通证。

治法：活血化瘀，理气止痛。

方药：当归 12g，桃仁 15g，红花 15g，川芎 12g，蒲公英 15g，牡丹皮 15g，茯苓 15g，白术 12g，山药 15g，枳实 15g，厚朴 12g，砂仁 12g，木香 9g，甘草 6g。水煎取汁 400mL，日 1 剂，分早晚 2 次温服，共 7 剂。

2019 年 6 月 17 日二诊：患者腹部隐痛减轻，偶有腹胀，大便正常，舌红，苔薄黄，脉弦涩。上方继服 7 剂。

2019 年 6 月 24 日三诊：患者诸症皆消，舌淡红，苔薄黄，脉弦。上方继服 7 剂，巩固疗效。

按：患者老年女性，主因"间断右下腹疼痛 1 年"就诊，根据患者症状、体征及既往腹部 CT，西医诊断为急性阑尾炎，中医诊断为肠痈。患者腹部隐痛，伴腹胀，加之舌红，苔黄，脉弦涩，辨证为瘀血阻络、气机不通证，以活血化瘀、理气止痛为治则组方。二诊、三诊，患者诸症减轻，故不变方继服至痊愈。

第六节　泌尿系结石

泌尿系结石是指尿液中的草酸盐、碳酸盐、磷酸盐等与尿液中的胶体物质的平衡状态被打破而析出形成的结晶，通常包括肾结石、输尿管结石、膀胱结石、尿道结石，为我国最常见的泌尿外科疾病。本病欧美国家发病率较高，在我国发病率南方高于北方，男性高于女性。本病归属于中医学"石淋"范畴。

一、诊断依据

（一）临床表现

泌尿系结石的临床表现主要有腰部一侧或两侧绞痛，少腹拘急，小便频数，淋沥涩痛，偶有砂石，排尿突然中断，血尿，可伴有恶心、呕吐、发热、尿路梗阻或泌尿系感染，严重者可发生肾功能损伤、肾积水，甚至引发癌变。

（二）辅助检查

尿液分析常能见到肉眼或镜下血尿，伴感染时有脓尿。泌尿系平片能发现95%以上的结石，可显示结石的大小、形态。腹部超声检查可发现平片不能显示的小结石和X线透光结石，亦能评价肾积水引起的肾包块或肾实质萎缩等。

二、谈古论今

（一）疾病溯源

本病属中医学淋证中的"石淋"范畴。中医古籍中对"淋证"早有记载，最早见于《黄帝内经》。《素问·六元正纪大论》中记载："其病中热胀，面目浮肿，善眠衄蛆，嚏欠呕，小便黄赤，甚则淋。"《素问·气厥论》云"胞移热于膀胱，则癃，溺血"，认为石淋是热邪侵袭膀胱所致。《神农本草经》云："石蚕，主五癃，破石淋。"《医名别录》中记载用车前子、石韦、冬葵子、石胆等通利的药物治疗淋证。东汉张仲景《金匮要略·五脏风寒积聚病脉证并治》中称为"淋秘"。东汉末年华佗《中藏经》把淋病细分为"冷、热、气、劳、膏、砂、虚、实"八种,《中藏经·论诸淋及小便不利》曰,"砂淋者,腹脐中隐痛,小便难,其痛不可忍须臾,从小便中下如砂石之类……虚伤真气,邪热渐增,结聚而成砂。又如以水煮盐,火大水少,盐渐成石之类",认为本病为肾虚而膀胱湿热导致。南北朝姚僧垣《集验方》中首次提出"五淋",分别为石淋、气淋、膏淋、劳淋、热淋,之后各医家对本病的病因、病机及治疗也多有论述。隋代巢元方《诸病源候论》云:"诸淋者,由肾虚而膀胱热故也。"唐代孙思邈《备急千金要方》记载"灸关元三十壮。又灸气门三十壮。又灸水泉三十壮"以治疗石淋。唐代王焘《外台秘要》记载用药物组成为通草、石韦、滑石、车前子、瞿麦等的"滑石散""石韦散"治疗淋证。宋代对淋证的治疗出现了新的理论,治疗淋证的方药中出现了理气的药物,如《圣济总录》用以"乳香"为君药的"乳香散"治疗淋证引起的疼痛。金元时期刘完素《素问玄机原病式》中记载,"淋,小便涩痛也。热客膀胱,郁结不能渗泄故也",提出热邪郁结导致石淋的观点。张从正《儒门事亲》曰"足厥阴肝经病,则有遗溺",认为石淋属于肝经的病证,肝木受损,火以乘之,使肝经虚,肝为膀胱之母,肝经虚,热袭膀胱,则煎灼精液而成石。宋代严用和《济生方》将五淋分为石淋、气淋、膏淋、劳淋、血淋。元代朱丹溪《丹溪心法》云,"淋有五,皆属乎热……淋者,小便淋沥,欲去不去,不去又来,皆属于热也",又云"诸淋所发皆肾虚而膀胱生热也",认为淋证为热邪侵袭人体,肾虚膀胱湿热导致。明代李中梓《医宗必读》谓:"石淋者……正如汤瓶久在火中,底结白碱也。"清代陈士铎《辨证录》记载用熟地黄、山茱萸、玄参、茯苓、泽泻、麦冬、薏苡仁组成"化石汤",以清利膀胱湿热,补肾阴,开创了溶石的先例。清代尤在泾《金匮要略心典》云,"淋病有数证,云小便如粟状者,即后世所谓石淋是也,乃膀胱为火热燔灼,水液结为滓质,犹海水煎熬而成碱也",认为石淋为热邪侵袭,精液耗伤所致。近代医家大多认为淋证的病机为本虚标实,认为肾虚、脾虚、气虚为本,湿热、气滞、血瘀为标。张锡纯《医学衷中参西录》中记载用"砂淋丸"以溶石,疗效显著。

现代医家治疗淋证的方法也各具特色。邓生明等认为淋证初发为实,久病则虚,虚则以肝阴虚为主,故治法要以清湿热、排结石、止疼痛为主,采用通腑排石止痛汤治疗。宋孝瑜将淋证分为湿热型、气滞型、毒热型,分别采用大柴胡汤合茵陈蒿汤加减、小柴胡汤加减、地黄汤合大承气汤加减治疗，取得满意疗效。刘清林将其分为肝郁气滞型、脾虚肝郁型、肝胆湿热型。

（二）守正创新

葛建立教授认为泌尿系结石多由肾虚和下焦积热引起，肾虚则膀胱气化不利，导致尿液生成与排泄异常，加之饮食不节，致湿热内生，蕴结膀胱，煎熬尿液，结为砂石；结石形成之后，气机不利，血脉梗阻不通，不通则痛，可见腰腹部疼痛；热伤血络，可见血尿。故其病机关键乃"瘀血内阻，水道不通"，治以活血化瘀、利尿排石为主，佐以益气补肾。总结出"溶搬排石汤"（金钱草60g，木通9g，郁金12g，乌药12g，牛膝9g，泽兰12g，生牡蛎15g，王不留行12g，炮山甲9g，海金沙20g，鸡内金20g，石韦12g，车前子15g，滑石20g）。本方具活血化瘀、利尿排石之功。

葛建立教授在治疗石淋时，以"溶搬排石汤"为基础方随症加减。急性发作时，疼痛严重伴小便短赤，原方去穿山甲、泽兰、王不留行，加延胡索12g，白芍30g，甘草15g；疼痛缓解期，加三棱9g，莪术9g；病久体质虚弱，加黄芪20g，杜仲12g，熟地黄12g；输尿管结石伴肾盂积水，加瞿麦20g，萹蓄20g。此外，服药期间应多饮水，多做跳跃运动。若患者出现大量血尿、腰背部酸胀不适时需急诊碎石或手术治疗，以免引起严重的肾损害。

三、病案举隅

病案1

王某，女，52岁，2019年3月25日初诊。

主诉：间断右侧腰腹部疼痛2年，加重1天。

患者2年前干农活后突发右侧腰腹部绞痛，疼痛难忍，并向会阴部放射，就诊于当地医院。行双肾输尿管膀胱彩超示双肾多发小结石（最大者直径约3mm），右侧输尿管上段结石伴轻度积水，膀胱未见明显异常。尿液分析示白细胞（++），红细胞（++），上皮细胞（+），草酸钙（++）。血常规示白细胞11.2×10^9/L，中性粒细胞89%。给予654-2 10mg解痉止痛，补液、抗感染治疗，症状稍有好转。2年来患者右侧腰腹部疼痛间断出现，时轻时重，未予特殊处理。1天前伏案久坐起身时再次出现右侧腰腹部绞痛，疼痛较前明显加重，无法站立，自行口服布洛芬胶囊后症状无明显缓解，伴小便短赤，尿痛、血尿，为求系统诊治，遂就诊于我院。既往高尿酸血症病史 5 年，平素饮水较少。查双肾区明显叩击痛，小腹部微隆起，叩诊实音，拒按。舌暗红，苔黄腻，脉弦紧。

辅助检查：双肾输尿管膀胱彩超示双肾多发小结石（最大者直径约 5mm），右侧输尿管上段结石伴中度积水，膀胱未见明显异常。尿液分析示白细胞（+++），红细胞（+），上皮细胞（±），草酸钙（++），蛋白（+）。血常规示白细胞 $10.2×10^9/L$，中性粒细胞 90%。肾功示尿酸 859μmol/L，肌酐 107μmol/L。

西医诊断：双肾输尿管结石。

中医诊断：石淋。

辨证：瘀血内阻，水道不通证。

治法：活血化瘀，利尿排石。

方药：溶搬排石汤加减。

金钱草 60g，木通 9g，郁金 12g，乌药 12g，延胡索 12g，牛膝 9g，生牡蛎 15g，海金沙 20g，鸡内金 20g，石韦 12g，车前子 15g（包），滑石 20g，白芍 30g，甘草 15g。水煎取汁 400mL，日 1 剂，分早晚 2 次温服，共 7 剂。配合多饮水，跳跃运动。

2019 年 4 月 2 日二诊：腰部疼痛较前明显减轻，小便排出较前顺畅，尿痛较前减轻，舌暗，有瘀斑，苔黄厚，脉弦。辨证仍属于瘀血内阻、水道不通证，方药不变，继用 7 剂。

2019 年 4 月 9 日三诊：疼痛基本消失，小便基本如常，但活动后腰部仍偶有不适，舌淡红，苔薄黄，脉沉细。患者疼痛明显缓解，排石后期应侧重活血化瘀，前方加三棱 9g，莪术 9g，共 7 剂。

2019 年 4 月 23 日四诊：疼痛消失，行走如常，舌淡，苔薄白，脉沉细。查体：泌尿系彩超未见明显异常，尿液分析、血常规未见明显异常。

按：患者为中年女性，主因"间断右侧腰腹部绞痛 2 年，加重 1 天"前来就诊，结合彩超结果，西医诊断为双肾输尿管结石，属中医"石淋"范畴。患者年老体弱，肾虚则膀胱气化不利，导致尿液生成与排泄异常，加之饮食不节，致湿热内生，蕴结膀胱，煎熬尿液，结为砂石；结石梗阻，血脉瘀阻不通，不通则痛，可见腰腹部疼痛；热伤血络，可见血尿。结合舌苔脉象，辨证为瘀血内阻、水道不通证，治疗当以活血化瘀，利尿排石为主，故初诊以溶搬排石汤去穿山甲、泽兰、王不留行，加延胡索12g，白芍30g，甘草15g内服。二诊见腰部疼痛较前减轻，小便排出较前顺畅，尿痛较前减轻，舌暗，有瘀斑，苔黄厚，脉弦，病情减轻，行之有效，继服上方。三诊，患者疼痛明显缓解，排石后期应侧重活血化瘀，前方加三棱、莪术以加重活血化瘀、行气止痛之功，诸药合用，使瘀阻得去，血脉畅通，则诸症悉除。

病案 2

张某，男，65岁，2019年5月15日初诊。

主诉：左侧腰腹部疼痛1天。

患者于1天前与家人生闷气后出现左侧腰腹部疼痛，疼痛难忍，呈绞痛，并向阴囊处放射，伴恶心、呕吐，善叹息，小便排出不畅，尿痛，大便干，自行服用去痛片后，疼痛稍有缓解。今晨患者左腰腹部疼痛加重，为求系统诊治而来我院。既往甲状旁腺功能亢进病史10年，规律用药，病情控制可。查体：左侧肾区叩击痛（＋），左腹部深压痛（＋），无反跳痛及肌紧张。舌暗，有瘀斑，苔黄厚，脉弦。

辅助检查：双肾输尿管膀胱前列腺彩超示左侧输尿管结石大小约3mm×4mm×6mm，左侧输尿管上段中度积水，膀胱未见明显异常。尿液分析示白细胞（＋＋），红细胞（±），上皮细胞（±），草酸钙（＋＋），蛋白（＋）。血常规示白细胞$12.8×10^9$/L，中性粒细胞92%。

西医诊断：左输尿管结石伴中度积水。

中医诊断：石淋。

辨证：瘀血内阻，水道不通证。

治法：活血化瘀，利尿排石。

方药：溶搬排石汤加减。

金钱草60g，木通9g，郁金12g，乌药12g，牛膝9g，泽兰12g，生牡蛎15g，王不留行12g，炮山甲9g，海金沙20g，鸡内金20g，石韦12g，车前子15g（包），滑石20g，柴胡12g，枳实12g，木香10g，甘草15g。水煎取汁400mL，日1剂，分早晚2次温服，共7剂。配合多饮水，跳跃运动。

2019年5月22日二诊：恶心、呕吐消失，善叹息较前明显减轻，左腰腹部疼痛较前稍有缓解，小便仍排出不畅，舌暗，苔黄，脉弦。患者症状虽有好转，但仍以血瘀气滞、痰瘀阻络为主，故效不更方，继服7剂。

2019年5月29日三诊：恶心、呕吐、善叹息均缓解，左腰腹部疼痛较前减轻，小便排出较前顺畅，尿痛较前减轻，舌淡，苔白，脉沉细。辨证为瘀血内阻、水道不通证。治以活血化瘀，利尿排石。前方去柴胡、枳实、木香、穿山甲、王不留行、泽兰，加三棱9g，莪术9g，熟地黄12g，山茱萸9g，继服7剂。

2019年6月5日四诊：疼痛基本消失，小便基本如常，但活动后腰部仍偶有不适，舌淡，苔白，脉沉。复查泌尿系彩超未见明显异常，尿液分析潜血（±）。患者结石已排，仍有腰部隐痛不适，故以活血化瘀、补肾行气为主，故去三棱、莪术破气之品，加生地黄9g，茯苓15g，白术12g补肾行气，通络活血之品。

2019年6月19日五诊：疼痛消失，大小便正常，舌淡，苔薄白，脉细。复查尿液分析、血常规未见明显异常。

按：患者为老年男性，主因"左侧腰腹部疼痛1天"前来就诊，结合彩超结果，西医诊断为左输尿管结石伴中度积水，属中医"石淋"范畴。患者年老体弱，复因情志不遂，肝气不舒，气机瘀滞，血脉瘀阻，不通则痛，故见腰腹部绞痛。结合舌苔脉象，辨证以血瘀为主，兼有气机不畅，故辨证为瘀血内阻、水道不通证，治疗当以活血化瘀、利尿排石为主，佐以疏肝理气，故初诊在溶搬排石汤基础上加柴胡、枳实、木香等疏肝行气之品。二诊，患者恶心、呕吐消失，善叹息较前明显减轻，左腰腹部疼痛较前稍有缓解，小便仍排出不畅，舌暗，苔黄，脉弦，患者症状虽有好转，但仍以血瘀气滞、痰瘀阻络为主，故效不更方。二诊，患者恶心、呕吐、善叹息均消失，左腰腹部疼痛较前减轻，小便排出较前顺畅，尿痛较前减轻，舌淡，苔白，脉沉细，辨证为肾虚气滞、血脉瘀阻证，治疗当以补肾行气、通络活血为主，故去柴胡、枳实、木香、泽兰、王不留行、炮山甲，加熟地黄、山茱萸补肾行气，加三棱、莪术通络活血。四诊，疼痛基本消失，小便基本如常，但活动后腰部仍偶有不适，舌淡，苔白，脉沉，患者仍以肾虚气滞、血脉瘀阻为主，故治以补肾行气、通络活血为主，故去三棱、莪术破气之品，加生地黄、茯苓、白术补肾行气，通络活血之品，诸药合用，使痰瘀得化，肝气得舒，气机通畅，诸症悉除。

病案 3

赵某，男，59 岁，2019 年 1 月 15 日初诊。

主诉：反复发作右侧腰痛 1 年。

患者 1 年前无明显诱因出现右侧腰腹部疼痛，时有绞痛，伴腰膝酸软，形寒肢冷，神疲纳呆，面色㿠白，唇甲色淡，小便排出不畅，血尿，大便稀溏，遂就诊于我院。既往体健。查体：右肾叩击痛。舌淡，苔白，脉沉细。

辅助检查：双肾输尿管膀胱前列腺彩超示右肾多发结石（最大直径约 5mm），右输尿管及膀胱未见明显异常。尿液分析示白细胞（±），红细胞（++），上皮细胞（+），草酸钙（+）。血常规示白细胞 9.9×10^9/L，中性粒细胞 79%。

西医诊断：右肾多发结石。

中医诊断：石淋。

辨证：瘀血内阻，水道不通证。

治法：活血化瘀，利尿排石。

方药：溶搬排石汤加减。

金钱草 60g，木通 9g，郁金 12g，乌药 12g，牛膝 9g，泽兰 12g，生牡蛎 15g，王不留行 12g，炮山甲 9g，海金沙 20g，鸡内金 20g，石韦 12g，车前子 15g（包），滑石 20g，生地黄 15g，熟地黄 15g，山茱萸 15g，甘草 6g。水煎取汁 400mL，日 1 剂，分早晚 2 次温服，共 7 剂。

2019 年 1 月 22 日二诊：患者神疲、纳呆较前减轻，右腰腹部疼痛较前稍有好转，小便仍排出不畅，舌淡，苔白，脉沉。患者症状好转，但仍以肾虚气滞、血脉瘀阻为主，故效不更方，继服 7 剂。

2019 年 1 月 29 日三诊：已无形寒肢冷，右腰腹部疼痛明显减轻，小便顺畅，血尿消失，舌红，苔淡白，脉沉。患者肾虚之象好转，故前方去生地黄、熟地黄、山茱萸滋腻之品，继服 14 剂。

2019 年 2 月 12 日四诊：诸症消失，舌淡红，苔薄白，脉沉细。查体：泌尿系彩超未见明显异常。尿液分析未见明显异常。继服 7 剂，巩固疗效。

按：患者为中年男性，主因"反复发作右侧腰痛1年"前来就诊，结合彩超结果，西医诊断为右肾多发结石，属中医"石淋"范畴。患者年老体弱，肾阳亏虚，阴寒内生，凝聚成痰，阻遏气机，故见形寒肢冷；气机不畅，血脉瘀阻，不通则痛，故见腰背部绞痛。结合舌苔脉象，为石淋后期，日久痰瘀致虚，辨证为瘀血内阻、水道不通证，治以活血化瘀、利尿排石，故予溶撒排石汤方加生地黄、熟地黄、山茱萸、甘草。二诊，患者神疲、纳呆较前减轻，右腰腹部疼痛较前稍有好转，小便仍排出不畅，舌淡，苔白，脉沉，症状好转，故效不更方。三诊，形寒肢冷症状消失，右腰腹部疼痛明显减轻，小便顺畅，血尿消失，舌红，苔淡白，脉沉。患者肾虚之象好转，故前方去生地黄、熟地黄、山茱萸滋腻之品，诸药合用，起到活血化瘀，利尿排石之功。

第十一章 外科感染

第一节 疖

疖是单个毛囊及其周围组织的急性细菌性化脓性炎症。本病大多为金黄色葡萄球菌感染，好发于颈项、头面、背部等毛囊与皮脂腺丰富的部位，属中医"疖""疔"范畴。疖肿势局限，肤浅无根，患处红、热、肿、痛，出脓即愈。

一、诊断依据

（一）临床表现

局部皮肤红肿疼痛，可伴有发热、口干、便秘、苔黄、脉数等症状。发于暑天者，称为"暑疖"。疖初起可分为"有头疖""无头疖"。有头疖患处皮肤有一红色硬结，中心有一脓头，红肿热痛明显，突起根浅，出脓即愈。无头疖则无脓头，触之疼痛，溃后多迅速愈合。若暑疖生于小儿头顶皮肉较薄之处，脓成不予早切排脓或切口太小，引流不畅，以致头皮窜空，可转变为"蝼蛄疖"。若反复发作，日久不愈者，则称为"疖病"，其特点为此愈彼起，日久不愈，治疗往往不能控制其再发。

（二）辅助检查

如有发热等全身反应，应做血常规检查，结果往往提示白细胞总数增高或中性粒细胞比例增高。老人或糖尿病患者还应查血糖、尿糖等，若化脓可做脓液细菌培养及药物敏感试验。

二、谈古论今

（一）疾病溯源

疖在《黄帝内经》中称"痤"。《素问·生气通天论》说："汗出见湿，乃生痤痱。""疖"的病名则首出于《肘后备急方》，"热肿疖，牍胶数涂，一日十数度即瘥；疗小儿疖子尤良，每日神效"。《诸病源候论·疖候》说，"肿结长一寸至二寸，名之为疖。亦如痈热痛，久则溃脓，捻脓血尽便瘥。亦是风寒之气，客于皮肤，血气壅结所成"，说明了疖的定义、范围和病因，并与痈疽区别开来，首次指出了疖肿出脓即愈的特点。《外科理例·疮名有三曰疖曰痈曰疽十九》，"疖者，初生突起，浮赤无根脚，肿见于皮肤，止阔一二寸，有少疼痛，数日后微软，薄皮剥起，始出青水，后自破脓出"，进一步指出了疖"浮赤无根脚"的特点。《外科启玄·时疫暑疖》，"是夏月受暑热而生，大者为毒，小者为疖，令人发热作脓而痛，别无七恶之症，宜清暑香薷饮，内加芩连大黄之类治之而愈，外加敷贴之药为妙"，概括了本病的病因、特点和清暑解毒的治疗原则。《外科正宗·蟮拱头》较早地记载了蟮蛄疖，指出"愈而复发"为本病的临床特征。《洞天奥旨·时疫暑疖》说，"身生疖毒，乃夏天感暑热之气，而又多饮凉水冷物，或好生果、寒物，以致气流不通，血不疏泄，乃生疖毒矣"，亦说明本病是由暑湿杂感，"气流不通，血不疏泄"，结滞于肌腠而成。《医宗金鉴·外科心法要诀》认为本病病因有胎毒与暑毒两种，应分证论治，以完善其治疗体系。《外科证治全书·发无定处证·疖》指出："湿热怫郁，先见红晕，次发肿痛，患不满寸，名曰疖毒，解暑汤主之。初起以发面一块调稀贴疖上，中留一孔即消。或以点毒丹点之亦消。如溃脓作痛者，贴洞天膏。"

现代医家对疖也多有研究。丁帆认为现代疖病多由细菌感染、食物过敏、生活压力大、卫生不良、吃过多垃圾食物、血液中毒等因素引起，治疗应针对病因，治病求本。徐海涛应用创灼膏外敷治疗儿童疖肿取得良好的效果。刘刚采用自体全血注射治疗顽固性疖病 8 例，全部治愈。

（二）守正创新

葛建立教授总结前人经验，根据多年临床实践，认为：本病发病病机是内有郁火，外感风邪，两相搏结，蕴阻肌肤，火热熏蒸，故见局部色红、灼热；热蕴肌肤，经络受阻，水液津液运行受阻，故见肿胀；不通则痛，故见疼痛。因此考虑本病病机关键是"热毒蕴结"，基于此制定清热解毒为治疗大法，常以以下方剂治疗：金银花 12g，野菊花 12g，紫背天葵 12g，蒲公英 10g，紫花地丁 10g。

夏秋感受暑湿者加用藿香、石斛、麦冬；反复发作脾虚毒恋者加用党参、茯苓、白术；阴虚内热者加用玄参、生地黄、麦冬；内热严重，兼有便秘者，加用大黄、枳实。

早期未化脓者可应用金黄解毒膏外敷。化脓后应切开排脓。

三、病案举隅

病案 1

刘某，男，26 岁，2017 年 6 月 18 日初诊。

主诉：全身多发性肿物 1 个月余。

患者 1 个月前因过食辛辣油腻之品，复感风热，次日发现面色发红，鼻尖、臀部、腹股沟等处出现红肿硬结，微痛，未予重视，曾用手挤压鼻尖处硬结后，渐见红肿扩大，延及右侧颜面，红肿疼痛，在当地医院外科确诊为疖，曾不规律地服用阿莫西林、牛黄解毒丸、三黄片等药，效果不明显，疖肿渐向头面部、颈部发展，此愈彼起，日久不愈，稍食辛辣之品则病情加重，为求进一步治疗，故来我院就诊。现主症：面红，可见多处大小不一的硬疖，有四五个已有白色的脓头，触之微痛，鼻尖、臀部、腹股沟等处均有大小不一的硬结。患者常年大便秘结。查体：体温 37.6℃。舌质红，苔黄，脉滑数。

辅助检查：血常规示白细胞 9.1×10^9/L，中性粒细胞 76%，淋巴细胞 24%。

西医诊断：疖。

中医诊断：疖。

辨证：热毒蕴结。

治法：清热解毒。

方药：金银花 9g，野菊花 12g，紫背天葵 12g，蒲公英 10g，紫花地丁 10g，黄连 6g，连翘 9g，生甘草 6g，大黄 6g，枳实 9g。水煎取汁 400mL，日 1 剂，分早晚 2 次温服，共 5 剂。

外用金黄解毒膏，每日 2 次。

2017 年 6 月 23 日二诊：患者诉服药期间大便略稀，头面部未再起红疖，原有的脓栓脱落，破溃流脓。查体：面色微红，多个红疖已明显萎缩，臀部、腹股沟处基本痊愈。舌淡红，苔薄黄，脉数。脉症合参，为体内热毒渐去，病情向愈之兆。效不更方，治疗继守原法，于上方去大黄、枳实，继服 10 剂。

2017 年 7 月 3 日三诊：患者面部疖肿已消退，舌淡红，苔薄白，脉略数，嘱其继服上方剂，连用 2 周，以清除余毒。

随访 1 年，未复发。

按：疖又称多发性疖肿，可在身体各处反复发生，缠绵难愈，本病多发生于青春期，究其原因如下。一，年轻人多阳气偏盛，热盛则易化火化毒，即"内火"。二，现在年轻人多喜食辛辣刺激食品，而此类食品极易助火化毒，即"外火"。内、外火合邪致病，故容易发生疖病。本病例嗜食辛辣炙煿之品，脾胃蕴热，加之外感风热，热毒结聚，故治以清热解毒，以便积热火毒清解消散。方以金银花两清气血热毒为主，紫花地丁、紫背天葵、蒲公英、野菊花、连翘、甘草均有清热解毒之功，配合使用，其清解之力尤强，适用于一切火毒诸证。患者常年便秘，方用大黄、枳实清泻内热，泻火解毒，大便改善后中病即止。诸药合用，故而痊愈。

病案 2

王某，女，7 岁，2016 年 7 月 18 日初诊。

主诉：发现头部肿物破溃流脓 1 周。

患者于 1 周前无意中发现头部颞侧有一小肿物，皮色红，伴疼痛不适，发热，曾到社区门诊治疗，口服抗菌药物（具体不详），脓肿未见消散，并逐渐增大，发展成多个，现为进一步系统诊治而到我院门诊就诊。查体：头顶部、颞部及左侧额部各有一个色红灼热之肿块，约 3cm 大小，疼痛，突起根浅，中央有一小脓头，表面少量渗脓，伴疼痛，发热，口渴，溲赤，便秘。舌红，苔黄，脉数。

辅助检查：血常规示白细胞 12×10^9/L，中性粒细胞 86%，淋巴细胞 14%。

西医诊断：穿掘性毛囊炎。

中医诊断：蝼蛄疖。

辨证：热毒蕴结证。

治法：清热解毒。

方药：金银花 12g，野菊花 10g，紫背天葵 10g，蒲公英 6g，紫花地丁 10g，连翘 9g，防风 10g，藿香 9g。水煎取汁 400mL，日 1 剂，分早晚 2 次温服，共 7 剂。

外用金黄解毒膏，每日 2 次。

2016 年 7 月 25 日二诊：患者无发热，查体触诊疖肿波动感明显，脓成，给以手术切开排脓，用凡士林纱条引流，每日换药 1 次，金黄解毒膏创口周边外用。口服药去藿香、防风，加黄芪 9g，皂角刺 9g，10 剂。

2016 年 8 月 4 日三诊：患者脓液引出较少，切口边缘肉芽鲜红，引流通畅，新肉将生，与紫榆膏纱条，隔日换药 1 次，停用口服药。

2016 年 8 月 18 日四诊：无脓液，切口愈合，疾病痊愈。

按：患儿在夏秋季节感受暑湿热毒之邪，汗出不畅，暑湿热毒蕴蒸肌肤，引起痱子，复经搔抓，破伤染毒，蕴阻肌肤而成疖；患疖肿后，处理不当，脓液引流不畅，致使脓液潴留；由于搔抓碰伤，以致脓毒旁窜，在头皮较薄之处发生蔓延，而成蝼蛄疖。临床上可见疮形肿势小，但根脚坚硬，溃脓后脓出而坚硬不退，疮口愈合后，过一时期还会复发，常一处未愈，他处又生，治宜清热解毒。方以金银花两清气血热毒为主；紫花地丁、紫背天葵、蒲公英、野菊花、连翘均有清热解毒之功，配合使用，其清解之力尤强；加藿香芳香化湿；防风疏风清热。待脓成，将相互串通的空壳作"十"字切开，用凡士林纱条引流。如遇出血，可压迫止血。脓尽改用紫榆膏纱条收口。

第二节　痈

痈是由金黄色葡萄球菌感染引起的多个相邻毛囊及其周围组织同时发生的急性细菌性化脓性疾病，也可由多个疖融合而成。中医学称之为"有头疽"。本病好发于皮肤厚韧的项部和背部，多见于中老年人及糖尿病患者。

一、诊断依据

（一）临床表现

发病初起局部红肿结块，并逐渐增大，随后出现多个粟粒样脓头，作痒作痛，伴恶寒发热、食欲减退和全身不适，此为一候。此后，肿痛日益严重，疮面逐渐腐烂，状如蜂窝，肿势范围常超过 10cm，甚至大逾盈尺，伴壮热口渴、便秘溲赤，如腐肉逐渐脱落，脓液畅泄，红肿热痛随之减轻，全身症状也渐减或消失，此为二至三候。脓腐渐尽，新肉生长，收口而愈，此为四候。

（二）辅助检查

血常规检查结果往往提示白细胞总数增高或中性粒细胞比例增高。糖尿病患者血糖水平增高。脓液细菌培养多见金黄色葡萄球菌生长。

二、谈古论今

（一）疾病溯源

本病属于中医"有头疽"范畴。根据发病部位的不同，有头疽有多种病名，但其病因病机、临床表现和治疗方法基本相似，故并作有头疽论述。《说文解字》云："疽，痈也。"《五十二病方》里已有颐痈、骨痈、骨疽、肉疽、血疽、气疽、烂疽等记载。《黄帝内经》中也多处提及并论述痈疽。如《灵枢·痈疽》曰："营卫稽留于经脉之中，则血泣而不行，不行则卫气从之而不通，壅遏而不得行，故热。大热不止，热胜则肉腐，肉腐则为脓。然不能陷，骨髓不为焦枯，五脏不为伤，故命曰痈。黄帝曰：何谓疽？岐伯曰：热气淳盛，下陷肌肤，筋髓枯，内连五脏，血气竭，当其痈下，筋骨良肉皆无余，故命曰疽。疽者，上之皮夭以坚，上如牛领之皮。痈者，其皮上薄以泽，此其候也。"此论指出二者均为热邪壅盛所致，并指出了二者的区别。《诸病源候论》在继承《黄帝内经》论痈疽的基础上，认为"肿一寸至二寸，疖也；二寸至五寸，痈也；五寸至一尺，痈疽也"，进一步说明病变范围大小为痈疽的区别；同时强调"喜怒不测，饮食不节，阴阳不和，五脏不调，荣卫虚者"是造成疽的主要原因；"疽发背者，多发于诸脏俞也，五脏不调则发疽"，指出五脏功能失调是导致发背的主要原因。随着历史的发展，后世医家对痈疽的认识也得以深化，如清代王洪绪《外科证治全生集》认为，"色白者言疽，红肿者言痈"，"红痈乃阳实之证，白疽乃阴虚之证"，主张以色泽分痈疽，以痈疽分阴阳。《医宗金鉴·外科心法要诀》则载："发于筋骨间者，名疽，属阴；发于肉脉之间者，名痈，属阳。"张山雷《疡科纲要》则说："痈者壅也，疽者沮也，阻也，皆为气血壅闭，遏止不行之意。本是外疡笼统之名词，无所轩轾于其间，何尝有一阴一阳之辨别。"《疡科心得集》则认为有头疽有阴阳之分，"感于六淫之邪而发者，为顺为阳；伤于七情而发者，为逆为阴"，并强调此阴证"犹有三陷变局，谓火陷、干陷、虚陷也"，对后人认识有头疽的性质及辨证很有指导意义。

刘文静、李大勇在有头疽治疗中应用负压封闭引流技术，能减少换药次数，加速肉芽的生长。金起凤教授认为本病病机为脏腑内蕴毒热，痰湿随热上壅，治以清化和胃托毒法，结合外治，疗效显著。

（二）守正创新

葛建立教授认为有头疽是发于皮肤、肌肉的急性化脓性疾患，多由感受风温湿热之毒，加之脏腑蕴毒，内外邪毒相互搏结，凝聚肌肤，以致营卫不和，气血凝滞，经络阻隔而成。热毒熏蒸，故见局部灼热，皮肤颜色发红；气血凝滞，不通则痛，故见疼痛；经络受阻，气血及津液水液潴留，故见肿胀；热盛肉腐，故见粟米样脓头。若气血虚弱之体，正虚毒滞难化，不能透毒外出；若阴虚之体，水亏火炽，热毒蕴结更甚。本病病机的关键是"热毒凝结，营卫失和"，故治以清热泻火、和营托毒，临床多用下方治疗：黄芩 12g，黄连 6g，黄柏 10g，栀子 10g，金银花 12g，赤芍 10g，当归 12g，乳香 6g，没药 6g，皂角刺 10g，白芷 10g，甘草 6g。

伴有恶寒、发热者加荆芥、防风；胸闷、呕恶者加藿香、佩兰；消渴患者加生地黄、麦冬；年迈气血不足者，加党参、白术、茯苓、当归、白芍、川芎。

初期未溃可用金黄解毒膏外用；成脓期宜切开排脓，以紫榆膏纱条引流；若脓腔较大，皮肉不能黏合者，可用垫棉法加压包扎。

三、病案举隅

病案 1

张某，男，30 岁，2017 年 7 月 4 日初诊。

主诉：背部肿物伴红肿热痛 2 周。

患者于 2 周前感受风热，背部右下方无明显诱因发现一肿物，伴红肿热痛，上有粟粒样脓头，痒痛兼作，家属帮挤压后红肿迅速蔓延，三天后出现发热，肿势渐大。1 周前肿物自行破溃，流出少量黏稠脓液，局部疼痛稍减，肿势未消。患者为求系统诊疗，前来我院门诊就诊，门诊以有头疽收入病房诊治。入院时患者背部肿物，红肿热痛，少量渗出，口干多饮，纳呆，便秘溲黄。查体：体温 38.6℃，右下背部潮红肿块大小约 12cm×10cm，肤色暗红，漫肿，上有多个黄白色脓头，状如蜂窝，按之有黄色质稠的脓液溢出，中有约 2cm×1.5cm 大小创面破溃，脓液较少，质地黏稠，疮内黄色脓腐较多，疮口基底肉色暗红，夹有黑色腐溃组织。舌质红，苔黄，脉数有力。

辅助检查：血常规示白细胞 13.6×10⁹/L，中性粒细胞 84.8%，淋巴细胞 7.2%。空腹血糖 5.2mmol/L。

西医诊断：痈。

中医诊断：有头疽。

辨证：热毒凝结，营卫失和证。

治法：清热泻火，和营托毒。

方药：黄芩 12g，黄连 6g，黄柏 10g，栀子 10g，金银花 30g，赤芍 12g，当归 12g，乳香 6g，没药 6g，皂刺 10g，白芷 10g，天花粉 10g，大黄 9g，车前子 30g（包），甘草 6g。水煎取汁 400mL，日 1 剂，分早晚 2 次温服，共 7 剂。

在局麻下于创口做 5cm×5cm 的"十"字型切口扩创引流，以紫榆膏纱条引流，创面用金黄解毒膏外敷，每日换药 1 次。同时予以头孢孟多静点控制感染。

2017 年 7 月 11 日二诊：疮面红肿热痛明显减轻，渗出减少，二便正常。血常规示白细胞 7.5×10⁹/L，中性粒细胞 76.3%，淋巴细胞 14.3%。停止抗生素。中药去大黄、车前子，加用黄芪 12g。共治疗 14 天出院，嘱其隔日换药 1 次。

2017 年 7 月 25 日三诊：疮肿明显缩小，约 3cm×4cm，轻度疼痛，无红热，探查创面皮肉部分不能黏合，用棉垫加压包扎。中药去黄芩、黄连、黄柏，加入白术 12g，茯苓 15g，白芍 15g，继服 14 剂。

2017 年 8 月 8 日四诊：局部疮面痊愈，无红肿疼痛。

按：有头疽是皮肤局部红肿热痛，并有多个脓头，易向深部及周围扩散的急性化脓性疾病，相当于西医学之痈。本病的好发部位一般在颈项、腰背、臀部、大腿等厚韧皮肤区域。本例患者感染从一个毛囊底部开始，即从"疖"开始，由于皮肤较厚，加上妄加挤压，致病菌只能沿阻力较弱的皮下脂肪柱蔓延至皮下组织，然后沿深筋膜向四周扩散，侵及附近的脂肪柱，进而感染毛囊群而形成具有多个"脓头"的有头疽。热毒之邪不外泻，凝聚肌肤，营卫失和，故见发热；肿势渐大，少量脓头破溃，故见局部疼痛稍减；引流不畅，故肿势未消；热毒炽盛，故见口干多饮，纳呆，便秘溲黄，舌质红，苔黄，脉数有力。此皆为热毒凝结、营卫失和之象。治疗以黄芩、黄连、黄柏清泻三焦之火，栀子导热下行，车前子引邪热从小便而出，金银花清热解毒，大黄清里热、通大便，当归、赤芍、乳香、没药活血通络、消肿止痛，皂角刺通行经络、透脓溃坚，天花粉清热化痰散结，白芷通滞散结并使热毒向外透解，甘草清热解毒且调和诸药。诸药合用，共奏清热泻火、和营托毒之效。入院后，及时切开排脓，以去腐生肌凉血活血之紫榆膏纱条引流，创面外用金黄解毒膏，每日换药 1 次，并应用抗生素静点。7 天后红肿减轻，脓液减少，二便正常，故去大黄、车前子，加用黄芪补气生肌，托毒排脓。出院后复诊热象已退，故停用黄芩、黄连、黄柏，加入白术 12g，茯苓 15g 益气健脾生肌，加白芍 15g 养血敛阴收口，创面皮肉部分不能黏合，故用垫棉法加压包扎而愈。

第三节　急性蜂窝织炎

急性蜂窝织炎为溶血性链球菌、金黄色葡萄球菌、大肠埃希菌或其他型链球菌经皮肤创伤侵入皮下、筋膜下、肌间隙或深部蜂窝组织，引起的一种急性细菌性感染性疾病。由于受侵组织质地较疏松，病菌释放毒性强的溶血素、链激酶、透明质酸酶等，可使病变扩展较快。中医归属于"发""痈""无名肿毒"等范畴。常见的发包括锁喉痈、臀痈、手发背、足发背。

一、诊断依据

（一）临床表现

痈之大者为发。本病的特点是皮肤疏松部位初起无头，红肿蔓延成片，灼热疼痛，中央明显，四周较淡，边缘不清，有的 3～5 日后中央色褐溃烂，或中软不溃，伴明显的全身症状。根据发病部位的不同，本病有不同的名称。发于颈前正中结喉处的称为锁喉痈，因其红肿绕喉故名，多发生于儿童，临床表现为来势暴急，初起结喉处红肿绕喉，根脚散漫，坚硬灼热疼痛，范围较大，肿势蔓延至颈部两侧、腮颊及胸前，可联及咽喉、舌下，并发喉风、重舌甚至痉厥等险症，伴壮热口渴、头痛项强等症状。生于臀部肌肉丰厚之处谓之臀痈，本病特点为位置深、范围大、来势急、成脓快、易腐溃、收敛慢，常伴行动不便等。发于手背部的称为手发背，其特点为全手背漫肿，边界不清，灼热疼痛，手心不肿。发于足背者，称为足发背，本病特点为足背红肿灼热疼痛，肿势弥漫，边界不清，影响活动。

（二）辅助检查

血常规可见白细胞升高，浆液性或脓性分泌物涂片可检出致病菌，血和脓细菌培养与药物敏感试验有助于诊断和治疗。

二、谈古论今

（一）疾病溯源

急性蜂窝织炎中医学称之为"发"。"发"出自《刘涓子鬼遗方》。痈之大者为发，说明发的病变范围较痈为大，故一般把来势迅猛而病变范围大于痈的外疡称之为发。《外科精义》云："夫五发者谓疽发于脑、背、肩、髯、鬓是也。"有些痈之大者属发的范围，应命名为发，但文献中亦有称作痈的，如锁喉痈、臀痈等，常见的有生于结喉处的称为锁喉痈，生于臀部的称为臀痈，生于手背部的称为手发背，生于足背的称为足发背，这些均属发的范围。《疡医大全》引朱丹溪曰，"手发背由风火与湿凝滞而成。初起形如芒刺，渐觉疼痛，高肿红活。焮热溃速为脓者顺，若漫肿坚硬，无红无热，溃迟者为疽。其证情势大小，但溃深露筋骨者难全"，论述手发背的两种临床表现。《洞天奥旨·臀痈》说："本经多血少气，而臀上尤气之难周到者也，故不生痈则已，一生痈则肉必大疼，以气少不及运动耳。"《医宗金鉴·臀痈》说"此证属膀胱湿热凝结而成，生于臀肉厚处，肿、溃、敛俱迟慢"，简要概括了臀痈的病因与致病特点。《疡科准绳·足跗发》曰："足发背属足厥阴肝、阳明胃经之会，多因湿热乘虚而下注。"《外科启玄·足背发》曰："此疮发于足背，冲阳、陷谷二穴，乃足阳明胃经，多血多气，初发时令人发热作呕，痛痒麻木。"《疡医大全》曰："脚发背生于脚背筋骨之间，乃足三阴三阳之所司也，比之手发背为尤重，皆缘湿热相搏，血滞于至阴之交，或赤足行走，沾染毒涎，抑或撞破，误触污秽而成。总之外染者轻，内邪留滞重。"《医宗金鉴·外科心法要诀·足发背》曰，"发背者，大疮之通名也。须当细辨，或疽或痈，顺逆既分，则生死定焉"，阐述了足发背的发病部位、病因病机、症状与辨证及预后转归。

高芳对蜂窝织炎患者采用放血拔罐加中药口服，结果治疗总有效率达90%以上。冯静采用水晶丹外敷治疗急性蜂窝织炎显著提高了治疗效果，并缩短了治疗时间。

（二）守正创新

急性蜂窝织炎，中医谓之"发"。葛建立教授认为此病多由饮食不节，情志内伤，湿火内生，加之外感风温邪毒，或臀部注射、外伤染毒，与体内湿火相合，致湿热毒邪蕴阻肌肤，营气不从，气血瘀滞，热盛肉腐而发病，故见局部红肿蔓延成片，边缘不清，灼热疼痛，伴明显的全身症状。本病病机为"湿火蕴结，营气不从"，治以清热解毒、和营化湿，临床多用下方治疗：黄芩12g，黄连6g，黄柏10g，金银花12g，赤芍10g，当归12g，乳香6g，没药6g，皂角刺10g，浙贝母10g，天花粉10g，茯苓12g，车前子15g，甘草6g。

发于结喉的锁喉痈，加用连翘、板蓝根、牛蒡子、薄荷、升麻等疏风清热、化痰消肿药物；发于下肢的足发背加用泽泻、牛膝等利水消肿，引药下行之品。

初期未溃可用金黄解毒膏外用；成脓期宜切开排脓，以紫榆膏纱条引流；若脓腔较大，皮肉不能黏合者，可用垫棉法加压包扎。

三、临证精华

病案1

李某，男，40岁，2018年9月2日初诊。

主诉：臀部肿物疼痛5天，加重伴发热1天。

患者半月前因感冒发热在左侧臀部注射赖氨酸阿司匹林，3天后左臀部出现肿块，到社区医院与阿莫西林口服，热敷包外敷治疗。5天前肿胀疼痛较前明显加重，故患者到社区医院静点抗生素（具体不详），症状未见明显好转。1天前患者左臀部肿块疼痛加重，伴发热，遂来我院就诊。现患者左臀部肿物疼痛，发热。查体：体温38.6℃，左侧臀部可见一肿块8cm×9cm，边界不清，红肿紫暗，略高于臀部，按之中软。舌红，苔黄腻，脉滑数。

辅助检查：血常规示白细胞 $12.5×10^9/L$，中性 80.9%。

西医诊断：急性蜂窝织炎。

中医诊断：臀痈。

辨证：湿火蕴结。

治法：清热解毒，和营化湿。

方药：黄芩 12g，黄连 6g，黄柏 10g，金银花 12g，赤芍 10g，当归 12g，乳香 6g，没药 6g，皂角刺 10g，浙贝母 10g，天花粉 10g，茯苓 12g，车前子 15g（包），牛膝 10g，甘草 6g。水煎取汁 400mL，日 1 剂，分早晚 2 次温服。连服 7 剂。

常规消毒患处，局部抽脓，可见黄稠脓液，在局麻下行切开引流术，引出脓液约 80mL，予紫榆膏纱条引流，并予金黄解毒膏外敷创口周围，每日常规换药 1 次。

2018 年 9 月 9 日二诊：患者无发热，臀部红肿范围较前明显缩小，换药可见少许脓液流出，可见新鲜肉芽增生。中药去黄芩、黄连、黄柏，加连翘 10g，黄芪 12g，继用 7 剂。继续予紫榆膏纱条引流，并予金黄解毒膏箍围患处，隔日常规换药 1 次。

2018 年 9 月 16 日三诊：患者臀部伤口肿胀消退，肉芽填充，伤口愈合。

按： 本例患者因臀部注射感染毒邪，外感化热与毒邪搏结，营气不从，故见局部肿块；热盛肉腐，故见发热；肿痛加重，成脓后按之中软，舌红，苔黄腻，脉滑数，皆为湿火蕴结之象。黄芩、黄连、黄柏既能清热燥湿又能泻火解毒，清泻三焦之火；金银花清热解毒；茯苓、车前子利水渗湿；当归、赤芍、乳香、没药和营活血，消肿止痛；皂角刺通行经络，透脓溃坚；天花粉清热化痰散结；牛膝既活血祛瘀又引药下行；甘草清热解毒，调和诸药。诸药合用，共奏清热解毒、和营化湿之效。本病例就诊时已经化脓，外治切开排脓，以去腐生肌凉血活血之紫榆膏纱条引流，创面周围用金黄解毒膏外敷，每日换药 1 次。7 天后红肿减轻，脓液减少，热象已退，故停用黄芩、黄连、黄柏，加用连翘清热解毒、消肿散结，加用黄芪补气生肌、托毒排脓。继续予紫榆膏纱条引流，并予金黄解毒膏箍围患处，隔日常规换药 1 次，至三诊痊愈。

第四节 急性淋巴结炎

急性淋巴结炎是指病菌如乙型溶血性链球菌、金黄色葡萄球菌等，从皮肤、黏膜破损处或其他感染病灶侵入，沿淋巴管到达局部淋巴结所引起的急性炎症，属中医"外痈""痰毒"等范畴。本病好发于颌下、颈部、腋窝、肘内侧、腹股沟或腘窝等部位，为外感六淫邪毒，皮肤受外来伤害，或感染毒邪，或过食膏粱厚味致营卫不和、气血凝滞、经络壅遏、化火为毒而成。

一、诊断依据

（一）临床表现

临床表现为局部光软无头，红肿疼痛（少数初起皮色不变，肿胀疼痛），结块范围多在 6～9cm，发病迅速，易肿、易脓、易溃、易敛，或伴有恶寒、发热、口渴等全身症状，一般不会损伤筋骨，也不易造成内陷。因发病部位的不同，本病又有各自不同的特点。如生于颈旁两侧的颈痈，多见于儿童，初起局部肿块如鸡卵，皮色不变，灼热疼痛，肿胀边界清楚，伴有明显风温外感症状。发生于腋窝谓之腋痈，特点是初起多暴肿，灼热疼痛，皮色不变，伴发热恶寒，上肢活动不利，经 10～14 天成脓，溃后易形成袋脓。生于脐部称之为脐痈，特点为初起局部微肿，渐渐肿大如瓜，溃后脓稠无臭则易敛，脓水臭秽易成漏。

（二）辅助检查

血常规示白细胞总数及中性粒细胞比例可升高。超声多普勒有助于鉴别诊断，了解是否化脓等病情严重程度。

二、谈古论今

（一）疾病溯源

本病属于中医学"痈"的范畴。痈者，壅也，是气血为毒邪壅塞而不通的意思。痈之名最早见于《黄帝内经》。《素问·生气通天论》及《灵枢·痈疽》篇对痈的特点、病因病机、预后均有较详细的论述，如"营气不从，逆于肉理，乃生痈肿""夫血脉营卫，周流不休，上应星宿，下应经数。寒邪客于经脉之中则血泣，血泣则不通，不通则卫气归之，不得复反，故痛肿……营卫稽留于经脉之中，则血泣而不行，不行则卫气从之而不通，壅遏而不得行，故热。大热不止，热胜则肉腐，肉腐则为脓。然不能陷，骨髓不为焦枯，五脏不为伤，故命曰痈……痈者，其皮上薄以泽，此其候也。"《灵枢·脉度》又云："六腑不和，则留为痈。"此后历代医家对痈的论述颇丰，将生于脏腑与体表的痈，分为内痈与外痈，并按痈所发生的部位分别加以命名，由于内痈与外痈在辨证施治上各有特点，因此，本病属于"外痈"。《景岳全书·外科钤》中记载："痈者，热壅于外，阳毒之气，其肿高，其色赤，其痛甚，其皮薄而泽，其脓易化，其口易敛，其来速者，其愈亦速。"总的来说，痈为外感六淫邪毒，皮肤受外来伤害感染毒邪或过食膏粱厚味致使营卫不和、气血凝滞、经络壅遏、化火成毒而成。一般的痈发无定处，随处可生。因发病部位不同，本病名称繁多，《医宗金鉴》中称颈痈为"夹喉痈"。《疡科心得集·辨颈痈锁喉痈论》对该病论述较详，"颈痈生于颈之两旁，多因风温痰热而发。盖风温外袭，必鼓动其肝木，而相火亦因之俱动。相火上逆，脾中痰热随之。颈为少阳络脉循行之地，其循行之邪至此而结，故发痈也"。其他文献中尚有将发于耳垂后者称"耳根痈"，发于项后发际二旁角处者称"鱼尾毒"、急性瘰疬等记载。《外证医案汇编·风痰》云"颈项痰核，不外乎风邪入络，忧郁气结，气血失于流通，凝痰于络，俱在少阳、阳明部位"，阐述了颈痈的病因病机。《医宗金鉴·外科心法要诀·腋痈》曰："腋痈暴肿生腋间，肿硬焮赤痛热寒，肝脾血热兼忿怒，初宜清解溃补痊。"《外科大成·脐痈》曰："脐痈，生于脐，大如瓜，突如瘤，属任脉与胃经。"《疮疡经验全书·脐痈》中，"若不速治，即内溃，脐中出脓，四周坚硬出血水者即难治也"，描述了脐痈发生的部位与症状。

现代医家吴佳庆应用消瘰丸治疗阴虚痰凝型颈部慢性淋巴结炎患者取得了满意疗效；孙颖采用耳间刺血疗法对颈部淋巴结炎治疗效果显著；出成龙应用消肿片治疗颈部淋巴结炎疗效肯定。

（二）守正创新

葛建立教授认为本病多由外感邪毒，内郁湿热火毒，两邪相互搏结，致使营卫失和，经络阻塞，气血瘀滞而发病。气血瘀滞，不通则痛，故见局部疼痛；经络阻塞，气血津液运行不畅故肿胀；热毒熏蒸，故见局部色红、灼热。因此考虑本病病机关键是"热毒壅聚，瘀血阻络"。基于此，葛建立教授制定清热解毒、活血通络为治疗大法，常用以下方剂治疗：金银花15g，赤芍10g，当归12g，乳香6g，没药6g，陈皮12g，皂角刺10g，浙贝母10g，天花粉10g，白芷12g，防风10g，甘草6g。

发于身体上部者，加牛蒡子、野菊花；发于中部者，加龙胆草、黄芩、栀子；发于下部者，加苍术、黄柏、川牛膝。

初期未溃可用金黄解毒膏外用。成脓期宜切开排脓，以紫榆膏纱条引流。若脓腔较大，皮肉不能黏合者，可用垫棉法加压包扎。

三、临证精华

病案1

刘某，女，7岁，2018年5月14日初诊。

主诉：左侧颈部肿物4天。

患者10天前始出现恶寒、发热、头痛、咽部肿痛，曾应用抗生素治疗（具体不详），病情稍好转。4天前出现右颈侧肿物红肿热痛，肿块形如鸡卵，触痛，仍觉恶寒发热、头痛，故今至本院就诊。现主症：患儿右颈侧肿物疼痛，发热，体温38.1℃，右侧颈部颏下可触及肿物，约2cm×2cm大小，质中等，边界清晰，可活动，压痛明显。舌质淡红，苔黄，脉浮数。

辅助检查：血常规示白细胞$13.2×10^9$/L，中性粒细胞85%。彩超提示右颏下淋巴结肿大。

西医诊断：颈部淋巴结炎。

中医诊断：颈痈。

辨证：风热痰毒证。

治法：散风清热，化痰消肿。

方药：牛蒡子9g，薄荷6g，荆芥9g，连翘9g，栀子6g，牡丹皮12g，石斛9g，玄参9g，夏枯草6g。水煎取汁400mL，日1剂，分早晚2次温服。金黄解毒膏贴敷患处，每日2次。7剂。

2018年5月21日二诊：患儿颈部肿物肿痛明显减轻，无发热。效不更方，继服7剂。

2018 年 5 月 28 日三诊：颈部肿物无疼痛，约 0.8cm×0.8cm 大小，无压痛，活动可，复查血常规正常。停药。

随访 3 个月无复发。

按：本例患儿初起外感风热之邪，故恶寒发热、头痛、咽喉肿痛。失治后外感风热之邪未解，肺失清肃，痰浊内生，风热痰毒之邪，结于颈侧，阻于少阳、阳明之络，气血运行受阻故见右颈侧肿物红肿热痛，肿块形如鸡卵，触痛；风热犯表，舌质淡红，苔黄，脉浮数为风热表证之象。治宜疏风清热，散结消肿。方中牛蒡子疏散风热，解毒散肿；薄荷、荆芥疏风散热解郁；连翘清热解毒，消痈散结，疏散风热；夏枯草清疏肝火，消散瘀结；栀子泻火清热，凉血解毒，消肿止痛；石斛养阴生津清热。诸药协同，具有疏风解肌、清热解毒、散结清肿之功。

第五节 急性淋巴管炎

急性淋巴管炎是由致病源（包括微生物、寄生虫）经皮肤黏膜裂伤、手术切口或局部化脓性感染灶（疖、手部感染及足癣等），经组织淋巴间隙进入淋巴管所致，致病菌多为乙型溶血性链球菌及金黄色葡萄球菌。本病为淋巴系统常见疾病，多见于四肢，尤其好发于下肢，伤口近侧出现一条或多条红线，局部硬肿并有压痛，伴有发热、恶寒、乏力等全身临床表现。本病属于中医"疔疮"范畴，为瘀热互搏、气血凝滞、经络阻塞而成。

一、诊断依据

（一）临床表现

本病常见于四肢，尤其好发于下肢，在手或足部常见有原发病灶。表现为在伤口附近出现一条或多条红线，又叫"红丝疔"，并可引起该部位的淋巴结肿大、压痛。手指轻压后，颜色可消退，沿着红线径路触之发硬，灼热，压痛，并伴有发热、恶寒、乏力等全身临床表现。严重时可发生蜂窝织炎或败血症。

（二）辅助检查

血常规可见白细胞增多以及中性粒细胞比例明显增高。下肢静脉彩超可除外下肢静脉曲张。

二、谈古论今

（一）疾病溯源

本病属中医学"疔疮""红丝疔"范畴。疔疮在《黄帝内经》中称"丁"。《素问·生气通天论》说："高粱之变，足生大丁。"这是疔疮最早的文字记载，但此处的"丁"泛指一切外疡。《肘后方》名"胹病"，俗称红筋胀。古医籍中亦有"血箭疔""赤疔""红演疔""血丝疔"。唐代以前的文献尚未对本病有明确记载。在治疗方面，《外科正宗》主张"用针于红丝尽处挑断出血，盖膏，内服汗药散之自愈。凡治此证，贵在乎早"。《外科全生集·阳症门·红丝疔》："手小臂，足小腿，生如红线一条者是也。要在红丝两头始未刺破，毒随血出而愈，迟则毒入肠胃不救。"《医宗金鉴·外科心法要诀·疔疮》曰："又有红丝疔，发于手掌及骨节之间，初起形似小疮，渐发红丝，上攻手膊，令人寒热往来，甚则恶心呕吐，治迟者，红丝攻心，常能坏人。"此指出了红丝疔的临床表现特征及预后。《疮疡经验全书·红丝疔》"心肠积毒，气血相凝，灌于经络之间，发于肌肤之上"，阐明了本病病机，并提出了"毒灌经络"的发病观点，使红丝疔的因机证治等理论趋于完善。

现代医家韩雨顺应用五味消毒饮加减治疗 35 例红丝疔患者，全部治愈。邵经明教授应用刺络放血治疗红丝疔收到满意疗效。

（二）守正创新

葛建立教授认为本病内有火毒凝聚，外因手足疔疮，或皮肤外伤、足癣糜烂染毒，火毒入络，向上走窜发为本病。火毒熏蒸，故见局部色红，灼热；火毒入络走窜，故见"红线"向躯干方向走窜。因此考虑本病病机的关键是"火毒入络"，基于此制定清热解毒为治疗大法，常用以下方剂治疗：金银花 12g，野菊花 12g，紫背天葵 12g，蒲公英 12g，紫花地丁 10g。

发于上肢者，加用黄芩、栀子；发于下肢者，加用黄柏、牛膝；伴高热者，加用水牛角、生地黄、牡丹皮；成脓者，加用皂角刺。

初期可用金黄解毒膏外用，红丝较细者，可用砭镰法挑刺放血。

三、临证精华

病案 1

张某，男，28 岁，2018 年 7 月 21 日初诊。

主诉：左手臂伤处疼痛 4 天，出现红线 1 天。

患者于 4 天前在农田劳作时，不慎擦伤左手臂，未及时处理，伤处红肿热痛，无发热。1 天前红肿处出现一条红丝线向内向上延伸，伴发热，故来求诊。患者痛苦面容。左手臂伤处红肿，可见一红线自红肿处向上，长约 10cm，患处皮温高，局部压痛。体温 38.5℃。便干溲黄，口苦。舌质红，苔薄黄，脉数。

西医诊断：急性淋巴管炎。

中医诊断：红丝疔。

辨证：火毒入络证。

治法：清热解毒。

方药：金银花 12g，野菊花 12g，紫背天葵 12g，蒲公英 10g，紫花地丁 10g，黄芩 6g，连翘 9g，生甘草 6g，大黄 6g，车前子 15g，栀子 9g。水煎取汁 400mL，日 1 剂，分早晚 2 次温服，共 7 剂。

金黄解毒膏外用，每日 2 次。

以三棱针沿红丝路线走向，自止点到起点，相隔寸远，处处点刺，微出其血。

2018 年 7 月 28 日二诊：患者自觉疼痛减轻，无发热症状，二便正常，查外伤处无红肿，红丝颜色明显变淡。上方去大黄、车前子，继服中药 7 剂。外用金黄解毒膏。

2018 年 8 月 4 日三诊：患者伤处无红肿疼痛，红线完全消失。

按：本病例外伤后染毒，火毒入络，向上走窜，火毒熏蒸，故见局部色红，灼热，火毒入络走窜，故见"红线"向躯干方向走窜，发于四肢末端，故诊为红丝疔。火毒炽盛，故见发热，便干溲黄，口苦。舌质红，苔薄黄，脉数皆为火毒入络之象。方以金银花两清气血热毒为主；紫花地丁、紫背天葵、蒲公英、野菊花均有清热解毒之功，配合使用，其清解之力尤强，适用于一切火毒诸证；病发于上肢，故以黄芩、栀子引药上行，且去心火以治疗口苦；大黄清热解毒、泻火通便，车前子清热利湿以利小便，二便改善后中病即止。另外遵《证治准绳》"风疔疮必有红丝路，急用针于红丝所至之处出血，及刺疔头四畔出血"之意，刺血即所以泻热，为治本病之大法。内外合治，故而痊愈。

第六节　化脓性指头炎

化脓性指头炎为手指末节掌面的皮下化脓性细菌感染，多因甲沟炎加重或指尖、手指末节皮肤受伤所引起。致病菌多为金黄色葡萄球菌。由于手指末端血运较差，故本病病程较长，有的甚至影响手部功能。中医称本病为"蛇头疔"。

一、诊断依据

（一）临床表现

初觉指端麻痒，肿痛明显，但皮色不变，继则肿势扩大，手指末节呈蛇头状肿胀，成脓时有剧烈跳痛，患肢下垂时肿痛更甚，局部触痛明显。约10天左右成脓，多伴有发热、头痛等，常影响食欲和睡眠。后期一般出黄稠脓，肿痛渐消。若溃脓迟缓，约2周后穿溃，且溃后脓水臭秽，经久不愈，余肿未消，多是损筋伤骨的征象。

（二）辅助检查

血常规可见白细胞增高。X线摄片可确定有无骨质破坏。

二、谈古论今

（一）疾病溯源

疔疮生于手指尖，形似蛇头者，谓之"蛇头疔"，西医名为化脓性指头炎。本病出自《证治准绳》，为"疔之一，亦名蛇头疔，天蛇毒，调疽"。《华氏中藏经·卷中·论五疔状候第四十》指出"五疔者，皆由喜怒忧思，冲寒冒热，恣饮醇酒，多嗜甘肥，青鱼酢浆，色欲过度之所为也。蓄其毒邪，浸渍脏腑，久不擢散，始变为疔"，并告诫"五疔之候，最为巨疾"。后来诸家按其部位形态命名，本病形似蛇头，故称为蛇头疔，但其病因一直局限于内因火炽。

明《医学入门·卷六·疗疮》中记载："因感死畜、蛇虫、毒气而发者，其死尤速。"《证治准绳·疡医·卷二·疗疮》认为有"因开割瘴死牛马猪羊之毒……致发疗疮者"。《医宗金鉴·外科心法要诀·疗疮》指出："盖疗者，如丁钉之状，其形小，其根深，随处可生，由恣食厚味或中蛇蛊之毒，或中疫死牛、马、猪、羊之毒，或受四时不正疫气，致生是证。"后来医家在大量临床实践中认识到竹木刺伤，皮肤破损，感染邪毒，是引起疗疮之外因，逐步完善了疗疮致病的病因学说。《外科正宗》云，"天蛇毒，名蛇头疗，乃心火旺动攻注而成，其患指大若蛇头，赤肿焮痛，甚者疼及连心，寒热交作，或肿痛延上"，对该病症状予以了详细的描述。患于手指末节的疗疮，容易合并指骨坏死，损伤骨骼。《医宗金鉴》有："蛇头疗发自指端筋骨，根深毒重，天蛇毒发自指端肌肉，其毒稍轻。"《外科正宗·天蛇毒第六十五》云："肿顶上小艾灸五壮，以雄黄散涂之，内服蟾酥丸发汗解毒，轻者渐消，肿者溃脓，甚则腐烂。破后肿仍不消者，以蟾酥条插入孔内膏盖有效。腐烂者，玉红膏搽之，虚而不敛者，兼服补剂。"

现代医家李仕业应用三黄汤浸泡联合抗生素治疗化脓性指头炎疗效显著。姜艳辉应用猪苦胆内服外用治疗化脓性指头炎取得了良好的效果。

（二）守正创新

葛建立教授认为本病为感受火热毒邪，蕴结肌肤，或因昆虫咬伤，或因抓破染毒，毒邪蕴蒸肌肤，以致经络阻隔、气滞而成本病；或脏腑蕴热，火毒结聚，七情内伤，气郁化火，火炽成毒，或恣食膏粱厚味、醇酒炙煿，损伤脾胃，运化失常，蕴而化热，发越于外，火毒结聚于手指而发为本病。火毒凝结津液，水液潴留，故见局部肿胀；不通则痛，故见局部疼痛；热毒炽盛故见发热，头痛。因此考虑本病病机关键是"火毒凝结"，基于此制定清热解毒为治疗大法，常用以下方剂治疗：金银花 12g，野菊花 12g，紫背天葵 12g，蒲公英 12g，紫花地丁 10g，黄芩 12g，黄连 6g，黄柏 10g。

初期未溃可用金黄解毒膏外用。成脓期宜切开排脓，应在指头的侧面切开排脓（保护手指功能），以紫榆膏纱条引流。如合并有指骨骨髓炎时，手术切除死骨，才能使创口愈合。

三、病案举隅

病案 1

江某，女，39 岁，2018 年 9 月 3 日初诊。

主诉：左中指肿痛 1 周。

1 周前患者左中指被刺伤，继则出现红、肿、疼痛，指关节活动受限，口服头孢羟氨苄治疗后，症状稍有控制。现主症：左中指末节肿胀明显，触之痛剧，下垂时更为明显，局部肤温升高，指间关节活动不利，身热头痛，骨节痛楚，口渴喜饮。舌红，苔黄，脉数。

西医诊断：化脓性指头炎。

中医诊断：蛇头疔。

辨证：火毒凝结证。

治法：清热解毒。

方药：金银花 12g，野菊花 12g，紫背天葵 12g，蒲公英 12g，紫花地丁 10g，黄芩 12g，黄连 6g，黄柏 10g。水煎取汁 400mL，日 1 剂，分早晚 2 次温服。7 剂。

金黄解毒膏外用，每日 2 次。

2018 年 9 月 10 日二诊：左中指疼痛肿胀明显减轻，无发热头痛，仍有关节活动受限。前方去黄芩、黄连、黄柏。水煎取汁 400mL，日 1 剂，分早晚 2 次温服。7 剂。

金黄解毒膏外用，每日 2 次。

2018 年 9 月 17 日三诊：左中指无疼痛，肿胀消退，仅手指弯曲时自觉痛胀不适。停金黄解毒膏，效不更方，上方继服半月病愈。

按：本病例由外伤染毒所致，外邪入里化热，则局部红肿明显；火毒阻于血脉，不通则痛，热毒炽盛，故见发热，头痛；舌红，苔黄，脉数皆为火毒凝结之象。方以金银花两清气血热毒为主；紫花地丁、紫背天葵、蒲公英、野菊花均有清热解毒之功，配合使用，其清解之力尤强；黄芩、黄连、黄柏能清热解毒，清泻三焦之火。二诊全身热象消退，中病即止，故去掉黄芩、黄连、黄柏，结合金黄解毒膏外用解毒消肿而愈。

第七节　甲沟炎

甲沟炎是皮肤沿指甲两侧形成的甲沟及其周围组织的化脓性细菌感染，常因微小刺伤、倒刺、剪指甲过深、嵌甲等引起。本病致病菌多为金黄色葡萄球菌。本病属于"疔""蛇眼疔"范畴，多由破损染毒，热毒凝结，阻于皮肉之间，热盛肉腐而成。

一、诊断依据

（一）临床表现

本病初起时多局限于指甲一侧边缘的近端处，有轻微的红肿热痛，一般2～3天即成脓。如不及时治疗，可蔓延到对侧形成指甲周沟炎。若脓液侵入指甲下，可形成指甲下脓肿，指甲背面可透现黄色或白色脓液积聚之阴影，形成指甲溃空或胬肉突出。

（二）辅助检查

血常规可见白细胞计数增多以及中性粒细胞比例增高。辨别甲下是否积脓可用透光法。

二、谈古论今

（一）疾病溯源

本病中医学称为"蛇眼疔"，是指疔毒生于指甲两旁，形如蛇眼，故名。本病首见于《外科大成》，又叫虾眼疔，俗名沿爪疔。古医籍中对本病早有记载，清以前的文献叫"代指"。如隋《诸病源候论·代指候》中"代指者，其指先肿，焮焮热痛，其色不暗，然后方缘爪甲边结脓。极者爪甲脱也。亦名代甲"，形象地描述了甲周感染以致甲下结脓的临床表现。如《证治准绳·疡医》中，"代指者……肿焮热痛，色不暗，缘爪甲边结脓，剧者爪皆脱落，但得一物冷药汁渍溻之，佳。爪者筋之余，筋赖血养，血热甚注于指端，故指肿热，结聚成脓，甚则爪甲脱落"，指出了本病的病因病机及临床表现。《外科证治全书·膊臂手三部证治》"蛇眼疔生于指甲两旁，形如豆粒，色紫，半含半露，硬似铁钉"，描述了本病的临床表现。唐《备急千金要方》《千金翼方》除代指外，还记述了"瘭疽"证，曰"其病喜著十指"，能烂筋坏骨，并列举了治法与方药。《千金翼方》中提出了治代指的"单煮地榆作汤"渍法，"猪脂和姜末"外敷法以及"黄泥厚敷患指"等法，并提出了各期的内、外治法。《外科大成》《医宗金鉴·外科心法要诀》对本病的辨证尤详，并另列代指一证，以别于指疔，使本病的命名、诊断和治疗日臻完善。

现代医家吉慧慧采用针刺放血配合外用复方黄柏液治疗甲沟炎，收到良好的效果，尤其是多次拔甲反复发作的甲沟炎。顾兰秋应用毫米波联合六合丹治疗甲沟炎患者 70 例，疗效显著。

（二）守正创新

葛建立教授认为，本病由于外伤致皮肤破损染毒，热毒凝结，结于甲旁，不通则痛，故见局部疼痛，水液潴留，故见肿胀，热盛肉腐，故见甲旁或甲下积脓。因此考虑本病病机关键是"热毒凝结"，基于此制定清热解毒为治疗大法，常用以下方剂治疗：金银花 12g，野菊花 12g，紫背天葵 12g，蒲公英12g，紫花地丁 10g，甘草 6g。

成脓后加黄芪 12g，皂角刺 10g。

已成脓时应沿甲沟旁纵行切开引流，排除脓液。甲下、甲根处的脓肿，需要分离拔除部分指甲甚至全片指甲。手术时需注意避免甲床损伤，以利新甲再生。手术采用指神经阻滞麻醉，不可在病变邻近处行浸润麻醉以免感染扩散。

三、病案举隅

病案 1

夏某，女，19 岁，2019 年 10 月 5 日初诊。

主诉：左足小趾甲旁肿痛 7 天。

患者 7 天前穿新鞋后，出现左足小趾甲旁肿痛，行走时加重。1 天前出现鸡啄样疼痛，无法行走，低热。遂来我院就诊。现主症：左足小趾甲旁肿痛，周围少量渗出，行走时疼痛加重，低热。查体：体温 38.1℃，面容痛苦，左足小趾甲根部隆起明显，两侧皮肤红肿破溃流脓，趾甲两侧深嵌入皮肤，透光法可见甲下有积聚阴影。舌红，苔黄，脉数。

西医诊断：甲沟炎。

中医诊断：蛇眼疔。

辨证：热毒凝结证。

治法：清热解毒。

方药：金银花 12g，野菊花 12g，紫背天葵 12g，蒲公英 12g，紫花地丁 10g，黄芪 12g，皂角刺 10g，甘草 6g。水煎取汁 400mL，日 1 剂，分早晚 2 次温服。7 剂。

患趾根部阻滞麻醉后，行拔甲术，甲下积存黄色黏稠脓液约 4mL，彻底引流，凡士林纱条覆盖，换药每日 1 次。

2019 年 10 月 12 日二诊：患者局部红肿明显，甲床分泌物不多，停用中药口服，换药 2 日 1 次。

2019 年 10 月 22 日三诊：患者局部无红肿疼痛，甲床新甲开始生长，停止换药。

2019 年 12 月 5 日四诊：新甲长出。

随访半年无复发。

按：本例患者穿新鞋挤压趾甲，趾甲受压后嵌入皮肤，皮肤破损染毒，热毒凝结，结于甲旁，不通则痛，故见局部疼痛；水液潴留，故见肿胀；热盛肉腐，故见甲旁或甲下积脓。方以金银花两清气血热毒为主；紫花地丁、紫背天葵、蒲公英、野菊花均有清热解毒之功，配合使用，其清解之力尤强；甘草清热解毒，调和诸药；黄芪补气生肌，托毒排脓；皂角刺通行经络，透脓溃坚。甲下积脓，故行拔甲术以利脓液引出，配合换药，内外兼治以痊愈。

第八节　丹　毒

丹毒是皮肤淋巴管网的急性炎症感染，为乙型溶血性链球菌侵袭感染所致。本病好发于下肢和面部。本病大多常先有病变远端皮肤或黏膜的某种病损，如足趾皮肤的损伤、足癣、口腔溃疡、鼻窦炎等。发病后淋巴管网分布区域的皮肤出现炎症反应，病变蔓延较快，常累及引流区淋巴结，局部很少有组织坏死或化脓，但全身炎症反应明显，易治愈但常有复发。本病发无定处，根据其发病部位的不同，又有不同的病名。如生于躯干部者，称内发丹毒；发于头面部者，称抱头火丹；发于小腿足部者，称流火；新生儿多生于臀部，称赤游丹毒。

一、诊断依据

（一）临床表现

本病发病急骤，初起往往先有恶寒发热、头痛身痛、胃纳不香、便秘溲赤等症状；局部皮肤先见小片红斑，迅速蔓延成鲜红色一片，压之皮肤红色减退，放手后立即恢复，略高出皮肤表面，边界清楚。患部皮肤肿胀，表面紧张光亮，摸之灼手，触痛明显。本病一般预后良好，经 5～6 天后消退，皮色由鲜红转为暗红及棕黄色，脱屑而愈。病情严重者，红肿处可伴发紫癜、瘀点、瘀斑、水疱或血疱，偶有化脓或皮肤坏死。亦有一边消退，一边发展，连续不断，缠绵数周者。患处附近淋巴结可肿大疼痛。因发生部位不同而又有各自的症状：发于头面的抱头火丹易影响五官的功能；发于下肢的流火反复不愈可形成象皮腿（大脚风）；发于新生儿则见皮肤坏死等。

（二）辅助检查

血常规示白细胞总数及中性粒细胞比例明显增高。

二、谈古论今

（一）疾病溯源

丹毒的记载首见于《黄帝内经》，称为丹熛。《素问·至真要大论》曰："少阳司天，客胜则丹疹外发，及为丹熛疮疡。"《诸病源候论·丹毒病诸候》云，"丹者，人身忽然焮赤，如丹涂之状，故谓之丹。或发手足，或发腹上，如手掌大，皆风热恶毒所为。重者，亦有疽之类，不急治，则痛不可堪，久乃坏烂"，指出了本病的发病部位，并且对丹毒的临床症状与预后有了较为详尽的记载。唐代孙思邈在《备急千金要方》论曰，"丹毒，一名天火，肉中忽有赤如丹涂之色，大者如手掌，甚者遍身有痒有肿……此虽小疾，不治令人至死"，明确了丹毒病名，并对其临床表现、辨证施治及预后进行了描述。《疡科心得集·辨大头瘟抱头火丹毒论》为现代中医辨证施治丹毒奠定了基础。《疡医大全·赤游丹门主论》"夫一切丹毒者，为人身体突然变赤如丹之状，故谓之丹毒也。或发手足，或发腹上，如手大，皆风热恶毒所为"，概括了丹毒的症状，并认识到本病是由于毒热之邪感染所致。清《医宗金鉴·外科心法要诀》，"诸丹本于火邪，其势暴速，自胸腹走于四肢者顺，从四肢攻于胸腹者逆"，指出了丹毒内攻的特征。《圣济总录》"热毒之气，暴发于皮肤间，不得外泄，则蓄热为丹毒"，指出了本病的病因病机。

现代医家肖泽梁老中医依据丹毒发病部位及其特点，将丹毒辨证分为风热侵肤型、热毒炽盛型、湿热蕴肤型及脾虚毒瘀型，分别予以双解通圣散加减、仙方活命饮加减、五神汤合三妙丸加减及除湿胃苓汤加减内服治疗，同时应用三黄洗剂湿敷、燥湿收敛、解毒消肿，收效颇佳。耿贤华应用和风细雨汤开郁化湿之法，调畅三焦及全身气机，使邪无留滞，治愈多例下肢丹毒患者。

（二）守正创新

葛建立教授总结前人经验认为本病源于患者素体血分有热，或在肌肤破损处湿热火毒之邪乘隙侵入，郁阻肌肤而发。发于头面部者，多夹风热；发于胸腹腰胯者，多夹肝脾郁火；发于下肢者，多夹湿热。火热熏蒸，故见皮肤发红，灼热；热毒炽盛故见发热，便秘溲赤。因此，考虑本病病机关键是"血热内蕴"，基于此制定清热凉血为基本大法，根据发病部位，有以下常用方剂。

病发头面者，多伴风热上扰，治以疏风清热解毒：黄芩 12g，黄连 6g，陈皮 12g，玄参 10g，柴胡 10g，桔梗 10g，连翘 12g，板蓝根 10g，马勃 10g，牛蒡子 12g，薄荷 6g，僵蚕 9g，升麻 6g，甘草 6g。

病发于腰胁，多为肝脾湿火，治以清肝泻火利湿：生地黄 12g，柴胡 12g，黄芩 12g，栀子 9g，天花粉 10g，防风 10g，龙胆草 9g，泽泻 9g，木通 6g，当归 10g，车前子 15g（包），甘草 6g。

病发下肢者，多为湿热化火，湿热下注，治以清热利湿解毒：金银花 12g，牛膝 10g，紫花地丁 10g，萆薢 10g，茯苓 15g，车前子 15g（包），薏苡仁 15g，泽泻 9g，黄柏 10g，滑石 10g（包），甘草 6g。

外敷金黄解毒膏每日 2 次。还应彻底治疗足癣、皮肤皲裂、鼻窦炎等原发感染病灶。

三、病案举隅

病案 1

刘某，男，40 岁，2018 年 11 月 30 日初诊。

主诉：右下肢皮肤发红灼热 3 天。

患者 3 天前觉右足下肢瘙痒不适，自行抓挠，导致皮肤破溃，初期略有红肿瘙痒，未引起重视，后出现皮肤红肿范围扩大至小腿，并出现发热，下肢疼痛，遂来就诊。现主症：右侧下肢皮肤色红约 5cm×7cm，皮肤界限清楚，并稍隆起，表面灼热疼痛，压之褪色，抬手即复，便干溲赤。舌红，苔黄腻，脉滑数。既往有足癣病史。

西医诊断：丹毒。

中医诊断：丹毒。

辨证：湿热毒蕴证。

治法：清热利湿解毒。

方药：金银花 12g，牛膝 10g，紫花地丁 10g，萆薢 10g，茯苓 15g，车前子 15g（包），薏苡仁 15g，泽泻 9g，黄柏 10g，滑石 10g（包），甘草 6g，大黄 9g。水煎取汁 400mL，日 1 剂，分早晚 2 次温服。7 剂。

金黄解毒膏外用，每日 2 次。

2018 年 12 月 7 日二诊：患者下肢皮肤灼热疼痛较前已有减轻，肤色变浅暗，肤温正常，二便正常，舌淡红，苔薄黄，脉滑数。原方减大黄，续服 7 剂。金黄解毒膏续原法使用。

2018 年 12 月 14 日三诊：患者疼痛消失，下肢皮肤红肿明显减退，稍有皮肤色素沉着，舌淡红，苔薄白，脉弦。停金黄解毒膏外敷。继服 7 剂。

2018 年 12 月 21 日四诊：诸症皆平。

定期门诊随访，半年无复发。

按：本例患者由于足癣瘙痒，搔抓后皮肤破损染毒，湿热火毒之邪乘隙侵入，郁阻肌肤而发病。火热熏蒸，故见皮肤发红、灼热；热毒炽盛故见发热，便秘溲赤；舌红，苔黄腻，脉滑数皆为湿热毒蕴之象。方中金银花、紫花地丁清热解毒，茯苓、薏苡仁健脾利湿，萆薢、车前子、滑石、泽泻利湿解毒，黄柏清热解毒燥湿，牛膝引药下行兼以活血，大黄泻火解毒，甘草清热解毒并调和诸药。大便正常后中病即止，停用大黄。配合金黄解毒膏外敷，诸症痊愈。

第九节　急性化脓性腮腺炎

急性化脓性腮腺炎多见于严重的全身性疾病造成全身及腮腺局部抵抗力极度低下，口腔内致病菌逆行感染至腮腺而发病，常见的致病菌为金黄色葡萄球菌、链球菌等。本病属于中医"发颐"范畴，多由火热不能外达，结聚于少阳、阳明之络，气血凝滞而成。

一、诊断依据

（一）临床表现

本病大多是单侧发病，亦可双侧。初起在颐颌之间的一侧发生疼痛并有紧张感，轻微肿大，开口稍感困难，继则肿胀逐渐显著，并延向耳之前后。如压迫局部，在第二臼齿相对的颊黏膜上有黏稠的分泌物溢出，此时张口困难，唾液分泌物大为减少。发病 7 ～ 10 天局部疼痛加剧，呈跳痛，皮色发红，肿胀更甚，肿胀可波及同侧眼睑、颊部、颈部等处，压痛明显，按之有波动感，同时颊黏膜腮腺导管开口处能挤出混浊黄稠脓性分泌物。后期若不及时切开，脓肿可在颐颌部或口腔黏膜或外耳道溃破，脓出臭秽。本病初期即有轻度发热，发展严重时可伴高热，口渴，纳呆，大便秘结，舌苔黄腻，脉弦数。如患者极度衰弱，可有痰涌气塞，汤水难下，神识昏糊等毒邪内陷之症。

（二）辅助检查

血常规可见白细胞总数增加，中性多核白细胞比例明显上升，核左移，可出现中毒颗粒；也可行彩色多普勒超声检查，提示腮腺肿大。急性化脓性腮腺炎不宜作腮腺造影，以免促使感染扩散。

二、谈古论今

（一）疾病溯源

本病中医学属"发颐"，最早见于《素问·刺热》"肾热病者，颐先赤"。《外科秘录》称之为"颐发"，又称"汗毒"。《刘涓子鬼遗方》载："下颐发者为发颐，肥人多有此疾。"《外科证治全生集·发颐遮腮》曰，"患生于腮有双有单，一曰遮腮，一曰发颐，当宜别治。腮内酸痛是遮腮……倘病后两腮发肿，不酸痛者，是发颐"，指出本病的临床表现。明《外科正宗》指出其病因是"原受风寒，用药发散未尽，日久传化为热不散，以致项之前后结肿疼痛"，同时又说"发颐乃伤寒发汗未透而成"，清《疡科心得集·辨发颐豌豆疮论》说："发颐，乃伤寒汗下不彻，余热之未除，邪结在腮颔之上，两耳前后硬肿疼痛。"本证经属阳明少阳，阳明者胃火上壅，少阳者肾阴虚而相火上攻，多交互而作，内外合邪，故颐肿为标，脏腑虚实为本。《外科正宗·伤寒发颐第四十》曰，"伤寒发颐亦名汗毒……初起身热口渴者，用柴胡葛根汤清热解毒。患上红色热甚者，如意金黄散敷之。初起身凉不渴者，牛蒡甘桔汤散之。患上微热不红疼痛者，冲和膏和之。肿深不退欲作脓者，托里消毒散。已溃气血虚弱食少者，补中益气汤。以此治之，未成者消，已成者溃，已溃者敛，亦为平常黄道之法也，用之最稳"，指出了本病在各期的治疗方法。

现代医家吴澎应用发颐内服方内服，加味金芙膏外用治疗 36 例化脓性腮腺炎患者，31 例治愈，5 例好转，疗效确切。舒全忠应用消瘰汤治疗化脓性腮腺炎患者 86 例，治疗组有效率为 95.35%，明显高于对照组的 83.72%。

（二）守正创新

葛建立教授认为本病多为外感邪毒，内余毒邪热未清，两邪相合结聚于少阳、阳明经络，气血瘀滞而发病。热邪熏蒸故见发热，皮肤发红；热邪结于经络，不通则痛，故见局部疼痛；经络受阻，水液津液潴留故见局部肿胀。因此，本病病机为热毒蕴结，治以清热解毒。常用下方治疗：黄芩 12g，黄连 6g，陈皮 12g，玄参 10g，柴胡 10g，桔梗 10g，连翘 12g，板蓝根 10g，马勃 10g，牛蒡子 12g，薄荷 6g，僵蚕 9g，升麻 6g，甘草 6g。

成脓者加皂角刺、黄芪、白芷。

初期未溃可用金黄解毒膏外用。成脓期宜切开排脓，以紫榆膏纱条引流。

三、病案举隅

病案 1

王某，女，28 岁，2018 年 12 月 2 日初诊。

主诉：左侧腮腺部疼痛伴发热 3 天。

患者 3 天前外感风寒后自觉左侧腮腺部肿疼，以耳垂下部最为显著，稍感张口困难，并伴有高热，体温 38.8℃，曾在某院口腔科静滴抗生素（具体不详）3 天，高热稍减，但肿不消，伴咽痛、咀嚼不便。今日上症加重遂来就诊。现主症：发热，头痛，左侧腮部肿痛，咽痛，咀嚼不便，纳少，大便干，小便黄。查体：体温 38.5℃，左侧腮部以耳垂为中心漫肿，扪之边缘不清，皮肤微红，压痛明显，左侧腮腺管口红肿，咽部充血，扁桃体不肿大，右侧腮部也有如枣大一块肿硬，呈扁平形，边缘不清。心肺听诊无特殊。舌红，苔黄，脉弦数。

西医诊断：急性化脓性腮腺炎。

中医诊断：发颐。

辨证：热毒蕴结证。

治法：清热解毒。

方药：黄芩 12g，黄连 6g，陈皮 12g，玄参 10g，柴胡 10g，桔梗 10g，连翘 12g，板蓝根 10g，马勃 10g，牛蒡子 12g，薄荷 6g，僵蚕 9g，升麻 6g，甘草 6g。水煎取汁 400mL，日 1 剂，分早晚 2 次温服。7 剂。

金黄解毒膏外用，每日 2 次。

2018 年 12 月 9 日二诊：患者诉腮部肿痛明显减轻，无发热，查右腮部肿物消失，左腮部轻度肿胀，轻度压痛。效不更方，继服 7 剂。停用金黄解毒膏。

2018 年 12 月 16 日三诊：患者痊愈。

随访半年未复发。

按：本例患者由于外感风寒，入里化热，余邪、热毒未能外达，而结聚于少阳、阳明之络，经络阻塞，郁而不散，经脉壅滞，气血运行受阻，瘀聚耳下，结于腮部所致。热邪熏蒸故见发热，皮肤发红；热邪结于经络，不通则痛，故见局部疼痛；经络受阻，水液津液潴留故见局部肿胀；舌红，苔黄，脉弦数皆为热毒蕴结之象。方中黄连、黄芩清热泻火解毒，祛上焦头面热毒。升麻、柴胡疏散风热，并引药达上，使壅于头面的风热疫毒之邪得以散泄，寓有"火郁发之"之意。黄芩、黄连得升麻、柴胡之引，直达病所，清泻头面热毒；升麻、柴胡得黄芩、黄连之苦降，可防其升散太过。一升一降，相互制约，升散邪热而不助焰。牛蒡子、连翘、僵蚕辛凉疏散头面风热，兼清热解毒；玄参、马勃、板蓝根清热解毒利咽；桔梗清利咽喉，且载药上行以助升、柴之力；玄参滋阴，又可防苦燥升散之品伤阴；陈皮理气疏壅，以利散邪消肿；甘草清热解毒，调和药性。诸药配伍，共收清热解毒、疏风散邪之功。

第十节　颈部淋巴结结核

颈部淋巴结结核多见于儿童和青年人。结核杆菌大多经扁桃体、龋齿进入，近5%的患者继发于肺和支气管结核病变，并在人体抵抗力低下时发病。本病属于中医"瘰疬"范畴，为情志郁结、营卫失调、痰瘀凝结而成。

一、诊断依据

（一）临床表现

本病初起结肿肿大如豆，一枚至数枚不等，皮色不变，按之坚实，推之活动，不痛不热，全身症状不明显。后结块增大，皮核粘连，数个结核融为一块，推之不动。化脓时皮色转暗红而不灼热，触之有波动感。全身症状有胸闷胁胀，纳差；化脓时有轻微发热，食少疲乏等。数月后脓成肿块溃破或经切开，脓液清稀，夹有败絮样物，疮口呈潜行空腔，疮面肉色灰白，四周皮色紫暗，可形成窦道。溃破日久不愈，可伴潮热，咳嗽，盗汗或面色苍白，头晕精神疲乏等症状。

（二）辅助检查

红细胞沉降率可增快，结核菌素试验阳性，脓液培养可有结核杆菌生长。必要时可取病灶组织送病理检查以助明确诊断。

二、谈古论今

（一）疾病溯源

本病属于中医学"瘰疬"范畴，俗称"老鼠疮""疬子颈"。一般认为小者为瘰，大者为疬，推之活动者为瘰为气，推之不动者为疬为血，所以又有气瘰、血疬之说。有关瘰疬的历史记载，首见于《灵枢·寒热》，"寒热瘰疬在于颈腋者，皆何气使生？岐伯曰：此皆鼠瘘寒热之毒气也，留于脉而不去者也"。

其中提及瘰疬及鼠瘘，并指出外感寒热阻滞经络可致本病。其后《金匮要略》血痹虚劳篇提出，"马刀夹瘿者，皆为劳得之"，是对病因的又一解释。《刘涓子鬼遗方》虽然在理论上未对瘰疬加以阐述，但却有白蔹膏方等治瘰疬的方剂。《诸病源候论·瘰疬瘘候》则综合了前人的经验，指出"风邪毒气，客于肌肉，随虚处而停结为瘰疬"。《备急千金要方》在继承《黄帝内经》为代表的前人论瘰疬的基础上，又极大地丰富了治疗和护理手段，如"凡项边腋下先作瘰疬者，欲作漏也，宜禁五辛酒面及诸热食。凡漏有似石痈累累然作子，有核在两颈及腋下，不痛不热，治者皆练石散敷其外，内服五香连翘汤下之。已溃者如痈法。诸漏结核未破者，火针针使着核结中，无不差者"，至今仍有临床意义。《外台秘要》强调肝肾虚损在瘰疬发病中的地位，认为"肝肾虚热则生病"，为后世医家治疗瘰疬提供了新的依据。《外科精要》则在此基础上创立了神效瓜蒌散、立效散等方剂，提出瘰疬乃肝经病也，治疗上体现了清肝火、养肝血、健脾土、培肝木等治疗原则。《丹溪手镜·瘰疬》指出，"因食味之浓，郁气之积曰毒，曰风热。实者易治，虚者可虑。夫初发于少阳，不守禁戒，延及阳明"，说明饮食失调、气郁可致瘰疬，其部位在于少阳、阳明之络。《外科精义》则说，"结核瘰疬，初觉有之，即用内消之法……经久不除，外治不明者，并宜托里"，认为腐蚀药可治肿核及瘘管形成等症，可以使毒外泄而不内攻，恶肉易去，好肉易生。因此，后世医家常以内而消托、外而腐蚀作为治疗原则。明代薛己《外科枢要》"夫瘰疬之病，属三焦肝胆怒火，风热血燥，或肝肾二经精血亏损，虚火内动，或恚怒气逆，忧思过甚，风热邪气内搏于肝，盖怒伤肝，肝主筋，肝受病则筋累累然如贯珠也"，特别强调内伤是发病的关键。《外科正宗》则概括、总结了以前的经验，强调辨证论治，并认为"所得此者，精血俱伤，先养正气，次治标病"。清代对瘰疬的病因证治又进行了深入细致的阐发，尤其在治疗学方面内容丰富。如陈士铎《石室秘录》提出痰凝病生说，认为"多起于痰，痰块之生多起于郁"，开创解郁化痰治疗瘰疬的先河。他在《洞天奥旨·瘰疬疮》又提出了治瘰疬三法，"其一治在肝胆，其二治在脾胃，其三治在心肾"，并倡导从调理脏腑入手，解郁为先，补虚为主。《医学心悟·瘰疬》提及治法时说："其初起即宜清，宜消瘰丸消散之，不可用刀针及敷溃烂之药。若病久已溃烂者，外贴普救万金膏，内服消瘰丸并逍遥散，自无不愈。"这一主张，至今仍被遵循。《医宗金鉴·外科心法要诀》则将前人所论汇综一处，提出瘰疬病名16种，推出舒肝溃坚汤、香贝养荣汤等内治方剂23首，外治方法也列出10条之多；并认为"推之移动为无根属阳，外治宜因证用针灸敷贴、蚀腐等法；推之不移者有根且深，属阴，皆不治之证也，切忌针砭及追蚀等药，如妄用之则难收敛"。《外科证治全生集》提出"以消为贵，以托为畏"，"凡瘰疬大忌开刀"的见解，并创制小金丹、化核膏、犀黄丸等有效方剂，至今仍被广泛应用。《疡科心得集》则认为痰核、瘰疬、马刀起于痰，治宜清痰降火、宣痰败毒。

现代医家张莉应用梓木草药酒配合抗痨方案治疗颈部淋巴结结核50例，对照组单纯应用抗痨方案，结果治疗组治愈率为75%，总有效率为96%，复发率为0%，明显优于对照组。

（二）守正创新

葛建立教授认为本病属情志内伤。肝气郁结，肝木乘脾土，脾失健运，痰浊内生，气滞痰凝，结于颈部，故见肿物皮色不变，按之坚实，推之活动，不痛不热；肝郁日久化火，下灼肾阴，阴虚火旺，热盛肉腐，故见皮色转暗红而不灼热，触之有波动感。溃后耗伤气血，脓水淋漓，经久不愈，故见溃后夹有败絮样物，疮口呈潜行空腔，疮面肉色灰白，四周皮色紫暗，可形成窦道，伴潮热，咳嗽，盗汗或面色苍白，头晕精神疲乏等症状。葛建立教授认为本病病机关键是"气滞痰凝"，因此以理气化痰为治疗大法，常用方剂为：柴胡12g，当归12g，白芍10g，白术12g，茯苓15g，薄荷6g，陈皮12g，清半夏6g，甘草6g。

阴虚火旺明显者，加熟地黄、山茱萸、知母、黄柏。

三、病案举隅

病案1

魏某，女，24岁，2018年7月12日初诊。

主诉：发现颈部肿物3个月。

患者3个月前因情志不畅出现颈部右侧肿块，如小枣大小，无触痛，未就诊。现觉加重，到我院门诊就诊，经针吸细胞学穿刺示考虑结核感染。现主症：无发热，无头痛，体倦乏力，食少纳差，二便调，夜寐安，未见明显消瘦。结核抗体阳性，结核菌素纯蛋白衍生物 PPD（++++）。全胸片示左肺结核？复查胸部 CT 示左上肺结核伴两肺播散可能。查体：颈右侧Ⅳ、Ⅴ区可触及多枚淋巴结肿大，大者直径约 2.5cm，质地中等，活动度差，皮色如常，皮温不高，无触痛，未及明显波动感。舌质淡，苔白，脉弦滑。

西医诊断：颈部淋巴结结核。

中医诊断：瘰疬。

辨证：气滞痰凝证。

治法：理气化痰。

方药：柴胡 12g，当归 12g，白芍 10g，白术 12g，茯苓 15g，薄荷 6g，陈皮 12g，清半夏 6g，甘草 6g。水煎取汁 400mL，日 1 剂，分早晚 2 次温服。14 剂。

结核病院西药抗结核治疗方案：异烟肼 0.3 克，1 次 / 日；乙胺丁醇 0.75 克，1 次 / 日。口服。

2018 年 7 月 26 日二诊：复诊化验肝功能、肾功能、血常规未见异常。患者自觉食少纳差，肿块较前明显缩小，直径约 2.0cm，质中，活动，舌质淡，苔薄白，脉象弦滑。前方加浙贝母 10g，夏枯草 12g，继服 1 个月。

2018 年 8 月 26 日三诊：化验生化各项指标未见异常。可触及一枚肿块，直径约 1.5cm，质中偏软，活动，无触痛，舌质淡，苔薄白，脉象弦。继服 1 个月。停乙胺丁醇。

2018 年 9 月 26 日四诊：颈部肿块已完全消散，胸部 CT 示肺结核稳定，停中药口服。继续口服异烟肼 0.3 克，1 次 / 日。

半年后随访痊愈。

按：患者因情志不畅，肝气郁结，肝木乘脾土，脾失健运，痰浊内生，气滞痰凝，结于颈部而成瘰疬，故见肿物质地中等，皮色如常，皮温不高，无触痛；舌质淡，舌苔白，脉象弦滑皆为气滞痰凝之象。治以疏肝理气化痰。方中柴胡疏肝解郁，使肝气得以条达。当归甘辛苦温，养血和血，且气香可理气，为血中之气药。白芍酸苦微寒，养血敛阴，柔肝缓急。归、芍与柴胡同用，补肝体而和肝用，使血和则肝和，血充则肝柔。白术、茯苓、甘草健脾益气，能实土以御木侮，且使营血生化有源。薄荷少许，疏散郁遏之气，透达肝经郁热。生姜温运和中，且能辛散达郁。半夏辛温性燥，善能燥湿化痰，且又和胃降逆。陈皮既可理气行滞，又能燥湿化痰。全方共奏理气化痰散结之效。复诊加用浙贝母清热化痰、散结解毒，夏枯草散结消肿。配合西药抗痨方案，中西结合，收到了良好的治疗效果。

参考文献

1. 李曰庆.中医外科学［M］.北京：中国中医药出版社，2007.

2. 陆德铭.中医外科学［M］.上海：上海科学技术出版社，1997.

3. 李彪，龚景林.新编中医外科学［M］.北京：人民军医出版社，1999.

4. 陈红风.中医外科学［M］.第十版.北京：中国中医药出版社，2016.

5. 陈孝平，汪建平.外科学［M］.北京：人民卫生出版社，2013.

6. 吴在德，吴肇汉.西医外科学［M］.北京：人民卫生出版社，2007.

7. 周仲英.中医内科学［M］.北京：中国中医药出版社，2007.

8. 尚德俊.中西医结合周围血管疾病学［M］.北京：人民卫生出版社，2004.

9. 陈淑长.实用中医周围血管病学［M］.北京：人民卫生出版社，2005.

10. 秦国政.中医男科学［M］.北京：科学出版社，2017.

11. 张敏建.中西医结合男科学［M］.第二版.北京：科学出版社，2017.

12. 贾金铭.中国中西医结合男科学［M］.北京：中国医药科技出版社，2005.

13. 李宏军，黄宇烽.实用男科学［M］.第二版.北京：科学出版社，2015.

14. 李曰庆，李海松.新增实用中医男科学［M］.北京：人民卫生出版社，2018.

15. 徐福松.实用中医男科学［M］.北京：中国中医药出版社，2009.

16. 王琦.王琦男科学［M］.郑州：河南科学技术出版社，2007.

17. 张瑞江.瘀血学说的传承与发展［J］.辽宁中医药大学学报，2010，12（4）：90-91.

18. 姜春华.活血化瘀研究续编［M］.上海：上海科学技术出版社，1990.

19. 陈可翼.血瘀证与活血化瘀研究［M］.上海：上海科学技术出版社，1990.

20. 徐旭英.陈淑长教授诊治动脉硬化闭塞症经验［J］.云南中医中药杂志，2010，31（3）：3-5.

21. 赵凯，张磊，奚九一.奚九一治疗动脉硬化性闭塞症经验［J］.中医杂志，2007，48（11）：975-976.

22. 刘政，刘明，张玥，等. 侯玉芬治疗闭塞性动脉硬化症下肢重症缺血的临证经验［J］. 光明中医，2015，30（2）：239-241.

23. 吕延伟，李大勇. 周围血管病临床治疗难点与中医对策［M］. 北京：中国中医药出版社，2015.

24. 何敢想. 奚九一治疗血栓闭塞性脉管炎经验［J］. 山东中医杂志，1999（2）：3-5.

25. 曹烨民，张朝晖. 糖尿病下肢病变中医治疗思路［M］. 北京：中国中医药出版社，2015.

26. 谷涌泉. 中国糖尿病足诊治指南［J］. 中国临床医生杂志，2020，48（1）：19-27.

27. 张朝晖. 浅谈学习陈淑长教授治疗糖尿病下肢血管病变的临床体会［A］. 中华中医药学会周围血管病分会学术大会论文集（一）［C］. 北京：中华中医药学会，2009：17-20.

28. 任志雄. 陈淑长教授治疗糖尿病性动脉闭塞症的临床经验［J］. 四川中医，2009，27（8）：1-2.

29. 吕勃川，李为，高杰，等. 李令根教授治疗下肢深静脉血栓形成经验撷要［J］. 新中医，2014（8）：11-12.

30. 张玥，程志新. 侯玉芬教授辨证治疗股肿病经验［J］. 中医学报，2014，29（2）：207-208.

31. 钱爱云，王热闹. 补阳还五汤加味治疗下肢静脉曲张40例观察［J］. 安徽中医临床杂志，2003，15（2）：111.

32. 奚九一. 5种病逐个治·静脉不曲张、美腿又健康［J］. 家庭医药，2006，（12）：38，15.

33. 史默怡. 当归四逆汤配合针灸放血治疗下肢静脉曲张［J］. 中国民间疗法，2011，19（6）：49.

34. 杨华. 中医治疗原发性下肢静脉曲张2例临床观察［J］. 基层医学论坛，2008，12（1）：42.

35. 陈宇星，文春娅. 小切口结合八珍汤治疗单纯下肢静脉曲张经验体会［J］. 中国中西医结合外科杂志，2009，15（5）：505.

36. 闫英. 慢性下肢静脉性水肿的中医诊治规范研究［A］. 中华中医药学会周围血管病分会第二届学术大会论文集（一）［C］. 北京：中华中医药学会，2009：155-158.

37. 杨康，张玥，张玉冬，等. 侯玉芬教授治疗肢体血栓性浅静脉炎经验浅谈［J］. 亚太传统医药，2015，11（18）：56-57.

38. 韩书明.中西医结合治疗血栓性浅静脉炎临床分析［J］.中国中西医结合外科杂志，2001，7（2）：95.

39. 董雨，游伟，王雨，等.温通法治疗下肢血栓性浅静脉炎慢性期（瘀阻脉络证）的临床观察［J］.世界中医药，2016，11（3）：422-425.

40. 葛芃，赵欣.陈淑长治疗臁疮经验［J］.中国医药学报，2004，19（8）：456.

41. 易东木，王鸿程.下肢慢性静脉性溃疡中西医诊治现状［J］.福建中医药，2011，42（3）：62-64.

42. 孟建霞，徐旭英.徐旭英分期辨治臁疮经验［J］.世界中西医结合杂志，2017，12（12）：1670-1730.

43. 吴建萍.崔公让教授经验方治疗下肢淋巴水肿60例［J］.光明中医，2014，29（2）：243-244.

44. 马跃海，胡莹，李秋华，等.中药内服外治联合淋巴引流技术治疗中老年恶性肿瘤术后下肢淋巴水肿临床疗效研究［J］.实用药物与临床，2017，20（5）：520-523.

45. 宋奎全.陈柏楠治疗下肢淋巴水肿经验［A］.中华中医药学会周围血管病分会学术大会论文集（二）［C］.北京：中华中医药学会，2009：71-74.

46. 孙自学，宋春生，邢俊平，等.良性前列腺增生中西医结合诊疗指南（试行版）［J］.中华男科学杂志，2017，23（3）：280-285.

47. 陈广辉，陈兵，孙大林，等.良性前列腺增生症中医研究进展［J］.世界中西医结合杂志，2015，10（7）：1033-1036.

48. 黄新，杜娟娇，李峰.良性前列腺增生症的中医药治疗进展［J］.辽宁中医杂志，2018，45（10）：2226-2228.

49. 孙自学，李鹏超.中医药治疗良性前列腺增生症研究进展［J］.中华中医药杂志，2018，33（6）：2482-2484.

50. 米华，陈凯，莫曾南.中国慢性前列腺炎的流行病学特征［J］.中华男科学杂志，2012，18（7）：579-582.

51. 张敏建，宾彬，商学军，等.慢性前列腺炎中西医结合诊疗专家共识［J］.中国中西医结合杂志，2015，35（8）：933-941.

52. 李宪锐，张耀圣，商建伟，等.慢性前列腺炎的中西医治疗研究进展［J］.中国性科学，2015，24（10）：67–70.

53. 徐福松. 男科疾病临证思辨［J］. 江苏中医药，2017，49（10）：1–6.

54. 王东明. 补肾活血汤治疗阳痿肾虚血瘀证的临床疗效［J］. 内蒙古中医药杂志，2019，38（7）：45–46.

55. 金保方. 阳痿论评注［M］. 北京：中国中医药出版社，2019.

56. 王法龙. 中医药治疗早泄研究进展［J］. 光明中医，2017，29（2）：184–185.

57. 韩亮. 李曰庆教授治疗早泄经验［J］. 现代中医临床杂志，2018，（3）：27–29.

58. 方腾铎. 中医药治疗早泄研究进展［J］. 浙江中西医结合杂志，2018，28（12）：87–89.

59. 曹开镛. 中医男科诊断治疗学［M］. 北京：中国医药科技出版社，2017.

60. 沈传运. 胡海翔教授治疗早泄的临床经验［J］. 中国性科学，2017，（1）：93–95.

61. 张闯，冷兴川，杨庆，等. 逆行射精的中西医诊疗现状［J］. 实用中西医结合临床，2016，16（2）：92–94.

62. 贾孟春. 逆行射精及治疗方法［J］. 医药世界，1999，（3）：47.

63. 孟祥虎，樊龙昌. 不射精症的诊治［J］. 中国男科学杂志，2010，24（12）：56–58.

64. 丘勇超，杨槐，陈铭，等. 性欲低下的中西医结合诊断与治疗［J］. 中国性科学，2012，21（7）：3–8.

65. 李净，张忠平，黄翼然，等. 世界卫生组织男性不育标准化检查与诊疗手册［M］. 北京：人民卫生出版社，2007.

66. 黄宇烽. 男性病实验诊断手册［M］. 第2版. 南京：东南大学出版社，1993.

67. 肖玮琳，宋小松. 男性精液不液化相关因素分析［J］. 齐齐哈尔医学院学报，2016，37（5）：604–605.

68. 于然，朱春燕，马杰，等. 精液不液化症的中医药治疗进展［J］. 世界中医药，2015，10（8）：1276–1279+1283.

69. 世界卫生组织. 世界卫生组织人类精液检查与处理实验室手册［M］. 第5版. 北京：人民卫生出版社，2011.

70. 王旭昀，张宏，孙占学，等. 中医药治疗男子不育症研究进展［J］. 中华中医药学刊，2015，33（4）：975–977.

71. 张志杰，陈小均，贾玉森，等. 中医对少弱精子症的临床治疗研究进展［J］. 中国性科学，2015，24（9）：71-74.

72. 陈广辉，孙大林，陈兵，等.金保方运用养精汤治疗精子异常不育症经验［J］.中国中医药信息杂志，2018，25（9）：107-108.

73. 闫朋宣，杜宝俊.畸形精子症中医辨治心得［J］.中医杂志，2013，54（18）：1605-1607.

74. 李冀.针药结合治疗慢性附睾炎临床观察［J］.中医药信息，2015，（2）：115-117.

75. 陈德宁.“前痛定方”治疗慢性附睾炎56例［J］.江苏中医药，2010，42（11）：53.

76. 刘擎.中医药治疗慢性附睾炎临床研究进展［J］.新中医，2018，50（5）：212-216.

77. 王劲松，王心恒，王晓虎.王劲松中医精室论［M］.南京：东南大学出版社，2016.

78. 李波，江立军，杨德华.桂枝茯苓丸加味治疗陈旧性血精36例临床观察［J］.新中医，2013，（3）：98-99.

79. 朱晓博，张祥生，张士龙，等.精囊镜在顽固性血精诊治中的应用［J］.中华男科学杂志，2016，22（3）：225-228.

80. 王广建，韩呈明，毕晓涛，等.李波教授运用桂枝茯苓丸经验研究［J］.河北中医药学报，2017，32（1）：52-54.

81. 张迅，刘志飞，周艳丽，等.中医药治疗炎症性血精症的研究进展［J］.微创医学，2012，7（2）：165-168.

82. 牛培宁，焦刚亮，杨凯等.曾庆琪教授从脾肾论治血精经验［J］.西部中医药，2015，28（7）：94-95.

83. 刘澄波.中药治疗阴茎硬化性淋巴管炎28例临床分析［J］.中国医学创新，2010，7（13）：169.

84. 宋伟.中西医结合治疗阴茎硬化性淋巴管炎［J］.山东中医杂志，2005，24（10）：44.

85. 邱实.阴茎硬化性淋巴管炎诊治分析（附17例报告）［J］.中国男科学杂志，2006，20（1）：56.

86. 赵家荣.阴茎硬化性淋巴管炎6例报告［J］.中国男科学杂志，2001，19（4）：21.

87. 南勋义.中西药结合治疗阴茎硬化性淋巴管炎［J］.中国男科学杂志，2006，20（7）：63-64.

88. 邱云桥.龙胆泻肝汤配合飞针治疗阴茎硬化性淋巴管炎［J］.四川中医，2013，

（9）：111–113.

89. 宋嘉言. 阴茎硬化性淋巴管炎的诊断和治疗［J］. 中国男科学杂志，2015，（12）：62–64.

90. 林进福. 周少虎教授从瘀论治阴茎硬结症的经验［J］. 光明中医，2018，33（10）：35–36.

91. 白中山. 橘核丸治疗阴茎硬结症18例［J］. 河北中医，2004，26（6）：15.

92. 霍东增. 疏肝化瘀散结汤治疗阴茎硬结症［J］. 山东中医杂志，2009，28（8）：60.

93. 丁辉俊，蔡国方. 中医治疗阴茎硬结症32例［J］. 内蒙古中医药，2008，（22）：7，25.

94. 张立国，朱玉娟. 中西医结合治疗阴茎硬结症的进展［J］. 中外健康文摘，2012，9（17）：436–437.

95. 精索静脉曲张诊断与治疗中国专家共识编写组. 精索静脉曲张诊断与治疗中国专家共识［J］. 中华男科学杂志，2015，21（11）：1035–1042.

96. 阙华发，王荣初. "以通为用"论治乳痈研究探讨［J］. 中医研究，2000，13（5）：10–11.

97. 李东梅. 中医药内外兼治乳痈35例报告［J］. 甘肃中医，2006，19（7）：33–34.

98. 谢黎. "以通为用"理论在产后乳痈中的应用［J］. 浙江中医药大学学报，2009，33（4）：467–468.

99. 李彩云. 体针配合刺络拔罐治疗早期急性乳腺炎68例［J］. 中医研究，2011，24（2）：71.

100. 陆炯. 清热活血法为主治疗浆细胞性乳腺炎16例［J］. 南京中医药大学学报：自然科学版，2009，16（3）：188.

101. 舒然晞，张嗣兰，吕钢. "痰瘀毒"与浆细胞性乳腺炎相关性探讨［J］. 中国中医急症，2018，27（8）：1405–1407.

102. 胡思荣，王洪军，用良勤，等. 软坚散结颗粒剂治疗乳腺纤维瘤205例［J］. 湖北中医学院学报，1999，1（2）：38–39.

103. 张长福. 乳舒胶囊治疗乳腺纤维瘤117例［J］. 陕西中医，2001，2（9）：322.

104. 田昌平，梁栋. 乳腺纤维瘤术后运用红金消结胶囊的临床疗效观察［J］. 临床医药文献杂志，2017，4（39）：7674–7675.

105. 赵绛波. 周期疗法治疗乳腺增生病疗效观察［J］. 河南中医，2003，（9）：40.

106. 曹战英. 乳腺增生病从肝论治体会［J］. 中华实用中西医杂志，2004，4（17）：3001.

107. 陈汉锐，李阳. 林丽珠教授运用疏肝养肝法治疗乳腺癌经验介绍［J］. 新中医，2010，42（6）：136-137.

108. 王学谦，张英. 林洪生教授调肝健脾治疗乳腺癌经验初探［J］. 环球中医药，2012，5（9）：697-699.

109. 武瑞仙. 楼丽华教授治疗晚期乳腺癌临床经验［J］. 浙江中西医结合杂志，2012，22（5）：406-407.

110. 吴峰. 边杰教授治疗甲状腺疾病经验撷萃［J］. 中医研究，2010，23（3）：58-59.

111. 张洪海，吕培文，丁毅. 内消连翘丸治疗结节性甲状腺肿的临床观察［J］. 北京中医，2006，25（8）：453-454.

112. 蒋红玉，刘安国，陈淑娟. 化瘤汤加局部外敷治疗甲状腺良性结节43例疗效观察［J］. 新中医，2004，36（1）：29-31.

113. 刘邦民，陶春蓉，肖敏. 艾儒棣教授治疗甲状腺腺瘤经验［J］. 四川中医，2006，24（12）：7-8.

114. 李仁廷. 黄独汤治疗甲状腺腺瘤116例［J］. 四川中医，2001，19（10）：25.

115. 吴拥军，高国宇. 许之银教授治疗反复发作性甲状腺炎验案3则［J］. 中华中医药杂志，2014，29（11）：3457-3459.

116. 夏仲元. 伍锐敏诊治亚急性甲状腺炎的思路与方法［J］. 北京中医药，2014，33（5）：334-336.

117. 周良军，孙丰雷. 程益春治疗桥本甲状腺炎经验［J］. 山东中医杂志，2011（7）：510-511.

118. 袁媛媛. 张兰教授论治桥本甲状腺炎经验总结［J］. 宁夏中医药大学学报，2011，13（2）：145-146.

119. 张舒. 许芝银教授治疗桥本氏甲状腺炎经验［J］. 四川中医，2014，（1）：6-7.

120. 张丹凤，姚向阳，王琛. 中医药综合疗法对混合痔患者术后生活质量影响的研究［J］. 长春中医药大学学报，2019，35（2）：270-272.

121. 王怀娟. 痔洗散熏洗坐浴对低位单纯性肛瘘术后并发症临床疗效的观察［D］. 成都：成都中医药大学，2019.

122. 尹慧敏. 利湿养阴促愈汤治疗湿热下注型低位肛瘘的临床效果［J］. 北方药学，2020，17（2）：74-75.

123. 韩丽. 白竭散促进肛裂术后创面愈合的临床观察［D］. 合肥：安徽中医药大学，2017.

124. 张乃. 大柴胡汤加减治疗老年急性胆囊炎肝胆湿热型的疗效及对炎性因子和肝功能指标的影响［J］. 云南中医中药杂志，2018，39（11）：42-43.

125. 陈涤平，陈四清. 清利肝胆湿热法辨治肝内胆管结石体会［J］. 中医药通报，2017，16（4）：50-52.

126. 王晨宇，张永. 从中医脏腑辨证角度探讨慢性胆囊炎的诊治［J］. 中医中药，2019，19（6）：210-212.

127. 焦旭，卢云. 中医药治疗急性胰腺炎的临床进展［J］. 中国中医急症，2016，25（10）：1922.

128. 郝海涛. 大柴胡汤联合西医治疗急性胰腺炎［J］. 吉林中医药，2018，38（9）：1061-1063.

129. 彭艳，王学虎，周发春，等. 大黄灌肠对重症急性胰腺炎患者血清高迁移率族蛋白B1、PCT、IL-6、TNF-α 的影响［J］. 重庆医科大学学报，2017，32（9）：1166-1170.

130. 赵万胜，桂武斌，路明等. 31例急性重症胰腺炎治疗的体会［J］. 中外医学研究，2013，11（29）：158-160.

131. 王琴，江荣林. 芒硝敷脐联合穴位按摩对重症急性胰腺炎胃肠功能的影响［J］. 浙江中西医结合杂志，2014，24（6）：509-511.

132. 李智慧，李钰慧，蔡春江. 不完全肠梗阻（肠结病）的中医理论探源［J］. 中国中医药现代远程教育，2019，17（1）：103-105.

133. 李晓玉，钱培贤. 辨证施治粘连性肠梗阻［J］. 中西医结合实用临床急救，1998，（5）：42-43.

134. 钟文木，放继华. 中药外敷治疗阑尾炎32例［J］. 中医外治杂志，2010，19（4）：18-19.

135. 田玉宏，陈克俭. 大黄硝蒜方外敷治疗慢性阑尾炎［J］. 中国乡村医药，2005，12（10）：46.

136. 张敏，于晶晶，夏立强，等. 消肿生肌散药包压敷治疗慢性阑尾炎的临床观察［J］，河北中医，2009，31（1）：23-24.

137. 田止学. 肠痈汤内服联合大蒜三黄糊剂麦氏点外敷治疗急、慢性阑尾炎230例［J］. 中医研究，2013，26（9）：30-32.

138. 潘英萍. 阑尾清瘀汤联合脐部贴敷及针灸治疗慢性单纯性阑尾炎随机平行对照研究［J］. 实用中医内科杂志，2013，27（11）：147-149.

139. 易新平. 中药治疗肝内胆管结石128例［J］. 河南中医，2006，（6）：54-55.

140. 邓生明，林小清. 通腹排石止痛汤治疗胆石症60例［J］. 江苏中医药，2005，26（10）：57.

141. 宋孝瑜. 老年胆石症的中医药治疗［J］. 老年人，2008，（8）：55.

142. 刘清林. 中医辨证治疗胆囊炎胆结石经验浅谈［J］. 内蒙古中医药，2007，（2）：15.

143. 徐海涛，唐瑶. 创灼膏在儿童疖肿治疗中的疗效观察［J］. 中国中西医结合皮肤性病学杂志，2020，19（1）：72-73.

144. 刘刚. 自拟中药方联合自体全血注射综合治疗顽固性疖病8例［A］. 中国中西医结合学会皮肤性病专业委员会2019首届全国湿疹皮炎皮肤过敏学术会议论文汇编［A］. 北京：中国中西医结合学会皮肤性病专业委员会，2019：59.

145. 刘文静，李大勇. 有头疽治疗中应用负压封闭引流术的疗效分析［J］. 黑龙江医药科学，2019，42（3）：223-224.

146. 赵海婷，李建红，赵丽丽，等. 金起凤应用清化和胃托毒法治疗有头疽经验［J］. 中华中医药杂志，2019，34（12）：5554-5557.

147. 高芳. 放血拔罐合中药内服治疗蜂窝组织炎32例［J］. 光明中医，2016，31（20）：2992-2993.

148. 冯静，邓菲，段华. 水晶丹外敷治疗急性蜂窝组织炎的疗效观察［J］. 实用医院临床杂志，2016，13（4）：109-110，111.

149. 吴佳庆，许华宁，陈德轩. 消瘰丸治疗阴虚痰凝型颈部慢性淋巴结炎的临床观察［J］. 浙江中医药大学学报，2018，42（7）：561-563，567.

150. 孙颖，荆警提，戴灿，等. 耳尖刺血治疗颈部淋巴结炎临床观察［J］. 中国中医急症，2016，25（11）：2125-2127.

151. 田成龙. 消肿片治疗颈部淋巴结炎79例［J］. 中国药业，2011，20（18）：65-65.

152. 韩雨顺. 五味消毒饮加减治疗红丝疔35例疗效观察［J］. 黑龙江中医药，2008，（1）：39-39.

153. 李仕业. 三黄汤浸泡联合抗生素治疗化脓性指头炎的疗效［J］. 内蒙古中医药，2019，38（3）：60–61.

154. 吉慧慧，石红乔. 探究针刺放血配合外用复方黄柏液治疗甲沟炎1例［J］. 中外医疗，2016，35（31）：163–165.

155. 顾兰秋，刘兰，吴波，等. 毫米波联合六合丹治疗甲沟炎等70例疗效观察［J］. 世界最新医学信息文摘，2015，15（59）：62.

156. 肖贤忠. 肖泽梁诊治丹毒经验［J］. 湖南中医杂志，2019，35（11）：35–36.

157. 耿贤华，任吉广. 和风细雨汤加味治疗下肢丹毒验案1则［J］. 光明中医，2018，33（12）：1799–1800.

158. 吴澎. 中药内外合用治疗慢性化脓性腮腺炎36例［J］. 云南中医中药杂志，2017，38（1）：103–104.

159. 舒全忠. 消瘰汤加减对慢性化脓性腮腺炎的疗效观察［J］. 中国继续医学教育，2016，（8）：180–181.

160. 张莉，刘继春，杜亮，等. 梓木草药酒配合抗痨药物治疗颈部淋巴结核［J］. 河北医学，2001，7（1）：7–9.